米伯让全书

（中　册）

主　编　米烈汉

世界图书出版公司

西安 北京 上海 广州

图书在版编目（CIP）数据

米伯让全书/米烈汉主编. —西安：世界图书出版西安有限公司，2019.4

ISBN 978-7-5192-6112-2

Ⅰ. ①米… Ⅱ. ①米… Ⅲ. ①中医学—文集 Ⅳ. ①R2-53

中国版本图书馆 CIP 数据核字（2019）第 067166 号

书　　　名	**米伯让全书** MIBORANG QUANSHU	
主　　　编	米烈汉	
责任编辑	胡玉平	
装帧设计	新纪元文化传播	
出版发行	**世界图书出版西安有限公司**	
地　　　址	西安市北大街 85 号	
邮　　　编	710003	
电　　　话	029-87214941（市场营销部） 029-87234767（总编室）	
网　　　址	http://www.wpcxa.com	
邮　　　箱	xast@wpcxa.com	
经　　　销	全国各地新华书店	
印　　　刷	陕西奇彩印务有限责任公司	
开　　　本	787mm×1092mm　　1/16	
印　　　张	62.5　彩插 60	
字　　　数	1200 千	
版次印次	2019 年 4 月第 1 版　2019 年 4 月第 1 次印刷	
国际书号	ISBN 978-7-5192-6112-2	
定　　　价	238.00 元（上、中、下三册）	

医学投稿　xastyx@163.com ‖ 029-87279745　029-87286478

☆如有印装错误，请寄回本公司更换☆

《米伯让全书》 编委会

主　　编　　米烈汉

副主编　　许建秦　路　波　王　怡　肖　洋

编　　委　　（按姓氏笔画排序）

王世宇	王红丽	王晓玲	王高雷	卢　棣
田　萌	田文红	田晓莹	白小林	刘　莹
刘红梅	刘素香	刘皎皎	米　兰	祁海燕
孙利平	李　琳	李　群	李卫强	李曙鹏
杨　华	杨明丽	杨栓柱	吴瑞鑫	何　晶
余洪刚	沈　璐	宋　诞	张韦华	张贞鲁
张冠杰	范庆寅	杭　程	胡　玲	胡格颖
柯　婷	侯铁虎	袁瑞华	高向宏	郭艺静
黄　倩	常月蒲	崔　燕	董　璐	韩瑞沄
谢晓丽	魏　钢	魏文静		

余忝列医林数十载，深感欲做一名医易，而欲做一医德高尚而医术高明之名医实为难矣！

——米伯让

敬贺《米伯让文集》公世

德邻前圣
术启后学

陈宗兴
零八年夏

2008年，中国人民政治协商会议全国委员会副主席陈宗兴题词

米伯让 全书

贺米伯让文集付梓
圆融和合遵古训
医术精良创新说
后学王永炎
二〇〇八年八月

中国工程院院士、中国中医科学院名誉院长王永炎教授题词

米公伯让
名医名师
弘扬仲景
振兴中医
祝 米伯让文集出版
二〇〇八年秋
邓铁涛

国医大师、广州中医药大学邓铁涛教授为《米伯让文集》出版题词

为米公文集题

米老伯让公少习普典怀整重乡里，后师从黄竹斋先生，衔菁光精为国室，早岁一代宗师原德怀仁遵师重友，提为攻学之捞拔术妾悟芳手过程日不勝崇怀念。秦川八百望长庚，渭水笔山别有情，和缓遗风今复生米公归鹏梦猶醒，黄门乡足苗精墨杏苑春囊惠苍生，继笥经传圣典鸿文载道勤才名。
戊子孟秋玉山人八十翁张灿玾卸书

国医大师、山东中医药大学张灿玾教授为《米伯让文集》出版题词

以法为本 一代名医
米伯让研究员
燕烈敬贺
从医六十周年活动
班秀文

国医大师、广西中医学院班秀文教授为米伯让研究员从医六十周年学术研讨会题词

祝米伯让老中医文集出版
德高望重
杏林楷模
戊子陕西中医学院
张学文敬书

国医大师、陕西中医药大学张学文教授为《米伯让文集》出版题词

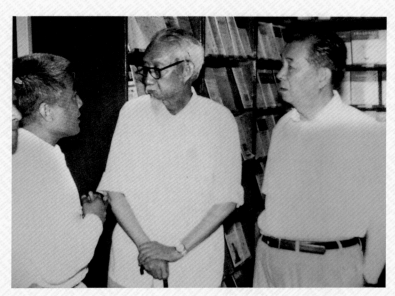

1987年，米伯让先生（中）陪同卫生部部长崔月犁（右1）视察陕西省中医药研究院工作

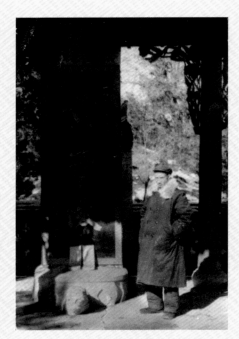

米伯让先生恭笔手书校录《黄帝内经》，并于1963年冬专程拜谒黄帝陵，敬献此书于陵前

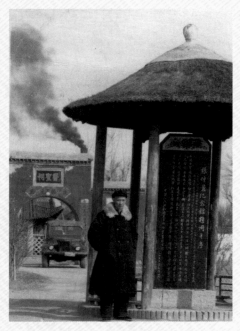

1964年，米伯让先生为了弘扬张仲景学术思想，重修南阳医圣祠，再次拜谒医圣祠，并进行考察

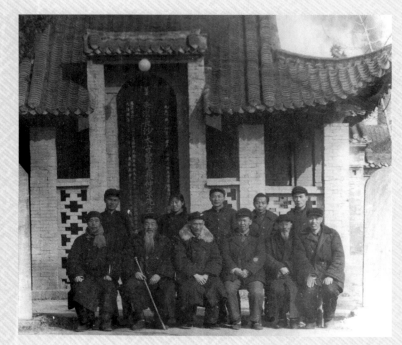

1964年，米伯让先生（前排左3）在南阳医圣祠与当地名老中医及领导合影

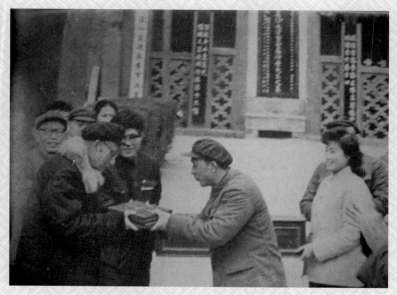

1981年，米伯让先生（前排左1）向河南省南阳医圣祠捐赠白云阁藏本《伤寒杂病论》木刻书版

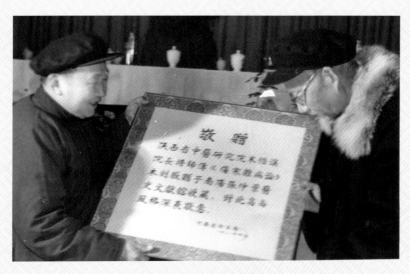

1981年，米伯让先生将白云阁藏本《伤寒杂病论》木刻书版捐赠南阳医圣祠，河南省卫生厅敬赠米伯让先生（右）牌匾以示感谢

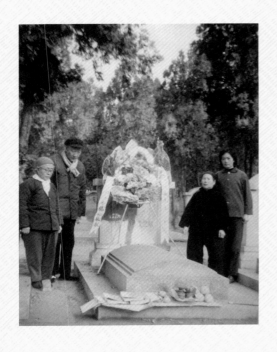

为了弘扬仲景学术思想，完成先师黄竹斋先生嘱托，1981年12月，米伯让先生（左2）将黄竹斋先生托付给他的《伤寒杂病论》第十二稿木刻版及《医事丛刊》木刻版完整无缺地送往南阳医圣祠珍藏，并专程赴京，将《伤寒杂病论》第十二稿敬献于黄竹斋先生墓前，告慰先师已完成遗愿

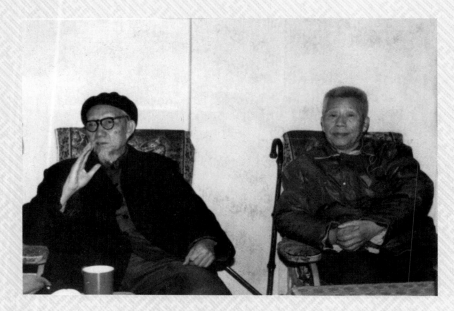

　　1990年，米伯让先生与原中共陕西省委书记陈元方（右）商议扁鹊墓维修及纪念馆建馆事宜

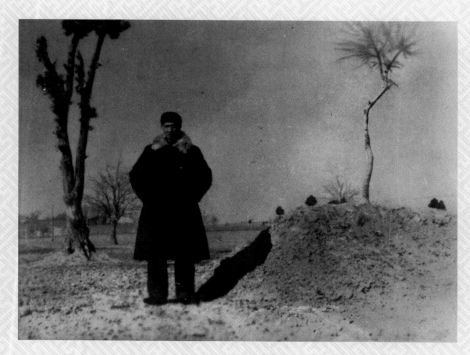

　　1961年正月初二，米伯让先生赴临潼县马额南陈村再次考察拜谒扁鹊墓

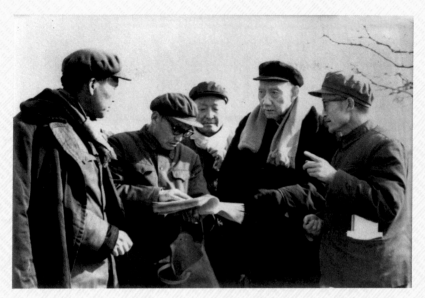

1982年，米伯让先生（右2）再次赴临潼考察扁鹊墓

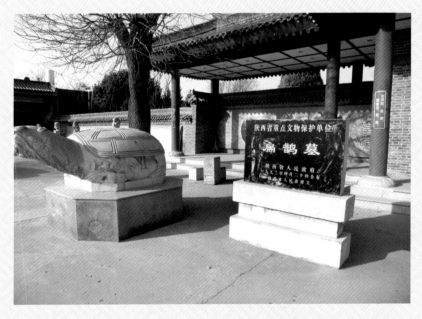

　　1958—1990年，米伯让先生曾8次赴临潼县南陈村考察秦越人扁鹊墓遗址，并向陕西省委、省政府提交"请求维修临潼秦越人扁鹊墓纪念馆的报告"。1991年4月5日，扁鹊墓与医德纪念碑、纪念馆落成，并举行了揭碑仪式及学术研讨会。图为维修后的扁鹊墓。1992年，扁鹊墓成为陕西省重点文物保护单位

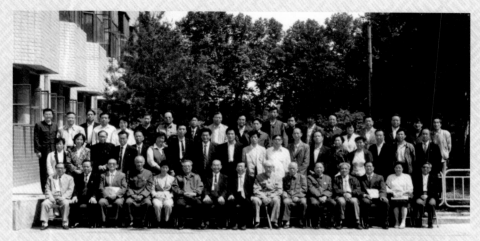

　　1992年，为了表彰先哲，鼓励后人，交流研究扁鹊学术思想成果，陕西省举办首届扁鹊学术研讨会，米伯让先生（第1排右7）与参加会议的国医大师张灿玾、班秀文等专家和领导合影

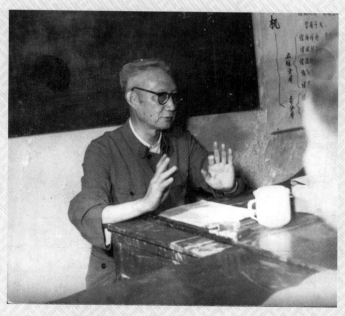

　　1981年，米伯让先生为陕西省中医药研究院医务人员讲授《黄帝内经·素问》"病机十九条"

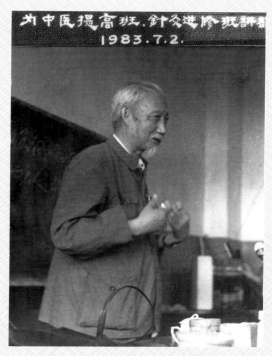

1983年7月，米伯让先生为陕西省中医提高班、针灸进修班授课

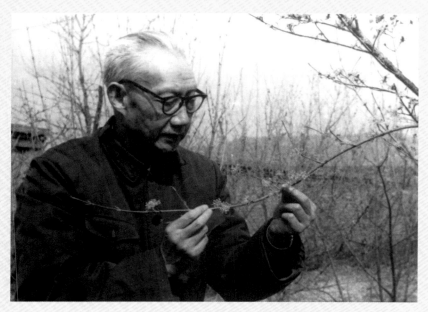

米伯让先生考察药用植物生长情况

学习孙思邈的
精湛医术优良医德，
振兴中医事业，为人
民健康服务。

为孙思邈医德纪念碑落成典礼题

马文瑞

一九八九年三月十八日

1989年，全国政协副主席马文瑞为"孙思邈医德纪念碑
落成典礼暨孙思邈医德思想研讨会"题词

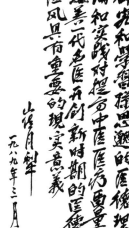

研究和学习孙思邈的医德理论和实践对提高中医医疗质量，培养一代名医开创新时期的医德医风具有重要的现实意义

崔月犁 一九八九年三月

医法之宗师 学习之楷模

陈敏章 一九八九年五月

1989年，卫生部部长陈敏章、原卫生部部长崔月犁为"孙思邈医德纪念碑落成典礼暨孙思邈医德思想研讨会"题词

要方千金传万方 东土芳名胜帝王

陈元方

醫德宗师

胡熙明 一九八九年五月

1989年，卫生部副部长、国家中医药管理局局长胡熙明，原中共陕西省委书记陈元方为"孙思邈医德纪念碑落成典礼暨孙思邈医德思想研讨会"题词

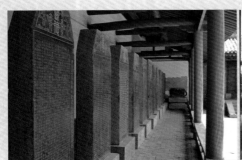 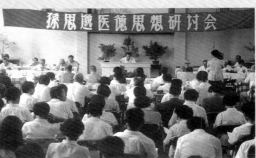

　　1986年，面对医德医风出现滑坡现象，米伯让先生倡议在药王山为孙思邈建立医德纪念碑，同时召开孙思邈医德思想研讨会，并带头捐款支持活动的开展。1989年，召开了全国"孙思邈医德纪念碑落成典礼暨孙思邈医德思想研讨会"，米伯让先生亲笔撰写《唐代伟大医药科学家孙思邈医德纪念碑碑文》。图为孙思邈医德纪念碑和孙思邈医德思想研讨会会场

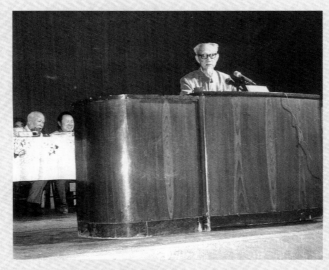

　　1989年，米伯让先生在孙思邈医德纪念碑落成典礼暨孙思邈医德思想研讨会大会开幕式上讲话

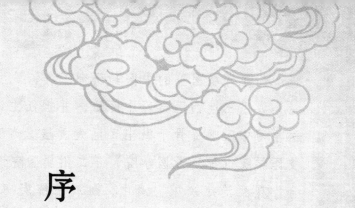

序

　　米伯让先生是全国著名的中医临床家、理论家、教育家和社会活动家，是1964年时任国务院副总理的聂荣臻元帅敦聘的首批国家科委中医中药组组员，曾任陕西省人大代表，西北医学院中医科主任，陕西省中医研究所所长，陕西省中医药研究院院长、名誉院长，并任卫生部医学科学委员会委员、中国科协委员、中华中医药学会第一届常务理事、中国医学百科全书编委会委员、张仲景研究会名誉会长、孙思邈研究会名誉会长等职务，多次荣获国家级、省级先进工作者，劳动模范，卫生贡献奖等殊荣。毕生以弘扬祖国医学、培养医学人才、解除人民疾苦为己任，足迹踏遍三秦大地，德艺双馨，被誉为中医界一代名医大师。

　　米伯让先生年少时因父病笃，多方求医无效，闻"断指入药"和"祈祷神灵"可愈父病，遂忍痛用厨刀自断左手食指入药，并在庭院跪拜三昼夜，祈求神灵保佑父病康复，然最终无济于事。此事强烈地刺伤了他的心灵，遂立济世寿民之志，决心献身中医药事业，为广大民众解除病痛。先生早年师从关学大师、清末大儒张果斋、赵玉玺和牛兆濂诸先生，攻读经史诸家，精研岐黄仲景，深厚的传统文化底蕴对先生的人生起到了非常重要的作用。1939年始应诊行医，后拜师于全国研究《伤寒论》之大家黄竹斋先生，致力于伤寒、针灸学术的研究。1943年经考试获当时国民政府卫生部颁发的中医师证书。1954年西北医学院聘请先生来院创办中医科并任科主任。为了开展医院的中医药研究工作，成立了中医中药研究组，主持举办了三期西医学习中医班，并担任主讲，为培养我国第一代西医学习中医师资骨干做出了巨大贡献。为了促进中西医结合，在西安医学院（原西北医学院）第二附属医院设病床 20 张，与西医同仁合作观察治疗泌尿、消化、血液系统疾病，总结出了中医对肾病、肝病、再生障碍性贫血等疑难杂病的辨证论治方法，提出了自己的创新论点，疗效显著，在全国颇具影响。

米伯让先生多次到疫区进行医疗与研究，表明其谨遵关学重实践的教导，深信实践出真知的哲理。他将关学"通经致用""格物致知""躬行礼教"观念与医学相互汇通，探索出了一条关学与传统医学相结合的独特思路，创立了具有鲜明特色的"长安米氏内科流派"。百余年来，长安米氏内科流派独树一帜，立足西北，为祖国中医药事业的发展、为广大群众的健康做出了突出贡献。2012 年，"长安米氏内科流派"被国家中医药管理局确定为全国首批中医学术流派传承建设单位。2015 年，"米氏传统诊疗技艺"被陕西省人民政府批准为陕西省非物质文化遗产。这是国家对米伯让先生毕生学术的高度认可，更是西北中医界的骄傲。

米伯让先生临证 60 余年，开创了"中医临证优选法——辨证求因，审因立法，分清主次，依法定方，加减有度"，涵盖了中医学的核心内容，得到了"优选法"创始人华罗庚教授及中医界同仁的高度赞同。

1955 年，米伯让先生积劳成疾，不幸罹患肝硬化晚期，西医同仁深感回天无力。先生以良好的心态，采用中医自我诊疗，结合气功及书法、武术、抚琴等养生疗法，不到一年时间，竟然奇迹般痊愈了，经受住了生死考验，总结出"米氏养生"的精髓，重新走上工作岗位，续写了半个世纪的传奇人生。

米伯让先生坚决执行党的中医政策，深入基层，为广大人民群众防病治病。1959年，赴黄龙、黄陵等地防治克山病，对克山病的流行特点、病因学说、辨证论治，提出了自己的见解，制定了一整套中医防治克山病的方案，创造性地使用大炷艾灸疗法治疗急性克山病合并低血压，疗效肯定。20世纪60年代，钩端螺旋体病在陕西汉中暴发流行，疫情十分猖獗。时任西北医学院中医科主任的米伯让先生主动请缨，率领医疗队奔赴疫区，运用中医中药防治钩端螺旋体病，制定了《陕西省汉中地区钩端螺旋体病中医防治方案》，使该病的防治有章可循，卓有成效地指导了临床实践。1963—1968年，共收治钩端螺旋体病患者657例，治愈率高达99%。在国家科委中医中药组成立会议上，米伯让先生做了关于中医药治疗钩端螺旋体病的学术报告，提出中医治疗钩端螺旋体病是普、简、验、廉的好方法。同时，米伯让先生又对流行性出血热等传染病、大骨节病等地方病进行防治，他首次提出流行性出血热的中医病名为"温毒发斑夹肾虚病"，运用自拟加味银翘散作为治疗该病发热期和预防休克期的主方，否定了流行性出血热只有热厥之说，提出了"热病寒厥需慎辨"的观点。他以无可争辩的事实，打破了一些人认为"中医只能治慢性病，不能治急性传染病"的偏见，提出了"寒温统一"的学术论点，被医学界誉为"伤寒巨擘，热病大家"，受到了国家的重视和表扬，奠定了陕西中医在全国医药界的地位。

先生为完成恩师未尽之志，四次奔赴南阳，呼吁重修医圣祠，并将自己千方百计保存了30多年的白云阁藏本《伤寒杂病论》木刻版第十二稿自费补缺完整，历经曲折，于1981年12月亲送南阳医圣祠珍藏，为研究发扬仲景学说做出了巨大贡献，体现了真挚宝贵的师徒情谊，在医界传为佳话，被誉为"尊师重道之楷模"，并被国内外媒体争相报道，其事迹已被著录于英国剑桥《世界名人录》和《中华中医昆仑·米伯让卷》中。

先生躬行实践、精于临床，对于"病机十九条"，推崇刘完素补入之"诸涩枯涸，干劲皲揭，皆属于燥"，认为应将"病机十九条"改称为"病机二十条"。著有《中医防治十病纪实》《四病证治辑要》《黄竹斋先生传略》等著作。先生重视中医理论研究和文献医史研究，精心规划了中医文献医史研究的方向、目的、人才培养等诸多内容，系统提出了中医文献医史研究的重要性和方法，强调文献研究一定要与临床相结合，要以"继承整理中国医，著史当执司迁笔，仗义执言持真理，科学求实毋自欺"的态度对待中医文献整理研究，逐学科、逐病、逐系统、逐专题地进行全面系统的整理，删繁去芜，汇其精要，结合临床实践和现代科学手段进行研究，力争在中医理论和临床研究中有所创新。先生主持校点重印了白云阁藏本《伤寒杂病论》、黄竹斋先生撰著的《伤寒杂病论会通》《难经会通》《医圣张仲景传》等八种著作，工整地手抄校录了《黄帝内经》原文十八卷、《神农本草经》原文三卷、《秦越人难经》原文一卷、《伤寒杂病论》原文十六卷、《温病条辨》原文三卷，拟作为读本印行，现已收录在《米伯让手书校录中医经典》中，2017 年由世界图书出版公司正式出版。

米伯让先生把振兴中医事业当作自己毕生的责任。他多次在全国中医、中西医工作会议上秉笔直言，建言献策，提出许多宝贵的意见，得到了上级部门的重视和采纳。先生非常关心我国中医事业的发展和中医后继人才的培养问题，多次对发展中医事业提出建议，内容涉及制定中医政策的依据、中医立法、中医领导体制改革、提高中医药院校教学质量、中西医团结和中西医结合、中医临床、基础理论、文献医史研究、中医成果鉴定和同行评议、基地建设、技术引进、中药生产和管理制度、中药计量改制等问题，起到了积极的作用。先生还将中医传统教育、医学教育、医德教育、爱国教育融入中医古迹保护之中，不遗余力地呼吁各级政府，修复建设南阳医圣祠、扁鹊墓、王焘墓、药王孙思邈故里，通过颂扬先哲，以启迪后学，弘扬中国传统优秀文化，扩大传统中医药在全国的影响，可谓用心良苦。

米伯让先生热心社会公益事业，从早年的捐资兴学、免费赠药、修甘肃省定西县王公桥，到为抗美援朝、华东水灾、敬老院、盲哑学校、建立孙思邈医德纪念碑、修建扁鹊纪念馆及王焘墓等捐款，一生捐资21次，并把自己每月享受的国务院特殊津贴全部捐给家乡小学，可谓乐善好施，《西安晚报》曾以"圣心"为题进行了专题报道。

米伯让先生富有强烈的爱国精神，以开放包容之心对待中医药事业的发展。他经常和海外中医界同行沟通交流，深受海外同行的赞赏。1982年，组织安排先生赴日本讲学，临行之际，日本政府修改教材，篡改侵华历史，先生闻知后愤慨地说"日本既能背信弃义，我有何学可讲？我不能为羡慕异国一游而屈辱民族气节"，坚决取消行程。此后，日本汉医学者矢数道明邀请米伯让先生为日本汉医学家大冢敬节撰写挽联，先生挥笔写道：念君昔未参与侵华活动是为善行我方敬挽，仰尊尚有志能钻研汉医继承炎黄芳名可嘉。反映了先生强烈的民族气节和爱国情感。

为了筹建陕西省中医药研究院，米伯让先生多次带病亲自向卫生部、国家计委、陕西省委提出建议，请求支持。以其高尚的医德风范、精湛的理论功底和丰富的临床经验，为陕西省中医药事业的奠基与发展，为西北医学院附属医院（现西安交通大学第二附属医院）的中医事业及陕西省中医药研究院的规划与建设，为长安米氏内科流派的传承与创新，做出了卓越的贡献。1990年，在铜川召开的"医德宗师孙思邈学说研讨会"上，与会代表敬赠先生"苍生大医"匾额，这是对他一生"德行正大、医术精大"的肯定与褒扬。

为了更好地展现米伯让先生的成才之路及学术思想，做好名老中医药专家学术经验传承与创新工作，其学术继承人米烈汉教授等将米伯让先生的著作论文、临证经验、医案、医事及诗词等内容重新进行了整理，编为《米伯让全书》，全面展现了米伯让先生情牵中医大业、心系患者病痛的高尚情操，反映了米伯让先生忠诚中医药事业，创新奉献、救死扶伤、扶贫济困的大医精神。

我与米伯让先生志同道合，友谊深厚，先生的音容笑貌时常浮现在我的脑海中，引起了我深深的回忆，我为他的人格魅力所感动。我相信本书的出版，对研究学习米伯让先生博学慎思、明辨笃行的治学精神，刻苦钻研、求真务实的研究精神，深入疫区、防病治病的无畏精神，捐资助学、心系百姓的奉献精神有着重要的意义，对推动中医药事业的发展大有裨益，故乐为之序。

百岁叟 邓铁涛

2017 年 5 月

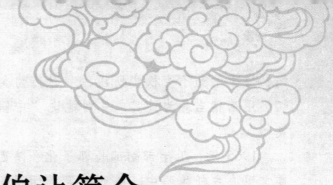

米伯让简介

米伯让（1919—2000年），男，又名锡礼，字和亭，晚号石斋，中共党员，陕西泾阳县人。我国著名中医临床家、理论家、教育家和社会活动家，西北科技、医药、卫生界的杰出代表，长安米氏内科流派创始人，中医界的一面旗帜。毕生以发展中医事业、培养医学人才、解除人民病痛为己任，为西北医学院附属医院（现西安交通大学第二附属医院）中医、中西医结合及陕西省中医药研究院的奠基、规划与建设，为陕西乃至全国中医药事业的发展做出了卓越贡献。被誉为"我国当代杏林泰斗、中医界一代大医"。

米伯让先生天性纯孝，年少时因父病笃，多方求医无效，闻"断指入药"和"祈祷神灵"可愈父病，遂持厨刀自断左手食指入药，并在庭院跪拜三昼夜，祈求神灵保佑父病康复，然最终无济于事。此事强烈地刺伤了先生的心灵，他痛恨庸医荒谬欺世、神佑之说愚昧害人，遂立济世寿民之志，决心献身中医药事业。苦读经史诸家，精研岐黄仲景。1939年始应诊行医，师从关学大师张果斋、赵玉玺、牛兆濂诸先生精研关学。1942年，拜师于全国著名伤寒大家、针灸大师黄竹斋先生，协助整理校印《伤寒杂病论会通》《难经会通》等典籍，致力于伤寒、针灸理论与临床研究。1943年经考试获当时国民政府卫生部颁发的中医师证书。

1954年，应聘于西北医学院，创建该院中医科并任科主任。1958—1960年，在西安医学院举办了三期西医学习中医班，为培养我国第一代西医学习中医师资骨干做出了巨大贡献。

1959年、1961年，先生两次为国务院副总理陈毅元帅治愈疾病，立方用药不为权贵所压，一时传为美谈。陈毅元帅对他辨证确切、用药精当颇为赞赏，并对他说"中医是个宝，应当认真继承和发扬"。

1965年，卫生部副部长郭子化、陕西省委书记赵守一、陕西省委文卫办主任魏明中、陕西省卫生厅厅长李经纶一同召见米伯让先生，决定调他到陕西省中医研究所任所长，负责筹建西北五省中医科研基地。1980年，陕西省中医药研究院正式成立，1981—2000年，先生担任院长、名誉院长。

1964年，米伯让先生被聂荣臻元帅聘为首批国家科委中医中药组组员，1980年被国务院副总理方毅聘为国家科委中医专业组组员，1981年被聘为卫生部医学科学委员会委员，1990年，被国家"两部一局"确定为首批全国继承老中医药专家学术经验指导老师。曾当选为全国群英会代表、全国医学科学大会代表、陕西省人大代表、中国科协大会代表、中华中医药学会首届常务理事、张仲景研究会名誉会长、孙思邈研究会名誉会长。

米伯让先生始终以继承发扬祖国医学为己任，为解除危害陕西人民健康的急性传染病、地方病走遍三秦大地，贡献巨大。

1958—1970年，米伯让先生先后到陕西黄龙、黄陵、耀县、淳化、永寿等地对克山病进行调研与防治，提出了中医对克山病的病因病机学说，首创运用艾灸治疗克山病低血压休克，疗效显著，并制定了一整套中医防治克山病方案。1959年，在西安医学院第二附属医院开设中西医结合病床20张，与西医合作，观察治疗水、热、血所致的疾病，总结出了中医对肾病、肝病、臌胀、再生障碍性贫血等疑难杂病的理法方药与创新论点。1963—1968年，先生带领西安医学院医疗队多次赴汉中防治急性传染病钩端螺旋体病，运用中医中药治疗钩端螺旋体病657例，治愈率达99%，提出钩端螺旋体病的中医证型及一整套防治方案，在全国引起强烈反响，《人民日报》《光明日报》进行了专题采访与报道。1964年，又带领医疗队赴陕西周至等地防治流行性出血热，首次提出了流行性出血热的中医病名为"温毒发斑夹肾虚病"，首创运用银翘散加参、芍、葛、麻治疗流行性出血热发热期和预防低血压期，疗效显著。制定了流行性出血热的中医防治方案。通过对钩端螺旋体病、流行性出血热、克山病、大骨节病、流脑、传染性肝炎等传染病和地方病的防治，打破了一些人认为"中医只能治慢性病，不能治急性传染病"的偏见，受到国家的重视和表彰。

米伯让先生十分关心我国中医事业的发展，多次在全国中医、中西医结合工作会议上秉公直谏，提出了"关于中医工作的十三条建议""关于中医政策问题的建议"等诸多建设性意见。为了颂扬先哲，启迪后学，振兴中医，多次向卫生部、陕西省委、省政府呈交关于修葺南阳医圣祠、临潼扁鹊墓、耀县孙思邈故里、眉县王焘墓、西安鼓楼的报告。对中医历史遗迹进行了抢救性保护和修缮，为后人留下了十分珍贵的优秀文化遗产。先生历经曲折，将保存30余年的白云阁藏本《伤寒杂病论》木刻版第十二稿，亲送南阳医圣祠珍藏，为发扬仲景学说做出了贡献。其寓医德教育于文物古迹保护之中，可谓用心良苦，功德无量。先生躬行实践，精于临床，总结出"辨证求因，审因立法，分清主次，依法定方，加减有度"的中医临证优选法。先生特别重视中医基础理论及文献整理研究，提出了中医基础理论、医史文献研究的重要性及方法，常告诫"中医文献的整理要以司马迁为榜样"，要学习司马迁"仗义执言持真理，科学求实毋自欺"的严谨态度。先生工整手抄校录了《黄帝内经》《伤寒杂病论》等5部经典，并主持校点、重印白云阁藏本《伤寒杂病论》等著作8种，著有《中医防治十病纪实》《四病证治辑要》等著作10余部。

先生从早年的捐资兴学、免费赠药、修甘肃省定西县王公桥，到为抗美援朝、华东水灾、敬老院、盲哑学校、建立孙思邈医德纪念碑、修建扁鹊纪念馆及王焘墓等捐款，一生捐资21次，受到社会各界的高度赞扬，被誉为"苍生大医，医德楷模"。《西安晚报》曾以"圣心"为题报道了先生的事迹。

1982年，组织安排米伯让先生赴日本讲学。临行之际，日本政府修改教材，篡改侵华历史。先生闻知后愤慨地说"日本既能背信弃义，我有何学可讲？我不能为羡慕异国一游而屈辱民族气节"，坚决取消行程。此后，日本汉医学者矢数道明请米伯让先生为日本汉医学家大冢敬节撰写一副挽联，米伯让先生挥笔写道：念君昔未参与侵华活动是为善行我方敬挽，仰尊尚有志能钻研汉医继承炎黄芳名可嘉。反映了先生崇高的爱国主义思想和高尚的民族气节。

先生毕生以"厚德弘道，济世笃行，崇圣传薪，报国惠民"为宗旨，守真忘我，坚守自信，在运用中医中药防治急性传染病、地方病及疑难杂病方面取得了举世瞩目的成就，多次荣获全国社会主义建设先进工作者及陕西省先进工作者、劳动模范、科技精英、卫生贡献奖等殊荣。其事迹被收录于英国剑桥《世界名人录》和《中华中医昆仑·米伯让卷》中。2012 年，国家中医药管理局确定"长安米氏内科流派"为全国首批中医学术流派传承建设项目。2015年，"米氏传统诊疗技艺"被陕西省人民政府列为陕西省非物质文化遗产。这是国家对米伯让先生学术思想和医德医术的肯定与赞扬。

为了弘扬米伯让先生为中医药事业奋斗的精神，1999 年，陕西省中医药研究院召开了"米伯让研究员从医六十周年学术研讨会"；2003 年，陕西省政协举行了"纪念著名中医学家米伯让先生座谈会"；2019 年，陕西省中医药研究院、陕西省中医医院召开了"弘扬米伯让精神，向身边先进典型学习"动员大会。先生的大医风范与天地永在，崇高精神与日月同辉。

目　录

论　著　篇

第一章　论　著

医案医事篇

第二章 医 案

— 2 —

— 4 —

第三章　医　事

诗 词 篇

第四章　诗　词

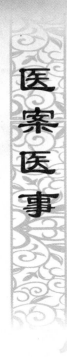

医案医事篇

第二章 医 案

第一节 温热病医案

1. 温病伏暑型卫分重证案（钩端螺旋体病）

患者汤某某，男，12岁，学生。

初诊（10月6日）：半日前突感发冷，发热，头痛，体痛，小腿肌痛，出少许汗，口渴，食欲不振，二便正常，面色潮红，眼结膜充血，苔薄白，脉浮数，体温39℃。血清暗视野镜检查：钩端螺旋体阳性。诊断：伏暑型卫分重证。治法：辛凉透邪解毒。予银翘散。

处方：金银花17.5g，连翘17.5g，薄荷10.5g，竹叶10.5g，桔梗10.5g，生甘草7g，淡豆豉10.5g，牛蒡子10.5g，荆芥穗7g，苇根35g。

二诊（10月7日）：服上方1剂后，发热、头痛减轻，食欲增进，余症消退，苔薄白，脉数，体温37.2℃。予竹叶石膏汤以清热生津，益气和胃。

处方：竹叶10.5g，生石膏14g，麦冬10.5g，姜半夏10.5g，炙甘草10.5g，生大米17.5g，党参10.5g。

三诊（10月8日）：脉静身和，体温37℃。

2. 温病伏暑型气分证案（钩端螺旋体病）

患者陈某某，男，10岁，学生。

初诊（10月9日）：以头痛、发热两天前来就诊。患者起病急，畏寒轻，发热，出汗，口渴，头痛，头昏，眼痛，纳差，恶心，腹痛，大便秘结，小便正常。有下田辅助劳动史。检查：体温38.6℃，脉搏116次/分，脉象滑数，苔薄白，舌尖红。神清，面色略红，眼结膜充血，颌、腋下、腹股沟淋巴结肿如胡豆大，心率快，肺、肝、脾未见异常。血清暗视野镜检：钩端螺旋体阳性。治法：初按卫分治，予辛凉轻剂桑菊饮1剂。

处方：桑叶10.5g，菊花10.5g，连翘17.5g，薄荷10.5g，桔梗

10.5g，杏仁10.5g，苇根35g，生甘草10.5g。

次日余症不减，并见畏寒，壮热（体温39.2℃），多汗，口渴多饮，大便两日不通，小便量少色黄，卧床不起。苔转黄，舌质红，脉滑数。此乃新感未尽，伏热势张，气分之证已显，故用银翘散加生石膏14g、知母10.5g。

处方：金银花17.5g，连翘17.5g，豆豉10.5g，牛蒡子10.5g，薄荷10.5g，荆芥穗7g，桔梗10.5g，生甘草10.5g，竹叶10.5g，鲜苇根35g，生石膏14g，知母10.5g。

1剂症减，体温37.4℃。再服1剂，体温正常，改用竹叶石膏汤调理而愈。

3. 温病伏暑型湿热合邪热盛案（钩端螺旋体病）

患者周某某，男，21岁，农民。

初诊（10月11日）：发冷，发热，头痛，腿痛3d，且出汗多，口渴而不欲食，嗜卧，面色潮红，眼结膜充血，大便泻稀水，每日两次，流少量鼻血，尿黄，苔白略黄，脉浮数而濡，体温39.8℃。血清暗视野镜检：钩端螺旋体阳性。当地中医曾嘱患者自挖白茅根120g煎汤频饮。

二诊（10月12日）：昨日服单味白茅根汤后，发热退，体温36.3℃。诸症悉减，吐出蛔虫1条，苔略黄，脉濡缓。诊断：温病伏暑型湿热合邪。治法：清热利湿。方剂：银翘散加味。

处方：金银花17.5～35g，连翘17.5～35g，豆豉10.5g，牛蒡子10.5g，薄荷10.5g，荆芥穗7g，桔梗10.5g，生甘草10.5g，竹叶10.5g，鲜苇根35g，薏苡仁21g，通草10.5g，滑石21g，白茅根35g。两剂。

三诊（10月14日）：出汗稍多，口微渴，苔白略黄，脉微滑，体温37.6℃。继以竹叶石膏汤以清余热。

服药一剂，体温正常，三剂诸症悉减而痊愈。

4. 温病伏暑型湿热合邪案（钩端螺旋体病）

患者王某某，男，53岁，农民。

初诊（10月12日）：自述发冷，发热，头痛，身痛，腿痛3d。出汗多，口渴，尿黄。体温39.5℃，苔薄白略黄，脉滑数。曾先后服用银翘散加减、单味白茅根汤、竹叶石膏汤而体温正常，症状减退。但于第14天自觉轻度发热，体温 36.9℃，头昏，身重，口干而不欲饮，吐白色痰量多，嗜睡，气弱懒言，食少纳呆，大便稀，苔薄白，脉滑。查血钩端螺旋体为阳性。诊断：温病伏暑型湿热合邪。予三仁汤以清热利湿。

处方：杏仁 17.5g，白蔻仁 7g，薏苡仁 21g，厚朴 10.5g，半夏 17.5g，通草 10.5g，滑石 21g，竹叶 10.5g。

连服 3 剂而愈。痊愈后查钩端螺旋体转阴性。

5. 温病伏暑型气血两燔证案（钩端螺旋体病）

患者王某某，男，46 岁，农民。

初诊（10 月 10 日）：突然发冷，发热，头痛，身痛，腿痛 3d。出少量汗，口渴，烦躁不安，食欲不振，痰中带血丝，鼻衄少许，尿色黄，大便正常，面色潮红，眼结膜充血，舌苔黄厚，脉浮滑而数，体温 38.7℃。血清暗视野镜检：钩端螺旋体阳性。诊断：温病伏暑型气分重证。治法：辛凉透邪解毒。方用银翘散 1 剂。

处方：金银花 35g，连翘 35g，豆豉 10.5g，牛蒡子 10.5g，薄荷 10.5g，荆芥穗 7g，桔梗 10.5g，生甘草 10.5g，竹叶 10.5g，鲜苇根 35g。

二诊（10 月 11 日）：发热，不恶寒，口渴，大汗，鼻衄增多，仰卧时则血流入咽腔，痰中仍有血丝，脉滑数，苔黄厚。此乃热入营血，气血两燔证。方用银翘散加生石膏 70g，知母 14g，焦栀子 10.5g，生地黄 14g，侧柏叶 17.5g，白茅根 140g 以清热解毒，凉血止血。每日两剂，连服两日。

处方：金银花 17.5g，豆豉 10.5g，牛蒡子 10.5g，薄荷 7g，荆芥穗 7g，桔梗 10.5g，生甘草 10.5g，竹叶 10.5g，鲜苇根 35g，生石膏 70g，知母 14g，焦栀子 10.5g，生地黄 14g，侧柏叶 17.5g，白茅根 140g。

三诊（10 月 13 日）：发热减退（体温 37.2℃），出汗减少，鼻衄止，无血痰，舌红苔略黄，脉缓。予竹叶石膏汤 3 剂。

处方：竹叶 10.5g，石膏 17.5g，麦冬 10.5g，党参 10.5g，半夏 10.5g，粳米 17.5g，甘草 10.5g。

四诊（10 月 16 日）：头昏，身重，倦怠嗜卧，食少纳呆，苔黄腻，舌质淡，脉滑，体温 36.8℃。此乃湿热未尽，改予三仁汤清热利湿。

处方：杏仁 17.5g，白蔻仁 7g，薏苡仁 21g，厚朴 10.5g，姜半夏

17.5g，通草 7g，滑石 21g，竹叶 10.5g。每日 1 剂，共服两剂而愈。该例于治疗中与治愈后查血清暗视野镜检示钩端螺旋体由阳性转阴性。

6. 温病湿温型案（钩端螺旋体病）

患者曾某某，男，52 岁，农民。

1964 年 10 月 8 日以畏寒，发热六天就诊。起病较缓，畏寒发热时有时无，身重腿困，口腻无味，胸闷，口渴不欲饮，腹胀，大便不畅，小便黄少，曾流鼻血一次。有下田收稻史。检查：体温 37.8℃，脉搏 98 次/分，神倦嗜卧，面黄少泽，心率略快，肺、肝、脾未见异常，苔黄腻而厚浊，脉数。血清暗视野镜检：钩端螺旋体阳性。初按伏暑型湿热合邪治法，方用竹叶石膏汤加陈皮、厚朴、建曲，病小挫，体温仍起伏 37.5℃ 以上。经米老指导，诊断为湿温。方用三仁汤以清热利湿。

处方：杏仁 10.5g，白蔻仁 10.5g，薏苡仁 21g，厚朴 10.5g，半夏 10.5g，通草 10.5g，滑石 21g，竹叶 10.5g。

两剂而愈，停药观察，未见复发。

7. 温病温燥证案（钩端螺旋体病）

患者马某某，女，16 岁，农民。

1964 年 10 月 20 日以"发热、头痛、腿痛、咯血、鼻衄 3d"前来就诊。起病时畏寒、发热，曾请本地中医治疗，服第一剂药后病情稍减，继进第二剂、第三剂，病势反恶化进展，出现壮热，鼻衄，咳嗽，痰中带血。接诊时，上述症状加重，大汗，烦渴，头痛，头昏，膝关节痛，下肢肌肉疼痛，心烦，不欲食，恶心，日咯血十余小口，气喘，大便未解，小便少黄。有下田收稻史。检查：体温 41.1℃，脉搏 126 次/分，神清面赤，气粗而喘，脉滑数，苔黄中心干燥，心率快，呼吸音粗，肝、脾未见异常，腓肠肌有压痛。血清暗视野镜检：钩端螺旋体阳性。按气血两燔证用气血双清法，方选白虎汤合银翘散去荆芥穗、淡豆豉，加生地黄、麦冬，重用白茅根。

处方：知母 14g，石膏 35g，粳米 17.5g，金银花 35g，连翘 35g，牛蒡子 10.5g，薄荷 10.5g，桔梗 10.5g，生甘草 10.5g，竹叶 10.5g，鲜苇根 70g，生地黄 35g，麦冬 21g，白茅根 70g。1 剂。

二诊：病势未衰，依原方再进二剂，每 4h 服半剂。

三诊：上午体温略降（37.8℃），午后体温复起（38.9℃），心烦略轻，但咯血反见增多，肺底出现少许湿啰音，大便黑，稀水中夹粪块。舌质红，苔黄燥，脉滑数。此乃里热炽盛，伏暑化燥之证，治以清热、凉血、润燥、止咳之法，方用清燥救肺汤加知母、黄芩，重用鲜白茅根250g（先煎去渣，代汤煎药）。

处方：桑叶10.5g，石膏70g，杏仁10.5g，甘草10.5g，麦冬28g，党参10.5g，阿胶10.5g（烊化），炒胡麻仁10.5g，炙枇杷叶10.5g，知母14g，黄芩10.5g，鲜白茅根250g。

四诊：血痰明显减少，且汗复出，体温37.5℃，舌苔黄，脉数。余症悉减，依原方不变加瓜蒌14g，川贝母10.5g。

五诊：体温37.4℃，吐蛔虫3条，鼻衄一次，汗出渐少，食欲略增，肺底听诊清晰。苔转白厚而干，脉数转缓。所遗余热未尽，治以清热生津，益气和胃之法，方用竹叶石膏汤加橘红。

处方：竹叶10.5g，石膏35g，麦冬17.5g，党参10.5g，半夏10.5g，粳米17.5g，甘草10.5g，橘红10.5g。

两剂而愈，随访已下床活动。

8. 伏暑化燥热伤肺络证案（钩体病肺出血型）

患者谢某某，女，31岁，农民。

初诊：畏寒、发热3d。3d前参加秋收，赤足涉水，病初头额昏痛，胸胁胀满，继之发冷发热，头项强痛，目赤，鼻煽，气粗，口苦咽痛，渴欲饮水，咳嗽吐痰带有血丝，胸腹灼热，汗泄不畅，心烦失眠，食则恶心呕吐，大便稀，每日一次，小便赤。两肺散在湿性啰音，腓肠肌压痛明显，体温39.2℃。舌质红，苔薄白微黄，脉浮滑而数。血清暗视野镜检：钩端螺旋体阳性。证属伏暑卫分重证，治宜辛凉解表，清热凉血之剂，方用银翘散加味一剂。

处方：金银花35g，连翘35g，淡豆豉10.5g，牛蒡子10.5g，薄荷10.5g，荆芥穗7g，桔梗10.5g，生甘草10.5g，竹叶10.5g，鲜苇根35g，焦栀10.5g，黄芩10.5g，牡丹皮10.5g，生地黄35g。

二诊：服药后脉证无大变化，痰中又带血丝，体温38.6℃，于上方加阿胶14g。1剂。

三诊：患者未服上方。体温37.9℃，热势稍减，但咳嗽加重，频频咳血痰，兼见鼻衄。此乃伏暑化燥，热伤肺络证，遂改用清燥救肺汤加

第二章 医案

玄参、牡丹皮、白芍、焦栀、黄芩、瓜蒌、川贝母，日服两剂。

处方： 桑叶 10.5g，石膏 70g，杏仁 10.5g，甘草 10.5g，麦冬 10.5g，党参 10.5g，阿胶 10.5g，炒胡麻仁 10.5g，炙枇杷叶 10.5g，玄参 35g，牡丹皮 10.5g，白芍 10.5g，焦栀 10.5g，黄芩 10.5g，瓜蒌 14g，川贝母 14g。

四诊： 服上方两剂后血止，一般症状减退，体温 38.2℃，继用原方 3 剂以巩固疗效。

五诊： 热退、脉静，精神食饮好转，体温 37.2℃，继予竹叶石膏汤两剂调理而愈。

处方： 竹叶 10.5g，石膏 35g，麦冬 17.5g，党参 10.5g，半夏 10.5g，粳米 17.5g，炙甘草 10.5g。每日 1 剂，共服两剂而愈。

该例于治疗中及治愈后做血清暗视野检查，钩端螺旋体由阳性转阴性。

9. 伏暑气分腑实轻证案（钩端螺旋体病）

患者谢某某，男，22 岁，农民。

初诊： 恶寒，发热，头身痛，鼻干口苦，微渴，腹胀纳差，大便秘，小便黄，舌质边尖红，苔薄白，脉浮数。体温 38.6℃。血清暗视野镜检：钩端螺旋体阳性。诊断：伏暑卫分兼气分证。治则：辛凉解表，清热解毒，方用银翘散加味，1 剂。

处方： 金银花 17.5g，连翘 17.5g，豆豉 10.5g，牛蒡子 10.5g，薄荷 10.5g，荆芥穗 7g，桔梗 10.5g，生甘草 10.5g，竹叶 10.5g，鲜苇根 35g，生石膏 28g，鲜白茅根 70g。

二诊： 体温 40.2℃，胸腹满，心烦，少腹胀，大便两日不通，苔转薄黄，脉洪。表未解，热已入里，腑实将成。宜清热解毒，增液通下，方用白虎增液汤加味，1 剂。

处方： 生石膏 70g，知母 21g，粳米 17.5g，甘草 10.5g，玄参 35g，生地黄 35g，麦冬 17.5g，金银花 35g，连翘 35g。

三诊： 服上方后，大便一次，体温下降至 37.5℃，口干苦，微渴，苔黄，脉洪。继服原方，小制其剂。

四诊： 体温 36.8℃，口微干，余热未尽，苔转白，脉转缓。竹叶石膏汤善后而愈。

处方：竹叶 10.5g，石膏 28g，麦冬 17.5g，党参 10.5g，半夏 10.5g，粳米 17.5g，炙甘草 10.5g。

10. 伏暑卫分兼见阳明腑实轻证案（钩端螺旋体病流感伤寒型）

患者麻某某，男，18 岁，工人，住院号 9070。

初诊： 突然寒战高烧，头痛，全身痛，小腿痛，微汗，口干，渴不欲饮，大便秘，小便短赤，苔薄白，舌质红，脉象浮滑而数。体温 39.7℃。面潮红，结膜充血，腓肠肌压痛。血清暗视野显微镜检查，查到钩端螺旋体 11 条/滴，血培养钩端螺旋体阳性。诊断：伏暑卫分腑实轻证。治则：辛凉解表兼清气热。方用银翘散加生石膏 28g，知母 14g，鲜白茅根 70g 一剂。

处方： 金银花 17.5g，连翘 17.5g，豆豉 10.5g，牛蒡子 10.5g，薄荷 10.5g，荆芥穗 7g，桔梗 10.5g，生甘草 10.5g，竹叶 10.5g，鲜苇根 35g，生石膏 28g，知母 14g，鲜白茅根 70g。

二诊： 服药后热退，头及身痛大见减轻，但在十余小时后体温又上升至 38.9℃，尿短赤，大便一次，便干，苔薄白，脉滑数，宜清热解毒，增液通下，服银翘增液汤一剂。

处方： 金银花 17.5g，连翘 17.5g，豆豉 10.5g，牛蒡子 10.5g，薄荷 10.5g，荆芥穗 7g，桔梗 10.5g，甘草 10.5g，鲜苇根 35g，生地黄 28g，玄参 17.5g，麦冬 21g。

三诊： 热退身凉，口仍干渴，大便未解，舌尖红，脉细数。继服银翘增液汤加生大黄 10.5g，芒硝 14g。一剂。

四诊： 服上方解稀大便二次，口干渴消失，仅腿困乏力，服竹叶石膏汤善后调理，经观察 3d 后，痊愈出院。第三周来复查，患者无任何不适。

11. 伏暑温黄证案（钩端螺旋体病黄疸型）

患者尧某某，男，11 岁。

初诊： 发冷，头痛，身痛五日。症见：身热，大汗，腹胀，胸胁胀痛，巩膜及全身皮肤呈橘黄色，尿深黄，体温 38.3℃，质微绛，苔黄干，脉象滑数。血清暗视野镜检：钩端螺旋体阳性。诊断：温黄气营两燔证。治则：清气利湿，凉营解毒，方用茵陈蒿汤合白虎汤加减。

处方： 茵陈蒿 35g，焦栀 10.5g，生大黄 10.5g，生石膏 70g，知母

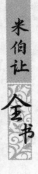

21g，生大米 17.5g，生甘草 10.5g，生地黄 35g，麦冬 14g，玄参 35g，白茅根 120g（先煎去渣，代汤煎药）。1 剂。

二诊： 体温 37.3℃，诸症大减，黄染稍退。自觉身热，胁痛。苔略黄，脉滑数，继予原方一剂，生石膏减至 35g。

三诊： 体温正常。巩膜轻度黄染，尿黄，胁肋已不胀满，苔薄白，脉滑数。方用茵陈四苓汤，连服两剂以清利湿热。

处方： 茵陈 70g，白术 10.5g，茯苓 17.5g，猪苓 10.5g，泽泻 10.5g。

四诊： 除巩膜、皮肤尚有轻度黄染外，无自觉不适，继用原方加焦栀 10.5g，滑石 21g。3 剂。

五诊： 脉静身和，黄染诸证消退。予竹叶石膏汤 1 剂，善后而愈。

处方： 竹叶 10.5g，石膏 28g，麦冬 17.5g，党参 10.5g，姜半夏 10.5g，粳米 17.5g，甘草 10.5g。

12. 温黄阳明燥热证案（钩体病黄疸出血型）

患者李某某，男，33 岁，已婚，勉县镇川公社新力大队农民。

初诊： 发热寒战，头痛、肌肉痛五天，巩膜及全身皮肤黄染 4d。现症：头痛，项强，壮热，大汗，大渴，目眩，鼻干，衄血，口干咽痛，全身肌肉痛，大小腿肌肉疼痛明显，大便呈酱红色，尿深黄，舌苔白腻，舌质红，脉滑数，体温 39.1℃。微生物学检查：血清暗视野显微镜检钩端螺旋体阳性。凝溶试验阳性（效价 1:400）。诊断：温黄阳明燥热证。治则：清热利湿。以茵陈白虎汤加金银花 35g，连翘 35g，通草 7g。

处方： 茵陈蒿 35g，焦栀 10.5g，生大黄 10.5g（后下），知母 21g，生石膏 70g，大米 17.5g，生甘草 10.5g，金银花 35g，连翘 35g，通草 7g，白茅根 120g。

白茅根 120g 煎汤再煎诸药成 400ml，分两次服，每隔 3h 一次。睡前观之，脉证同前，体温上升至 40.3℃，继用原方，生石膏、知母量稍加大，煎服法仍同上。

二诊： 头痛项强，壮热，大汗，大渴，全身肌痛均减轻，舌苔薄白稍黄，舌质红，脉浮滑数，体温 38℃，继用原方两剂。每 4h 服半剂。当天体温退至正常，诸症悉减，自觉一身轻快，但仍乏力。

三诊：头痛项强，全身肌痛，出汗口渴均消失，巩膜及皮肤黄染大减，但仍头昏，自觉胸部微痛，吐少量白痰，食少，大便有沫，舌苔薄黄乏津，舌质红，脉和缓，体温 36.8℃，继用原方，生石膏改用 17.5g，加玄参 17.5g，麦冬 14g，生地黄 14g。一剂，白茅根煎汤熬药 400ml，分两次服。

四诊：自觉无特殊不适，饮食增进，二便通畅，精神好转，全身皮肤黄染消失，巩膜微黄，球结膜轻度充血，舌苔薄白，舌质红苔润，脉缓，体温 37.1℃，继服上方 1 剂，另予竹叶石膏汤两剂，回家休养。

处方：竹叶 10.5g，石膏 28g，麦冬 17.5g，党参 10.5g，半夏 10.5g，粳米 10.5g，甘草 10.5g。

20d 后随访时，患者已参加劳动 3d。

13. 温毒热郁化火蕴结少阳经络证案（钩端螺旋体病）

患者许某某，女，13 岁，城固县前进公社四合大队许家山人。住院号 27。

初诊：自述耳下肿痛，发烧，全身痛已 3d。3d 前右耳下及颈部疼痛，恶寒发热，服中药 1 剂未效，即来就诊。症见：头痛，发烧，右耳下肿至颈部及后颈窝疼痛剧烈，汗多，口渴喜饮，咽痛，咳嗽，身痛，下肢肌肉疼痛，大便秘，尿少。查舌尖红，苔黄，脉滑数。体温 39.9℃，面潮红，结膜充血，腓肠肌压痛。微生物学检查：血清暗视野显微镜检钩端螺旋体阳性。诊断：温毒热郁化火蕴结少阳经络证。治则：清热解毒，疏风散邪。方用普济消毒饮去陈皮，加金银花 70g，蝉蜕 17.5g。两剂。

处方：黄芩 10.5g，黄连 10.5g，连翘 35g，玄参 17.5g，板蓝根 17.5g，马勃 10.5g，牛蒡子 10.5g，僵蚕 10.5g，升麻 7g，柴胡 7g，桔梗 10.5g，甘草 10.5g，薄荷 10.5g，金银花 70g，蝉蜕 17.5g。

加水煎出约 800ml，分 4 次服，4h 一次。

二诊：仍高烧，颈及耳下肿痛，彻夜未眠。检查：右耳下及颈部肿痛及触疼显著，向后延至后颈窝，前至耳前，上至耳尖平行处，锁骨窝淋巴结肿大，有明显压痛。体温 39.6℃，舌尖红苔黄，脉滑数有力。继前方加蒲公英 35g，紫花地丁 35g，两剂。加水煎出约 800ml，分 4 次服。外用梅花点舌丹二粒，凉开水化开敷患处，一日数次。

三诊：右耳下肿的范围开始缩小，界限变清楚，有压痛，触之有弹性感。汗多，大便稀，尿深黄，体温38.8℃，舌红，脉滑数。继服上方两剂，每日1剂，每剂分4次服。

四诊：耳下肿痛基本减退，体温正常。昨晚便蛔虫1条，有阵发性腹痛，每痛伴头汗出，四肢发凉，出现荨麻疹，肝可触及，有压痛，脉弦紧。根据辨证，前证基本好转，继发诱起蛔厥证。按蛔厥证给予椒梅汤3剂，排出蛔虫十余条后腹痛消失。

处方：黄连7g，乌梅（去核）10.5g，炒川椒10.5g，黄芩17.5g，姜半夏10.5g，枳实10.5g，白芍10.5g，干姜7g，人参10.5g。

五诊：前症悉退。感困倦，口微干，饮食增进。余热未尽，予竹叶石膏汤两剂善后。

处方：竹叶10.5g，石膏28g，麦冬17.5g，党参10.5g，半夏10.5g，粳米17.5g，甘草10.5g。

10d后随访，患者参加劳动。

14. 温病暑痉型卫分兼气营重证案（钩端螺旋体病）

杨某，女，5岁。住院号16。

主诉：因发热头痛5d，失语昏迷3d，于1966年10月10日急诊入院。起病时微恶寒，继之发热头痛，嗜睡，渐进入昏迷。时手足抽搐，牙关紧闭，但有哭声，口干，大便正常，小便黄。

诊查：舌质红，苔薄黄，脉滑数。颈部有抵抗感，布氏征阳性，克氏征阳性。体温39.3℃。脑脊液无色透明，糖50mg，细胞计数36×10^6/L。血清暗视野检查找到钩端螺旋体8条/滴。

辨证：暑痉卫分兼气营重证。

治法：清热解毒，清营凉血，息风开窍。方用银翘白虎增液汤加钩藤24.5g，白僵蚕10.5g。一剂。

处方：金银花35g，连翘35g，生石膏70g，麦冬28g，粳米17.5g，生甘草10.5g，鲜苇根140g，生地黄35g，玄参35g，知母14g，钩藤24.5g，白僵蚕10.5g。

加水煎取400ml，分4次服。配服安宫牛黄丸2丸，每4h服半丸。

二诊：病势稍减，但仍昏迷，便蛔虫6条，小便黄，舌质红，苔薄黄，脉细数。体温38℃。方用至宝丹2丸，每4h服半丸。

三诊：时昏时睡，不语，口干欲饮，二便正常。舌质红，苔薄白略黄，脉细数。体温 36.8℃。治宜增液凉血，芳香开窍。方用增液汤加郁金 14g，石菖蒲 17.5g，钩藤 24.5g，僵蚕 10.5g。1 剂。

处方：生地黄 35g，麦冬 28g，玄参 35g，郁金 14g，石菖蒲 17.5g，钩藤 24.5g，僵蚕 10.5g。

四诊：仍嗜睡，口干欲饮，能进食，二便正常。舌质红，苔薄白，脉细数。体温 36.4℃。原方药继服 1 剂。

五诊：诸症俱消退，腹微胀。舌质红，苔薄白，脉细弱。体温 36℃。仍用原方药 1 剂。

六诊：诸症全消，无任何不适。舌苔正常，脉细弱。体温 36.8℃，病愈。带上方药两剂，出院。

［按语］　温病暑痉以急骤发热、头项强痛、四肢抽搐、神昏、呕吐等为特征。本例初诊断为暑痉卫分兼气营重证，方用银翘增液汤加钩藤、僵蚕，配服安宫牛黄丸。米老认为金银花、连翘因其有清热解毒透邪出表之作用，合增液汤则更具清营透气，凉血解毒之效；加钩藤、僵蚕息风；配服安宫牛黄丸清心开窍，息风解痉。二诊时病势稍减，但仍昏迷，遂改服至宝丹开窍解痉。三诊时已转为时昏时睡，不语，故予增液汤加郁金、菖蒲等凉血息风，芳香开窍解语。考虑犀角、黄连价昂货缺，米老多年来少用清营汤原方，而常用增液汤加金银花、连翘，同样取得清营凉血之效。本案例未用清营汤而意实含之，安宫、至宝递进，善用增液汤加味，是其特点。

又按：钩端螺旋体病是一种自然疫源性急性传染病。米老于 1963—1968 年亲自深入疫区，认为本病属于祖国医学"温病时疫"之范畴，由于我省以 9～10 月为流行高峰，故名"秋温时疫"。6 年来，米老主治钩体病患者 657 例，治愈率为 99.92%。归纳出了钩体病的中医证型有伏暑、湿温、温燥、温黄、温毒、暑痉六种类型，提出了一套完整有效的中医防治方案（详见《中医对钩端螺旋体病的认识和防治——附 657 例临床治疗分析》）。像这样对一种急性热性病进行中医防治研究，历时之久，规模之大，例数之多，疗效之佳，中华人民共和国成立以来在中医界是罕见的。现仅介绍验案 14 则，通过以上仅举病案，反映了 657 例的治疗思想，归纳有以下几点。

第二章 医案

（1）中医治疗钩体病必须始终贯彻"存津液，保胃气"和"扶正抗邪"这一中心思想。"存津液，保胃气"和"扶正抗邪"是祖国医学治疗热性病的宝贵经验，也是米老治疗钩体病的中心思想。这个宝贵经验首见于《伤寒论》，历代有所发挥，至明、清温病学说创立，更把它提高到重要地位。清·喻嘉言论述津液在生理病理上的重要意义说："胃藏津液，水谷之海，内充脏腑，外灌形骸。津多脉盛，津少脉衰，津结病至，津竭祸来。""存津液，保胃气"这一原则，随着热性病病机的变化，在方剂的选择、配伍应用方面也具体的体现出来。如《温病条辨》辛凉解表之桑菊饮、银翘散，均用鲜苇根以清热生津，且在方后语中叮嘱："二三日病犹在肺，热渐入里者加生地黄、麦冬以保津液，再不解，或小便短者加知母、黄芩、栀子之苦寒与麦、地之甘寒合而化阴，以制热淫所胜。"阳明证所用之白虎汤，知母清热养阴，粳米、甘草和胃养阴；阳明腑实证用承气汤攻下，乃釜底抽薪，急下存阴；清燥救肺汤治伏暑化燥咯血重证，方中桑叶轻宣肺燥，生石膏清肺胃燥热，阿胶、麻仁、麦冬润肺滋阴，人参、甘草益气生津，杏仁、枇杷叶肃降肺气，燥得以润，气得以降，故热退而咯血止；增液汤之增液润燥；余热未尽善后调理用竹叶石膏汤，生石膏清热，人参、麦冬益气生津，粳米、甘草安中和胃，半夏降逆止呕，合奏清热生津，益气和胃之效……无不贯穿以"存津液，保胃气"和"扶正抗邪"这一中心思想。

（2）本病中伏暑证最多见，占全部病历的85.37%，其中在卫分证接诊的有196例（体温在39℃以下伏暑卫分证病例未包括在内），皆用银翘散（汤）治愈，退热时间平均为2d。无酿成变证、危证者。关于银翘散（汤）中金银花、连翘的用量，据米老的经验，一般用17.5～35g，不要低于17.5g，否则会影响疗效。金银花、连翘无论在卫、气、营、血皆可应用，因其有清热解毒，透邪出表作用。如气分证用白虎汤加金银花、连翘；清营汤中本有此药；气血两燔证例用白虎增液汤加金银花、连翘、白茅根，或再加黄芩、栀子、黄连以加强药物的协同作用，疗效更好。

（3）本病发展过程可分为卫、气、营、血四个阶段，而临床表现多见兼证，不可截然划分。

以卫分证为例，除单纯卫分证外，尚有卫分兼气分，卫分兼营、血分证。所谓兼证，即次要矛盾。卫分兼见营、血分证，本质上是卫分证，仅兼见少许衄血，或舌边尖质绛、心烦不安。若气分兼卫分证，则以阳明经证大热、大汗、口大渴、脉洪大为特点，兼见微恶寒，此时应重用白虎汤加金银花、连翘，不必用银翘散全方，否则主次不分，药物庞杂，反而影响疗效。一般用白虎汤，多强调四大症状俱全，所谓典型白虎汤证。但观察本病气分证，以大热、有汗、脉洪大或滑数为主，而大汗或大渴则不多见，卫分兼证多不明显，如用银翘散（汤）加生石膏14g、知母10.5g，则嫌药轻证重，若用白虎汤（生石膏70g，知母28g，粳米17.5g，甘草10.5g）加金银花、连翘则药证相当，疗效显著。故本病临证不必过分强调四大症状悉具才用本方。

（4）古人有伤寒下不厌迟，温病下不厌早的说法。米老观察本病有热淫所胜，伤津耗液的特点，在伏暑气分阳明腑实证采用白虎汤加大剂增液汤多能达到"增水行舟"而随便解之效。再不解而里热炽盛的，加黄芩、焦栀、黄连之苦寒合白虎增液之甘寒，则多取效。也可视腑实轻重，慎用调胃承气汤或大、小承气汤以达泄热通便之目的。

（5）初诊病例，若辨证无误，热势不衰或有病进之势者，乃病重药轻，不必改弦易辙，可继用原方一二剂，或2~3h服一次，日进两剂，多能取效。又某些重型病例，如气血两燔证者，经用清气凉营重剂治疗后，热势减退，体温下降，此时多虑药过病所伤及正气，若改投轻剂，每见热势再起，故宜谨守病机，持原方不变，或小制其剂，1~3d后以待热退、脉静、身和，再用轻剂善后。

（6）余热未尽，正气未复病例，绝大部分用竹叶石膏汤善后，疗效满意。个别重笃病例，投之不能清其余热，审其病机，乃正邪胜复致阴精耗损，改用滋阴退热，养液润燥的加减复脉汤而取效。

15. 温毒发斑夹肾虚病气脱血瘀寒厥证案（流行性出血热低血压期）
张某，男，51岁，农民。

发冷发热5d，病情突然加重。症见面色苍白，四肢厥冷，烦躁不安，无热恶寒，体温35.5℃，眼睑及球结膜明显浮肿，前胸及两腋有鞭挞样出血点，腰痛似折，当日腹泻4次，内容为前一日新进未消化的饮食。舌质淡，苔白略黄，脉微，血压80/70mmHg。西医诊断：流行性

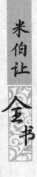

出血热，低血压期。中医诊断：冬温时疫气脱血瘀寒厥证。急用六味回阳饮加葱白，以益气固脱，温中回阳。

处方：黄附片35g，干姜52.5g，炙甘草35g，人参17.5g，熟地黄35g，当归35g，葱白4根。

二诊： 24h内连进3剂后，患者自觉舒适，症状明显减轻，要求喝稀粥，四肢转温，泄泻止，脉象明显可触及，血压回升至100/70mmHg。继之改用当归四逆汤加人参3剂，以温经散寒，养血通脉，安全渡过险情。

处方：当归17.5g，桂枝10.5g，芍药10.5g，细辛10.5g，炙甘草10.5g，通草7g，大枣4枚，人参10.5g。

三诊： 时昏嗜睡，不语，口干欲饮，二便正常。舌质红，苔薄白略黄，脉细数。体温36.8℃。治宜增液凉血，芳香开窍。方用增液汤加郁金14g，石菖蒲17.5g，钩藤24.5g，僵蚕10.5g。1剂。

处方：生地黄35g，麦冬28g，玄参35g，郁金14g，石菖蒲17.5g，钩藤24.5g，僵蚕10.5g。

四诊： 仍嗜睡，口干欲饮，能进食，二便正常。舌质红，苔薄白，脉细数。体温36.4℃。原方药继服1剂。

五诊： 诸症俱消退，腹微胀。舌质红，苔薄白，脉细弱。体温36℃。仍用原方药1剂。

六诊： 诸症全消失，无任何不适。舌苔正常，脉细弱。体温36.8℃。带上方药两剂，病愈出院。

［按语］ 流行性出血热乃为热病，热病中出现热厥，从理论上易被接受，然热病中出现寒厥，则较难理解，且易被忽视。本例从症状、辨证论治与疗效均说明乃寒厥无疑。因此，米老先生指出，寒厥、热厥的临证鉴别，应以患者出现的具体证候为诊断依据，切不可以认为热性病若出现厥证必然是热厥证。临证时必须客观地全面准确搜集临床资料，在此基础上进行辨证求因，审因立法，分清主次，以法定方。先生通过自己防治本病的亲身体验，提出了"热病寒厥当慎辨"之告诫。

16. 温毒发斑夹肾虚病寒厥证案（流行性出血热休克期）

孟某，男，51岁。

初诊： 1970年11月7日。

主诉：发冷发热，伴有腰痛，全身不适。经某医疗站治疗6d后，寒热已退，但仍腰痛，周身困痛，恶心呕吐，口干口渴，大便稀黄，每日6~7次，夹有泡沫。体温37.4℃，血压80/70mmHg。颜面浮肿，眼睑及球结膜水肿极为明显，前胸、两腋下及上臂内侧均有散在出血点，肾区压痛和叩击痛（＋），尿蛋白（＋＋＋）。诊为流行性出血热休克期，急收住院。

诊查：舌苔黄燥无津，脉象细弱无力。

辨证：温毒发斑夹肾虚病寒厥证。

治法：益气固脱，回阳救逆。方宜急煎服六味回阳饮一剂。

处方：黄附片35g，干姜52.5g，炙甘草35g，人参17.5g，熟地黄35g，当归35g。

并用50%葡萄糖250ml加维生素C 1g，静脉推注100ml后继续滴入，30min后血压回升到100/80mmHg。4h后患者安静，血压平稳，脉象较前有力，改用当归四逆汤加参须1剂，以温经散寒，养血通脉。

处方：当归17.5g，桂枝10.5g，杭芍10.5g，细辛10.5g，炙甘草10.5g，木通10.5g，大枣4枚，参须7g。

二诊：次日血压稳定在114/80mmHg，仍周身困痛，口干口渴，恶心，水入即吐，大便呈黄褐色稀水，每日7~8次，小便日仅有几滴，尿蛋白（＋＋＋＋）。脉象弦缓，舌质干红。改用知柏地黄汤加焦栀、黄芩、麦冬、阿胶，服1剂。

处方：生地黄35g，山药14g，山茱萸14g，茯苓10.5g，泽泻10.5g，黄芩10.5g，麦冬35g，阿胶10.5g（烊化），知母28g，黄柏10.5g，牡丹皮17.5g，焦栀14g。

三诊：药后症见口苦，咽干不欲饮，头痛重，呕吐，恶心频繁，小腹胀痛，一日夜尿160ml，脉弦滑而数。此乃三焦不和，肝胃郁热，通调水道功能障碍，水热互结。法当和解少阳，养阴利水。予柴胡猪苓汤3剂。

处方：柴胡14g，姜半夏10.5g，黄芩10.5g，党参10.5g，生姜10.5g，炙甘草10.5g，大枣2枚，猪苓17.5g，茯苓35g，泽泻17.5g，滑石21g，阿胶10.5g（烊化）。

四诊：药后呕吐诸症好转，改用知柏地黄汤五剂，以滋补肝肾，养阴清热利尿。

第二章 医案

处方：知母 28g，黄柏 10.5g，生地黄 35g，山茱萸 14g，淮山药 14g，牡丹皮 17.5g，泽泻 35g，茯苓 35g。

药后尿量逐渐增加到每日 2000ml 左右，尿蛋白（＋）。但食欲极差，舌质呈红赤无津，伸吐困难，口唇干燥并生疱疹，精神萎靡，情志抑郁。此为胃阴不复，脾气不振，不能纳谷以化津之故。法当滋补胃阴，醒脾生津。予益胃汤加砂仁、党参、白术、莲子、菖蒲，连服 3 剂。

处方：沙参 10.5g，麦冬 10.5g，生地黄 35g，玉竹 10.5g，冰糖 7g，砂仁 10.5g，党参 10.5g，白术 10.5g，莲子 10.5g，菖蒲 10.5g。

五诊： 药后诸症明显好转，纳食日增，舌苔转薄黄而润，脉象弦缓，血压稳定在 130 ～ 120mmHg/90 ～ 80mmHg，小便一日夜在 3000ml 左右，尿蛋白微量，改服参麦地黄汤，以补益肺肾，益气敛阴。继之以竹叶石膏汤生津和胃，益气养阴，调理而愈。

1970 年 11 月 28 日复查尿蛋白消失，痊愈出院。

[按语]　本案例系出血热重型，米老辨证无误，施治得当，故收效十分显著。患者入院后诊为温毒发斑夹肾虚寒厥证。血压 80/70mmHg，脉细弱无力，故急服六味回阳饮一剂救逆，并用葡萄糖推注、静滴。待血压回升后，即改用当归四逆汤加参须 1 剂，温经散寒，养血通脉。药后血压已稳定，但尿仅几滴，已进入少尿期，故用知柏地黄汤加味，滋阴凉血，降火利尿。服药 1 剂，症见水热互结，故改予柴胡猪苓汤和解少阳，养阴利水。服药 3 剂后，呕吐诸症好转，复用知柏地黄汤继续滋补肝肾，养阴清热利尿。药后尿量渐增，但症见胃阴不复，脾气不振，故以益胃汤加味为治，健脾益胃。药后症状明显好转，但已进入多尿期，故改服参麦地黄汤补益肺肾，益气敛阴，继之以清热生津，益气和胃之竹叶石膏汤调理而愈。

17. 温毒发斑夹肾虚病卫分证案（流行性出血热发热期）

秦某，女，57 岁。

发热，微恶寒，伴有头痛，身痛 3d。查体：体温 38.3℃，血压 110/70mmHg，颜面及球结膜充血，潮红，软腭、胸、背部有针尖大出血点，两腋有条索状出血点，肾区轻叩击痛。化验检查：尿蛋白（＋＋＋），红细胞（＋）。西医诊断：流行性出血热发热期。中医诊断：温毒发斑肾虚病卫分证。经先后用银翘散加味、竹叶石膏汤，未出现低血压、少尿、多尿现象而治愈。

注：1964年有21例流行性出血热患者经米老应用中药退热效果满意，中毒症状消除较快。其中14例用银翘散退热后，低血压、少尿、多尿各期临床经过不出现，或出现但有不同程度的减轻，7例以竹叶石膏汤善后而治愈。此即其一例。

[按语]　流行性出血热是一种自然疫源性急性传染病，米老于1964年、1965年、1970年深入疫区，认为本病属于祖国医学"温病时疫"范畴之"温毒发斑夹阴虚病"，收治82例（均按全国防治流行性出血热经验交流会议标准，1975），治愈70例，死亡12例（10例死于休克，其中6例入院即深度休克，1例死于尿毒症、急性肺水肿，1例死于低钠低钾综合征。此12例皆因家属送入院太晚所致）。通过防治，提出了一套完整有效的中医防治方案（详见《中医对流行性出血热的认识和防治》）。现介绍病案5则，以略见先生临证遣方用药之思路与方法。学生通过学习，初探如下。

本病在发热期用中医治疗消除中毒症状较快，如恶寒、高热、头痛口渴、腰痛、身痛等，一般用辛凉解表透热法，即银翘散加减治疗，多数病例可于3d内体温降至正常。

在发热期应注意预防低血压，这是治好本病的关键。本病各期中，中西医治疗感到最棘手的一"关"就是低血压，也就是"生死关"。由于本病发热在第四、五天，往往体温下降时出现低血压或血压波动在80/60mmHg，甚或下降到零。患者脉象突然转变沉细或细微或摸不到，手足皮肤逐渐发凉，病情逐渐转重。中医认为这是厥逆证的出现。这时候的治疗非常被动、非常棘手、非常担心。治疗上应考虑如何能提前预防这一关（低血压）不出现，这是减少死亡率，提高治愈率的一个重大问题。米老认为流行性出血热患者发热到4～6d而出现厥逆证，是符合《内经》所说"一日太阳，二日阳明，三日少阳，四日太阴，五日少阴，六日厥阴"的病程发展规律的。若以六经病机传变说分析，"太阳与少阴相表里"是热性病太阳经与少阴经相互转化的内在根据。"太阳之上，寒气主之，中见少阴。""少阴之上，热气主之，中见太阳。"本病发热期卫分证是病在三阳经，其病在表，突然出现厥逆里证，不外一是寒邪遏郁，阳气虚脱；一是热毒偏亢，阴竭阳亡。上皆由正虚不能胜邪，鼓邪外出，致使少阴寒化，或热化而成厥逆诸证。以卫气营血辨证分析为"邪陷营血"；以三焦论证为"邪陷下焦"或"逆传心包"。推究言之，其理一致。但临床见证有"寒厥""热厥"。《内经》说："阳气衰下则为寒厥，阴气衰下则为热厥"。"寒""热"是机体阴阳偏胜偏衰的反映，一是机体抗御外邪功能降低，三焦阳气虚衰则证见寒厥，法当回阳固脱，益气救阴。重症方用六味回阳饮有效；轻症寒邪遏郁，血虚不能通阳，方用当归四逆汤加人参，养血益气，温经通阳有效。如机体功能偏亢，三焦相火亢极，耗津伤液，则证见热厥，法当急下存阴，泻火解毒，壮水制阳，方用解毒承气汤、黄龙汤、清瘟败毒饮、三甲复脉汤有效。厥证兼见呃逆不止者方用黄连阿胶鸡子黄汤有效。厥证兼见吐下蛔虫者，方用椒连乌梅汤有效。此各地治疗本病厥证之经验，医者必须辨证施治。米老带领西安医学院中医教研组治疗本病 47 例中有低血压期 20 例，除中西医结合抢救未愈者 8 例外，中西医结合治愈者 6 例，单纯中医治愈者 6 例，其中有用六味回阳饮治愈者，有用解毒承气汤治愈。有低血压倾向，用当归四逆汤后血压未能继续下降者，虽然例数不多，这些都说明中医中药对低血压还是有一定疗效，还应继续总结经验。但是无论中西医，即使对低血压的治疗方面有些有效办法，治疗上总是被动，还不如做到提前预防治疗本病，避免出现低血压是为上策。因之，治疗上能够预防低血压，这就避免了治疗上的被动和患者的担心。米老先生常说：医生要想治疗好病，首先就得向患者学习，了解患者的病史、生活、得病原因，充分得到患者提供的情况，才能得到解决问题的办法。因之询问流行性出血热患者得病因素，多系过度疲劳，饮食不适，受寒而得。祖国医学认为"劳倦伤气，饮食不适伤脾"，又认为"肾为先天之本，脾胃为后天之本"。一旦人之元气受伤，脾肾虚损，加之风寒外袭，元气不能鼓邪外出，往往寒邪遏郁，阳气下陷而虚脱。此外，或因机体与病邪奋战而致偏亢，则化火为害，耗伤津液，致使热毒伤阴，阴竭阳亡。总之，在治疗早期祛邪必须照顾扶正，不得妄用大量苦寒药品，力求速效以解热。这样做反使邪热不得外透，寒邪遏郁，变证百出。更切忌妄用大剂辛温助阳发汗药物以解热，这样做反使大汗耗阴以伤津，这时宜用辛凉解表发汗透热之剂。在这种理论的启示下，米老先生对发热期患者病在卫分时，用银翘散加葛根、升麻、党参、杭芍进行治疗观察，疗效显著。由于银翘散辛凉解表，透热解毒，加葛根味甘淡，性平，有解肌、生津、止渴、鼓舞卫气使邪外出之作用。党参味甘，性平，固阴益气，生津止渴。杭芍味微苦酸，性平，平肝补血，散血敛阴。经过观察治疗二十例高烧患者中，有十四例未出现低血压，体温下降后症状无明显加重现象。此即《内经》"邪之所凑，其气必虚""正气存内，邪不可干"之意。由于本病机理为温毒乘虚侵入血分，加之风寒外袭，毛窍闭塞，热毒不得外透，郁于肌肤，故体表呈现斑疹隐隐，轻度水肿，充血，恶寒，发热。本病发热是邪正相争，正气抗御外邪的表现；口渴是热邪伤津的征象；恶寒无汗，是邪束于表，热不得外透之故；腰痛为肾气不足，不能发动卫气以达表散热之作用。因之，毒血凝于肌肤斑疹隐隐。故米老先生在本方中加入升麻，因升麻味甘苦，性平，有解毒，净血散热之作用，可清血中之毒邪使之排出，以防内陷。故于银翘散中加参、芍、葛、麻作为本病卫分证预防低血压、休克的主方。腰痛阳虚者加杜仲，阴虚者加知母，照顾肾气，以免意外之变。通过多次实践证明，这些经验是有效的。抓好早期卫分证的治疗，是治好本病的关键。如病在卫分，服药后出汗与不出汗是决定下一步治疗被动与否的关键问题。如汗出彻底，热随汗解，就可减少许多被动治疗。因之说，抓好早期卫分证的治疗，是治好本病的关键。并能预防本病中的厥证，这一"关"（低血压）不出现，就可减少患者痛苦，降低死亡率。

中药对血尿、少尿，解除尿毒症有一定的疗效。少尿、血尿，多用滋阴降火、凉血解毒利尿之法，服用知柏地黄汤加焦栀、黄芩、麦冬、阿胶、白茅根。一般在3~4d可转入多尿。推其机理，可能这类患者乃是伤津耗阴，肾气亏损所致，应滋阴降火而利尿。

本病在多尿期，为肺肾气阴两伤，不能收摄而呈现多尿，宜用益气敛阴之法，一般服用参麦地黄汤6~8d遂转正常，恢复期多用竹叶石膏汤清理余热，益气，生津和胃，调理而愈。

18. 温毒发斑夹肾虚病卫分证案（流行性出血热低血压期）

李某某，男性，41岁，农民，1965年11月24日入院。

初诊：口干，微渴，喜饮，恶心，寒轻热重，无汗，头痛，腰痛，大便正常，小便淡黄量少。面色潮红，球结膜水肿，胸、腹、腋有血疹，唇干，舌苔薄白，舌质红，脉象浮滑而数，体温38℃，尿中蛋白（＋），白细胞0～2，颗粒管型1～2。中医诊断：温毒发斑夹肾虚病卫分证。治以辛凉解表，透热解毒，方用银翘散1剂。

处方：金银花17.5g，连翘17.5g，豆豉10.5g，牛蒡子10.5g，薄荷10.5g，荆芥穗7g，桔梗10.5g，生甘草14g，竹叶10.5g，鲜苇根35g。

二诊：头痛，腹胀，口干渴，大便软糊状一次，尿少而黄如茶样，有白色膜样物，视物不清，恶心，腰及腹痛甚，球结膜充血水肿明显，上腭有出血点，前胸及两腋出血点及搔抓状出血斑明显密集，脉象滑数，血压：80/60毫米汞柱。方用当归四逆汤加党参17.5g，两剂。

处方：当归17.5g，桂枝10.5g，杭芍10.5g，细辛10.5g，炙甘草10.5g，木通10.5g，大枣4枚，党参17.5g。

三诊：视物较前清楚，头痛，头昏，腰痛略轻，球结膜充血及水肿略减轻，尿量少，色深黄如茶样，有多量白色絮状物，呼吸尿味较前增重，自觉口内有尿味，口干苦，大便黑糊状，血压126/90mmHg，出血斑如前，舌苔白厚腻，脉象弦滑而数，方用知柏地黄汤加栀子10.5g，黄芩10.5g，麦冬17.5g，阿胶14g。4剂。

处方：知母28g，黄柏10.5g，生地黄35g，山茱萸14g，淮山药14g，牡丹皮17.5g，泽泻35g，茯苓35g，栀子10.5g，黄芩10.5g，麦冬17.5g，阿胶14g（烊化）。

四诊：头略昏不痛，腰痛轻，大便酱黄色糊状一次，尿量增多，口不甚渴，食纳好转，舌苔薄白略黄，脉象虚大而数，原方去黄芩、栀子，加五味子10.5g。1剂。

五诊：身困头略昏，大便酱黄色一次，别无其他不适，舌苔正常，脉象虚大而数，方用参麦地黄汤1剂。

处方：党参17.5g，麦冬14g，五味子7g，熟地黄28g，山药14g，山茱萸14g，茯苓10.5g，泽泻10.5g，牡丹皮10.5g。

六诊：尿量较多，尿蛋白微量，别无其他不适，舌苔薄白而润，脉象虚数，继用参麦地黄汤，连服4剂，于1965年11月25日痊愈出院，出院3d后复查尿蛋白为阴性。

19. 温毒发斑夹肾虚病卫分兼见气分证案（流行性出血热低血压期）

芦某，女，32 岁，终南公社豆村，农民。

以发冷高热、口渴、腰背痛 3d 之主诉于 1970 年 11 月 12 日下午入院。3d 前发冷发热，自认为感冒，仍下地劳动，昨天症状加重。现无汗，口渴喜饮，小便短赤，大便正常。

查体：体温 40.1℃，血压 120/80mmHg，神清，酒醉貌，球结膜充血及轻度水肿，右腋下有散在性少数鲜红色皮下出血点，两侧肾区压痛（＋），尿蛋白（＋），两肺正常，心界不大，律齐，心率 132 次/分，腹软，肝脾未扪及。脉象浮滑而数，舌苔白厚，舌尖红赤。中医诊断：温毒发斑夹肾虚病卫分兼见气分证。入院后即服银翘散加生石膏 35g。

处方：金银花 35g，连翘 35g，豆豉 10.5g，牛蒡子 10.5g，薄荷 10.5g，荆芥穗 7g，桔梗 10.5g，甘草 14g，竹叶 10.5g，鲜苇根 35g，生石膏 35g。

3h 后体温 40.8℃，头部枕冷袋降温，并肌注复方冬眠灵 1 支，体温稽留 40℃左右持续 2d 多，继服上方加知母 28g，花粉 17.5g，4～6h 半剂，连服两剂，体温仍不退，口干渴甚，无汗，脉滑数，舌质红，苔黄。改服白虎增液汤加焦栀、黄芩、金银花、连翘。

处方：生石膏 35g，知母 14g，生大米 17.5g，生甘草 10.5g，生地黄 28g，麦冬 28g，玄参 35g，焦栀 10.5g，黄芩 10.5g，金银花 17.5g，连翘 17.5g。

日服两剂后大便日行数次，呈黄褐色，尿量 1400ml/日，体温开始缓慢下降，胸骨剑突附近及右腋下出血点增多。

14 日上午：体温 38.8℃，烦躁，谵语，心率 120～140 次/分，血压 80/60mmHg，脉细数无力，苔黄厚腻，舌质红，静注 50% 葡萄糖 50ml 加维生素 C 0.5g，口服当归四逆汤。

处方：当归 17.5g，桂枝 10.5g，杭芍 10.5g，细辛 10.5g，炙甘草 10.5g，术通 10.5g，大枣 4 枚。

4～6h 半剂，连服两剂，血压波动在 80～70/60～50mmHg，一日尿量 190ml。

16 日上午体温正常，血压 112/90mmHg，尿蛋白（＋＋＋＋），服知柏地黄汤加味 1 剂。

处方：知母 28g，黄柏 10.5g，生地黄 35g，山茱萸 14g，西洋参 10.5g，淮山药 14g，牡丹皮 17.5g，泽泻 35g，茯苓 35g，杜仲 14g。

晚饭后，烦躁谵语加重，手足蠕动，双手外扬，撮空理线，口干渴，苔黄无津，舌质红绛，心率 130 次/分，脉尚有力，服三甲复脉汤加参须 10.5g，1 剂。

处方：生鳖甲 35g，生龟甲 35g，生牡蛎 35g，阿胶 10.5g（烊化），生杭芍 28g，生地黄 35g，麦冬 28g，炙甘草 35g，麻仁 10.5g，参须 10.5g。

服药后上述症状明显改善，一日尿量 900ml，继服上方 1 剂。

17 日尿量 1700ml，诸症大减，想吃东西，改服知柏地黄汤 3 剂。

处方：知母 28g，黄柏 10.5g，生地黄 35g，山茱萸 14g，淮山药 14g，牡丹皮 17.5g，泽泻 35g，茯苓 35g。

药后尿量达 3000ml 以上，尿蛋白（++）。因邪热未尽，改服竹叶石膏汤调理善后。

21 日尿蛋白（+），25 日尿蛋白（-），身体渐好转，食纳增加，于 11 月 30 日痊愈出院。西医出院诊断：流行性出血热，低血压期。

20. 疫斑案（斑疹伤寒）

王某某，男，63 岁，居民。

以发热，尿频，腰痛之主诉于 1961 年 1 月 26 日入院。症见：四肢、胸部有大片皮疹，发红，颜面潮红，精神极差，体温 38.5℃，血压 110/70mmHg，脉搏 111 次/分。尿常规：蛋白（+），少许红细胞、白细胞及颗粒管型，血常规无异常。西医诊为"泌尿系感染"。经治无效，并于 1 月 28 日病情恶化，患者神志不清、烦躁，经会诊确诊为"斑疹伤寒"。经用大量氯霉素、激素、输血等治疗，病情无变化，急请米老会诊。症见：神志不清，谵语胡言，口唇干裂，全身皮疹，色赤而鲜，肌肤发硬，尿少黄赤，大便四日未解，苔燥黄，脉大而数。诊断：伤寒阳毒夹斑，热入营血证。治则：清热解毒，凉血化斑。方药：犀角地黄汤加白虎汤。

处方：犀角 10.5g（另包、锉粉），生石膏 70g，知母 28g，粳米 17.5g，生地黄 17.5g，杭白芍 17.5g，牡丹皮 14g，炙甘草 10.5g。1 剂。

二诊：神清热退，血压 90/70mmHg，舌质红，舌苔黄，脉大，方用清瘟败毒饮 3 剂。

处方：犀角 10.5g（另包，锉粉），生地黄 35g，赤芍 17.5g，牡丹皮 17.5g，生石膏 70g，知母 28g，桔梗 10.5g，焦栀 14g，黄连 10.5g，黄芩 10.5g，甘草 10.5g，连翘 17.5g，玄参 17.5g，竹叶 10.5g。

三诊：诸症消失，精神好转，皮疹全部消退，痊愈出院。

[按语]　此例中医命名疫斑，但辨证又分阳毒夹斑和阴毒夹斑两种，此若辨析不明，一阴一阳，治若冰炭之反，临证宜慎重治疗观察。本例为阳毒夹斑证，治应大清气血之邪热，凉血消斑。若治不及早，将热极化燥，燥极化火，即可现难愈之危证。米老先生急投犀角地黄汤、白虎汤合方一剂，即热退神清，后减去犀角继服 3 剂，又用竹叶石膏汤调理而愈。此案关键在于临证辨阴斑与阳斑之别。方中犀角可用水牛角 50g 代替。

第二节　杂病医案

1. 伤寒直中三阴寒厥暴脱证案（克山病并发休克）

张某，男，1960 年初诊。

患者夜间突然发病，感心口难受，恶心欲吐，胸痛，气喘，呼吸迫促，四肢厥冷，双手无脉，血压测不出。米老认为系伤寒直中三阴寒厥暴脱证。嘱急用大艾灸神阙穴 20 壮，以升阳固脱。当灸至 8 壮时，收缩压升到 70mmHg，脉搏出现。灸 20 壮时，血压恢复正常，症状明显减轻而脱险。

[按语]　神阙穴主治尸厥、中风脱证、不省人事、角弓反张，具有回阳固脱，理气健脾之功能。"神"乃变化莫测，"阙"指要处，门阙。该穴处胎儿赖此输送营养，灌注周身，同时是神气出入之门户，故名神阙。该穴配足三里治虚脱效佳。本例是米老在当时无医药条件下采用的一种急救方法，系据《伤寒论》关于使用灸法治疗"少阴病寒厥无脉证及脉还者生，脉不还者死，脉暴脱出者死，微续者生"等文献的启示，结合自己临证实践，充分发挥祖国医学优势，为抢救急性克山病合并休克提供了一个重要的辅助疗法。

此后米老又用灸法治疗了十例克山病低血压伴心律不齐患者，用灸法治疗皆获显效。艾灸处方：灸神阙及足三里（双侧），每日 1 次，每次 20 壮，5d 为一疗程。疗效观察：灸后收缩压有约 20～40mmHg 之上升。提示灸法不仅能使血压回升，而且有调整脉律的作用。如伴有腹胀、纳呆、心律不齐症状者，灸后食欲大增，脉律整齐，精神好转。米老曾于 1959—1968 年多次亲入疫区，用中医药对克山病进行防治观察，对本病的病因、治疗提出了自己的独到见解及一套完整的中医防治方案（详见"中医对克山病的认识与防治"一节）。

2. 伤寒血虚寒厥证案（克山病急性发作、心肌缺氧）

王某某，女，初诊：1959 年 12 月 1 日。

主诉：突发心口难受。

诊查：恶心欲呕，呼吸迫促，张口抬肩，四肢厥冷，神气苦楚，颜面口唇手指色青，舌苔白滑，脉微欲绝。

辨证：伤寒血虚寒厥证（慢型克山病急性发作、心肌缺氧）。

治法：温经散寒，养血通脉，益气和胃，平肝降逆。方用当归四逆汤加味一剂。

处方：当归21g，桂枝21g，白芍21g，生姜35g，大枣 8 枚，通草14g，细辛 10.5g，人参 10.5g，吴茱萸21g，白酒 60ml。

服第一煎后约2h，患者手足温暖，脉转有力，呼吸转平稳，心口难受和恶心症状消失。服药第二煎后，精神明显好转，症状消失，患者已脱险。

[按语]　本例系克山病之厥证。患者平素心血亏损，心阳不振，中气不足，久致肾阳虚衰，突然过度受寒，机体无力抗御外邪，心气被遏，导致全身功能低下，各脏器功能无力代偿而成。心主血脉，为气血运行之主宰，心气虚，无力主宰血液运行，阳气不能随血脉通达于四肢体表，则见四肢厥冷，脉微欲绝。患者由于中气不足，脾胃虚弱，不能输布水谷之精以养心肺，心肺失养则血瘀，气虚则无力吸清吐浊，因而形成缺氧缺血现象，故呼吸迫促，颜面口唇手指色青，此为气衰血瘀运行障碍之表现。肝藏血，肝脾失调，肝血失养则肝郁气逆，肝气横逆犯胃，胃虚失降则心口难受，恶心欲呕。方中以温经散寒、养血通脉之当归四逆汤加人参、生姜、吴茱萸以益气和胃，平肝

降逆，加入白酒 60ml，使诸药借助白酒上行，故一剂而证转。

3. 水肿案（急性肾炎）

李某，男，47 岁，农民。

以全身肿胀 10d，阴囊肿胀 6d 之主诉于 1959 年 6 月 16 日入院，入院后西医诊为"急性肾炎"，请米老诊治。症见面色苍白，形体肿胀，头昏咳喘，全身浮肿，阴囊肿大，尿少。舌苔白腻，脉沉缓。病属水肿（石水），证属阴水，水湿浸渍。治宜温肾健脾，宣肺通阳利水。方选真武汤加细辛、五味子 5 剂。

处方：茯苓 35g，炒白术 10.5g，杭白芍 14g，生姜 10.5g，附片 21g，细辛 10.5g，五味子 7g。

并忌盐、酒、劳累等。服药后咳喘消失，水肿消退，原方去细辛、五味子继服两剂。查尿蛋白微量，红细胞 0~1，改用六君子汤。

处方：党参 17.5g，白术 14g，茯苓 17.5g，炙甘草 10.5g，陈皮 10.5g，姜半夏 10.5g，生姜 7g，大枣 2 枚。

服药 3 剂后浮肿消退，化验检查全部正常。带上方 3 剂出院。

4. 水肿并发心悸案（急性肾炎、肾炎性心脏病）

王某，男，42 岁。

因全身浮肿 20d 于 1957 年 10 月 12 日收住院。入院后检查：血压 160/96mmHg，尿蛋白（＋＋＋＋），RBC（＋），WBC 0~5，颗粒管型（＋），透明管型 0~1。X 线检查：心脏向两侧扩大；眼底检查：肾型视网膜炎。腹水征阳性。西医诊断：①急性肾炎。②肾炎性心脏病。请米老会诊，症见：全身浮肿，以面部为甚，恶风发热，心慌气短，胸闷咳嗽，腹胀恶心，腰痛尿少，舌淡苔白腻，脉浮滑。诊为水肿病，属阳水证。治宜宣肺清热，健脾除湿，消肿利水。方选越婢加术汤 3 剂。

处方：麻黄 17.5g，石膏 35g，生姜、白术各 17.5g，炙甘草 10.5g，大枣 5 枚。

服药后症状大减，尿量剧增，日排量 4500ml，舌淡，苔白腻，脉沉滑，继服原方 3 剂，体重减少 1.5kg，诸症消失。时有纳差，舌淡苔薄白，脉细。证属脾胃虚弱，治宜健脾益胃，方选六君子汤。

处方：党参 17.5g，炙甘草 10.5g，茯苓 14g，白术 10.5g，陈皮 10.5g，姜半夏 10.5g。

每日 1 剂，连服 6 剂，血压、尿检一切正常，临床痊愈而出院。

5. 水肿并发支饮案（急性肾炎、胸腔积液）

李某，男，39 岁。

以全身浮肿，伴胸闷气短 12d 之主诉于 1957 年 11 月 4 日入院。入院后检查：血压 150/120mmHg，尿蛋白（＋＋＋＋），红细胞（＋），白细胞（＋＋），颗粒管型（＋），透明管型（＋），尿比重 1.030，X 线检查示胸腔积液。西医诊断：①急性肾炎。②胸腔积液。请米老诊治，症见全身高度水肿，以颈部尤甚，胸闷气短，头晕耳鸣，腰酸尿少，肢体困重，活动困难，胸及下肢皮肤可见裂纹数处，并有渗出液，舌淡苔腻略黄，脉浮滑。中医诊断：水肿并发支饮。证属水湿浸渍，饮停胸胁。治宜宣肺利气，通阳逐水。方用麻黄附子甘草汤、五苓散合剂加味。

处方：麻黄 17.5g，附子 35g，茯苓、白术、泽泻、桂枝各 17.5g，猪苓、桔梗、杏仁、苏子、甘草、葶苈子各 10.5g。

每日 1 剂，连服 6 剂。服药 1 剂，胸闷气短明显减轻。继服五剂，尿量增多，水肿减退，舌脉同前，守方继服 6 剂，诸症消失。但时有腹胀，畏寒肢冷，舌淡苔白略腻，脉沉细，证为脾肾阳虚，治宜温肾健脾，方用济生肾气汤。

处方：熟地黄 28g，山药、山茱萸各 14g，牛膝、牡丹皮、茯苓、泽泻各 10.5g，肉桂 3.5g，附子、车前子各 35g（另包）。

每日 1 剂，服药 6 剂后，上述症状消失，舌淡，苔薄白，脉缓。血压、尿检、X 线检查一切正常，临床痊愈出院，带药六君子汤 6 剂以善后。

6. 水肿并发臌胀案（肾病综合征）

梁某，男，17 岁。

以全身肿胀 2 月余主诉于 1957 年 7 月 10 日收住院。入院后检查：血压 150/96mmHg，腹水征阳性。尿常规：蛋白（＋.＋＋＋），比重 1.010，红细胞 0~3，白细胞 5~10，颗粒管型 0~2. 透明管型 0~1。生化检查：总蛋白 32.6g/L，白蛋白 22g/L，球蛋白 10.6g/L，胆固醇 8.58mmol/L。肾功检查：CO_2 结合力 23mmol/L，尿素氮 18.599mmol/L。尿蛋白定量 1.6mg/24h。西医诊断：肾病综合征。经治疗两月余，病情急剧恶化，请米老治疗。症见：精神萎靡，面色㿠白，全身浮肿，腹部膨隆，脐部凸出，青筋暴露，胸闷气喘，腹胀纳呆，畏寒肢冷，尿少腹痛。舌红苔黄腻，脉沉细滑。病为水肿并发臌胀。证属脾肾阳虚，气滞湿阻，水湿浸渍。治宜攻下泻实，行气利水，温肾健脾。方用舟车神佑丸（成药），每服 7g，每日 1 次，连服 3d。又用胃苓汤 3 剂，早晚饭前温服。

处方：苍术 10.5g，厚朴 10.5g，陈皮 10.5g，炙甘草 10.5g，生姜 10.5g，大枣 3 枚，桂枝 10.5g，白术 17.5g，泽泻 17.5g，茯苓 17.5g，猪苓 17.5g。

外用蒲灰散（蒲灰 105g，滑石 35g）外敷腹部。用上药后，二便剧增，腹胀大减，水肿减退，精神好转，舌红苔黄腻，脉沉细滑，继用上方，服法同前。守方 1 个月，腹围由原 82cm 减至 53cm，水肿消失，腹部平坦，时感饭后腹胀，腰膝酸软，畏寒，舌淡苔薄白，脉沉细。证属脾肾阳虚，治宜温肾健脾，方用济生肾气汤。

处方：熟地黄 28g，山药 14g，山茱萸 14g，牡丹皮 10.5g，茯苓 17.5g，泽泻 14g，附片 10.5g，肉桂 10.5g，牛膝 10.5g，车前子 35g。

每日 1 剂。服 10 剂后，诸症消失，化验检查均为正常，临床痊愈出院。考虑病后体虚，故用健脾益胃之六君子汤 6 剂，以培土固本。

7. 水肿案（急性肾炎）

陈某某，男，12 岁。

以全身浮肿近半月之主诉于 1959 年 6 月 22 日入院。西医诊为"急性肾炎"，经西医治疗未见好转，前来请米老诊治。症见：精神欠佳，面色苍白，全身浮肿，阴囊水肿，头晕气喘，腹部肿胀，尿少色黄，舌红苔黄腻，脉浮滑。诊为水肿（阳水），证属风水泛滥。治宜散风清热，宣肺利水。方选越婢加术汤。

处方：麻黄 14g，生石膏 28g，炙甘草 10.5g，生姜 10.5g，大枣 4 枚，炒白术 14g。

服药 7 剂后浮肿完全消退，仍感头晕，心悸，腹胀，大便 2～3 次/日，稀便，舌苔白腻，脉沉细。病本脾肾阳虚。缓则治其本，以温肾健脾利湿为主，方选真武汤。

处方：茯苓 35g，炒白术 14g，杭白芍 10.5g，附子 7g，生姜 10.5g。

服药两剂后诸症消失，继服六君子汤 3 剂以调理脾胃，促进恢复。此时化验报告正常，血压正常，带补中益气丸两盒，出院继服。

8. 水肿案（急性肾炎）

赵某某，男，59 岁。

以下肢肿胀 1 周余之主诉于 1959 年 7 月 27 日入院。入院检查尿蛋白（＋＋＋），红细胞 0～4/HP，白细胞 0～3/HP，颗粒管型 0～1/HP，尿比重 1.010。肾功：CO_2 结合力为 48.6vol%，NPN39.99mg%，西医诊断：急性肾炎。症见：精神欠佳，面色苍白，形体较胖，下肢浮肿，尿少，头昏，舌苔白腻，脉沉滑。中医诊断：水肿病水湿浸渍阴水证。治则：温肾健脾，通阳利水。方用济生肾气汤。

处方：熟地黄 28g，山药 14g，山茱萸 14g，牡丹皮 10.5g，茯苓 35g，泽泻 14g，牛膝 17.5g，车前子 35g，肉桂 10.5g，附子 10.5g。

服药 3 剂后，尿量增多，浮肿基本消退，精神好转。继服上方两剂，浮肿全部消退，化验检查一切正常。

[按语]　本病是因肺、脾、肾水液代谢功能失调，水液泛滥肌肤所致，以头面、眼睑、四肢，甚至全身浮肿为主要表现的疾病。本病初起大多从眼睑开始，继则延及头面、四肢全身。亦有从下肢开始，然后肿及全身者，以肌肤浮肿，色明亮，皮光薄，按之凹陷不起，伴有小便不利，甚至尿闭，胸闷腹满、气喘不能平卧等症常见。

米老在西安医学院工作时，采用西医诊断、中医辨证治疗的方法，主治肾病 88 例，疗效显著。以上仅举病案 6 则，从中可以看出米老辨证遣药的特色，归纳分析谨供参考。

（1）精研四法

本病属于中医水肿、臌胀、虚劳、腰痛病之范畴，其治法论述颇多，米老临床常用治则有四：开鬼门、洁净府、实脾土、温肾阳。开鬼门者，即用汗法使病邪从肌表排出；洁净府者，即用通利法以消逐水气；实脾土者，即用培补脾胃法使脾土健旺而散精于肺，通调水道，下输膀胱；温肾阳者，即用温补肾阳法使水有所主而不妄行。鉴于水肿病有阳水与阴水之分，所以阳水证宜开鬼门、洁净府；阴水证宜实脾土、温肾阳。在临证中，急性肾炎浮肿多属阳水证，宜采用发汗逐水之方药。常用方以越婢汤、越婢加术汤、麻杏石甘汤、大青龙汤和五皮饮加减，方中均重用麻黄；慢性肾炎浮肿多属阴水证，宜采用实脾土、温肾阳之方药。常用方以胃苓汤、六君子汤、真武汤、济生肾气汤和甘草附子汤之类。凡诸水肿，皆佐利湿之五苓散；凡诸臌胀，皆用攻下之舟车神佑丸。米老还借鉴古人水气之为病，虽脾、肺、肾各有所主，但皆归于肾之论点，采用治肿必先治水，治水必先治肾之法，方以金匮肾气汤类加减，但重用桂附二药，以补命门火而使肾气充实，此法在治疗慢性肾炎浮肿中收效较佳。

（2）重用麻附

米老在治疗肾病时，重视麻黄与附子的灵活运用。在治疗急性肾炎时，均以麻黄为君药，用量多在 14～28g，小儿亦用至 17.5g；在治疗慢性肾炎时，均以附子为君药，用量多在 28～70g。麻黄与附子均具毒性，文献亦有中毒病例报告，米老在临床中用量较大，但未出现中毒现象，且治愈率较高，其主要因素有二：①配伍得当。麻黄辛温，味微苦，有发汗平喘，消肿利尿之功。麻黄发汗虽强，但方中常配大寒的石膏以制之，白术补脾以扶之，甘草、姜、枣以和营卫，故汗出不多。米老通过反复临床验证，认为用麻黄应不分冬夏，关键在于辨证确切，配伍得当。若误用于虚人或虚证，加之配伍不当，可出现大汗亡阳。②深研药理。附子辛热燥烈，有助心肾之阳，扶阳利水，回阳救脱之功，常用于阴水证，以形寒肢冷，腰腿酸困，面色白，小便清长，大便溏泄，舌质淡，苔白腻，脉沉细等命门火衰之候为适应证。附子的主要毒性成分是乌头碱，但经炮制加工后，大量乌头碱已被破坏，加之附子排泄较快，无蓄积作用，故临床大剂量使用无中毒现象。

（3）善补后天

米老精于辨证，注重调补脾胃。他认为肾病其本在肾，但主要表现是以肺、脾、肾功能失调所致。凡肾病患者水肿消失后，恢复期均用六君子汤或补中益气汤加减，健脾养胃，升阳益气。因肾为先天之本，脾为后天之本，肾气虚则不能固摄精微，温煦脾土，导致脾失健运，化源不足；脾气不运则精微下注，脏腑失养，肾气亏虚。肾气愈虚则病久不愈。因此，治疗必须注重补脾土、益化源，才能使本病完全恢复，此乃先后天关系所定。另外，治疗中凡出现吐饭吐药者，一般先用枳朴六君子汤健脾和胃降逆，并始终贯穿"保胃气"这一原则，亦即中医"培土制水"之义。

9. 胃脘痛案（肝炎后综合征）

郭某某，男，23 岁，干部。

以腹痛 3 年余之主诉于 1959 年 7 月 21 日入院。患者于 3 年前因腹胀腹痛，在西安医学院一附院做检查，诊为"慢性肝炎"。曾服用中、西药，一直未愈。近日因腹痛较剧，纳差，乏力头昏，背痛而入院。入院检查：腹软无压痛，肝肋下 2cm，质软，边缘锐，有压痛，脾脏未触及。化验检查：肝功不正常。血尿粪常规、消化道钡透、胆囊造影等检查未发现异常。西医诊断：肝炎后综合征。症见：面色萎黄，形体消瘦，嗳气吞酸，腹胀纳差，腹痛较前加重。舌淡少苔，脉虚。中医诊断：胃脘痛，证属脾胃虚寒。治以健脾益胃之香砂六君子汤。

处方：党参 10.5g，炒白术 10.5g，茯苓 10.5g，姜半夏 10.5g，陈皮 10.5g，广木香 7g，砂仁 7g，炙甘草 10.5g，生姜 10.5g，大枣 2 枚。

二诊：服上药 3 剂症状同前，改用柴平饮加味。

处方：柴胡 14g，党参 10.5g，姜半夏 10.5g，黄芩 10.5g，炙甘草 10.5g，陈皮 10.5g，厚朴 10.5g，苍术 10.5g，制香附 14g，郁金 14g，炒神曲 10.5g，炒麦芽 10.5g。

三诊、四诊、五诊：服上药 11 剂。腹胀，矢气后舒畅，口苦反酸，乏困无力。舌淡苔白，脉弦，方用枳朴六君汤加味。

处方：枳实 10.5g，厚朴 10.5g，党参 17.5g，姜半夏 10.5g，白术 10.5g，茯苓 17.5g，炙甘草 10.5g，生姜 10.5g，大枣 2 枚，广木香 7g。

六诊：服上药 3 剂后症状好转，腹痛缓解，但大便秘结，饭后腹胀，小便不畅。舌淡苔白略厚，脉弦滑。方用柴平饮加味。6 剂。

处方：柴胡 14g，党参 10.5g，姜半夏 10.5g，黄芩 10.5g，炙甘草 10.5g，陈皮 10.5g，厚朴 10.5g，苍术 10.5g，生姜 10.5g，神曲 10.5g，麦芽 10.5g，制香附 14g，郁金 14g，大枣 2 枚。

七诊：服药后腹不胀，但失眠多梦，乏困无力，舌苔薄白，脉虚细。选归脾汤加味。6 剂。

处方：党参 17.5g，黄芪 35g，白术 10.5g，茯神 14g，酸枣仁 14g，龙眼肉 10.5g，广木香 10.5g，炙甘草 10.5g，当归 10.5g，远志 10.5g，生姜 10.5g，大枣 4 枚，柴胡 14g，杭白芍 14g，制香附 14g，郁金 14g，

厚朴 10.5g。

八诊：服上药诸症好转，但受外感，流涕，鼻塞，咳嗽，烦躁，腹胀。补中益气汤加郁金、制香附。

处方：党参 17.5g，炙黄芪 35g，白术 10.5g，炙甘草 10.5g，当归 10.5g，陈皮 10.5g，升麻 7g，柴胡 7g，郁金 10.5g，制香附 14g。

九诊、十诊、十一诊：服上方 12 剂，精神好转，但肝区胀，头昏，进食油腻后不适。舌淡苔白，脉弦。方用柴平饮加味。14 剂。

处方：柴胡 14g，党参 10.5g，姜半夏 10.5g，黄芩 10.5g，生姜 10.5g，炙甘草 10.5g，陈皮 10.5g，厚朴 10.5g，苍术 10.5g，大枣2枚，枳实 10.5g，制香附 14g，郁金 14g，木香 7g。

十四诊：服药后时有腹胀，胃内烧灼感。停服汤药，改服大黄䗪虫丸。

十五诊：头昏，口苦。舌淡苔薄黄，脉弦。继服成药，并加服丹栀逍遥散加味。12 剂。

处方：当归 10.5g，杭芍 14g，白术 14g，柴胡 10.5g，茯苓 14g，甘草 10.5g，煨姜 3.5g，薄荷（后下）3.5g，牡丹皮 10.5g，山栀 10.5g，制香附 14g，郁金 14g，建曲 10.5g，麦芽 10.5g。

十七诊：服药后症状减轻，但肝区时有隐痛，腹胀。肝大 1cm，肝功正常，舌淡红，苔略黄，脉弦细。带"舒肝片"出院继服。

10. 肝郁胁癖并发臌胀案（肝硬化腹水、肾周围脓肿）

李某某，男，34 岁，农民。

以腹胀 1 月余，发烧 60d 之主诉于 1959 年 12 月 28 日入院。患者于 60d 前发热，下午及夜间加重，未引起重视，继之于 1 个月前出现腹胀，纳差，尿少等症，经做各种检查，西医诊为"脾肿大待查"，经用大量抗生素及其他药物，效果不佳，转请中医治疗。入院查体：体温 38.5℃，脉搏 100 次/分，血压 100/60mmHg。腹膨隆，肝未及，脾大 4~5cm，较硬，表面光滑，无明显压痛，腹水征（+），腰部在左侧相当于 12 肋以下及第一腰椎为中心大片发红，局部肿胀，有压痛及波动感，试验穿刺抽出脓液 4ml。经做肝、肾功能检查及常规检查，确诊为"肝硬化合并腹水""肾周围脓肿"。症见：精神萎靡，面色苍黄，形体消瘦，发热纳差，腹胀如鼓，乏困无力，左腰部膨隆，局部肿胀，有波动感。舌苔白而燥，脉沉弱。中医诊断：臌胀，证属脾肾两虚，治以健脾补肾利水。方选六味地黄汤加车前子、牛膝。

处方：熟地黄28g，山药14g，山茱萸14g，牡丹皮10.5g，茯苓17.5g，泽泻17.5g，牛膝17.5g，车前子35g（另包）。3剂。

二诊：患者于昨日作脓肿切开，抽出脓液600ml后体温正常，服上药后腹胀稍退，渴而饮水多，仍尿少纳差。舌质红，苔黄，脉沉细而数，继服上方加当归10.5g、杭芍10.5g。

三诊、四诊：服药七剂后尿量1800～2000ml/d，大便2次/日，舌质淡，苔白而燥，脉沉，继服上方。

五诊、六诊、七诊、八诊：服药十剂后尿量增加，腹围缩小，无腹胀之感，纳好，面色红润，伤口愈合。舌苔白，脉细，继服上方6剂。

十二诊：诸症消失，舌苔薄白，脉细。带上方6剂出院继服。

11. 臌胀案（肝硬化腹水）

申某，男，30岁，干部。

以两下肢浮肿，腹胀1年，加重3个月之主诉于1959年7月29日住院。1953年曾因患"斑替氏病"行脾切除术。入院检查：发育正常，营养中等，神志清楚，自动体位，查体合作，巩膜稍有黄染，耳道流脓，腹膨隆，静脉无曲张，肝扪不清，腹水征阳性，右肋下有压痛，下肢有压陷性水肿。肝功黄疸指教6单位，范登白间接弱阳性，麝浊5单位，脑磷脂絮状试验＋＋＋。总蛋白5g%，白蛋白2.5g%，球蛋白2.5g%；肾功：NPN 65.94mg%。胸透示：右侧渗出性胸膜炎，中等量积液。西医诊断为"肝硬化合并腹水""右侧渗出性胸膜炎"。西药治疗效果不明显，转请中医治疗。中医症见：精神萎靡，面色苍黄，形体消瘦，头晕乏力，腹胀如鼓，腹围97cm，大便稀，尿少，下肢肿胀，纳差，舌苔白腻，脉濡。中医诊断：臌胀。证属脾胃虚弱，水湿停滞。治以健脾消胀，通阳利水。方用胃苓汤加味。

处方：苍术10.5g，厚朴10.5g，陈皮10.5g，炙甘草10.5g，猪苓35g，茯苓35g，白术10.5g，泽泻17.5g，桂枝10.5g，生姜10.5g，大枣2枚，车前子35g（另包），党参10.5g。

二诊：服上方1剂后诸症如前，继服上方加益元散1.5g。1剂后尿量增多，肿胀减轻，舌苔黄，脉细数，继服上方加黄芩10.5g，黄连

7g，炒神曲10.5g，炒麦芽10.5g。二剂后恶心，呕吐，尿量多，腹胀减轻，口水多，精神好转，舌苔薄白，脉细弱，证属脾阳虚弱，胃内蓄水，改用健脾燥湿利水，上方去黄芩、黄连。6剂。

八诊（三诊、四诊、五诊、六诊、七诊略）：呕吐纳呆，头晕，腹围74cm，下肢浮肿消退，舌苔薄白，脉细弱。证属脾胃虚弱，治宜健脾益气。方用香砂六君子汤为主治疗。

处方：广木香7g，砂仁10.5g，党参10.5g，姜半夏10.5g，白术10.5g，茯苓17.5g，陈皮10.5g，炙甘草10.5g，生姜10.5g，大枣2枚。4剂。

九诊、十诊：服上方后诸症好转。胸透提示：右侧胸膜炎，中等量积液。继服上方加厚朴、郁金各10.5g。6剂。

十三诊（十一诊、十二诊略）：腹胀减轻，尿少而黄，纳差，右胸痛减轻，口干欲饮，苔薄白，脉缓，济生肾气汤加花椒7g，巴戟天10.5g。10剂。

处方：熟地黄28g，山药14g，山茱萸14g，牡丹皮10.5g，茯苓14g，泽泻14g，附片10.5g，肉桂10.5g，牛膝10.5g，车前子35g（另包），花椒7g，巴戟天10.5g。

十七诊（十四诊、十五诊、十六诊略）：食欲好转，大便正常，尿少色淡，自觉腹胀，下午下肢浮肿发凉，舌苔薄白，脉细，方用胃苓汤加车前子35g。8剂。

处方：苍术10.5g，厚朴10.5g，陈皮10.5g，炙甘草10.5g，生姜10.5g，大枣3枚，桂枝10.5g，白术17.5g，泽泻17.5g，茯苓17.5g，猪苓17.5g，车前子35g（另包）。

二十一诊（十八诊、十九诊、二十诊略）：精神好转，症状减轻。因食寒凉之品，出现恶心、腹胀。舌苔薄白而腻，脉弦，方用香砂六君子汤加车前子35g。4剂。

处方：广木香3.5g，砂仁7g，陈皮10.5g，姜半夏10.5g，党参17.5g，白术10.5g，茯苓14g，炙甘草10.5g，车前子35g（另包）。

二十三诊（二十二诊略）：咳嗽多痰，咽喉发痒，胸胀，腰痛，腹微胀，大便正常，尿多。舌苔薄白，脉浮滑。证属风寒袭肺。方用小青龙汤加杏仁10.5g，茯苓35g，紫菀10.5g，款冬花10.5g。8剂。

处方：麻黄 10.5g，桂枝 10.5g，芍药 17.5g，炙甘草 10.5g，干姜 10.5g，细辛 10.5g，姜半夏 10.5g，五味子 7g，杏仁 10.5g，茯苓 35g，紫菀 10.5g，款冬花 10.5g。

二十六诊（二十四诊、二十五诊略）：服药后症状消退，但口干，腹微胀，纳差，舌苔白，脉缓。方用六君子汤加干姜、细辛各 10.5g，五味子 7g，天花粉 17.5g。6 剂。

处方：党参 17.5g，炙甘草 10.5g，茯苓 14g，白术 10.5g，陈皮 10.5g，姜半夏 10.5g，干姜 10.5g，细辛 10.5g，五味子 7g，天花粉 17.5g。

二十八诊（二十七诊略）：食欲好，肿胀消除，唯感阴囊发凉。舌淡，苔薄白，脉细缓。继用上方加附子 10.5g，3 剂。并服金匮肾气丸 3 个月，出院。

12. 胁痛案（乙型肝炎）

韩某，女，40 岁，工人。1986 年 9 月 26 日初诊。

患者因头昏，恶心，乏力三月，在某医院检查为"乙型肝炎"，经用西药、中药治疗，一年来复查肝功无改变，故请米老会诊。症见：头昏，两胁下胀痛，腹痛，足心发热，心烦易怒，便秘，月经量多，色黑，肝剑突下 4cm，压痛，舌淡色黄，脉弦细。诊断：胁痛。辨证：肝气郁结，肝胃不和。治则：舒肝解郁，健脾益气。方用丹栀逍遥散加制香附 14g、郁金 14g。

处方：生杭芍 14g，当归 10.5g，牡丹皮 10.5g，栀子 10.5g，白术 10.5g，茯苓 14g，柴胡 7g，黄芩 10.5g，煨姜 3.5g，薄荷 3.5g，炙甘草 10.5g，制香附 14g，郁金 14g。每日 1 剂，服 7 剂。

二诊（10 月 9 日）：心烦、头昏消失，胁痛减轻，舌淡白，脉弦细，继用上方 7 剂。

三诊（10 月 17 日）：胁痛、足心发热消失。舌淡色白，脉弦，改用大黄䗪虫丸，每服 1 丸，一日两次，连服 3 个月。3 个月后复诊，诸症消失，肝功检查正常。

13. 臌胀合并支饮案（肝硬化腹水、右侧胸腔积液）

周某某，男，25 岁，工人。

以腹胀 4 个月，四肢浮肿，咳嗽 1 月余之主诉于 1959 年 3 月 24 日入院。入院后西医诊断为"肝硬化腹水、右侧胸腔积液"，转中医治疗。症见精神欠佳，面色萎黄，形体消瘦，腹部膨隆，脉络暴露，腹胀尿少，胸闷气短，咳嗽吐黄痰，时有血丝，鼻衄，下肢浮肿，头晕，乏困无力，皮肤发痒，纳少，手背及两上肢可见蜘蛛痣。肝脾肿大，有触痛。舌质红，苔白，脉象沉细。中医诊断：①臌胀；②支饮。证属脾虚湿阻，饮停胸胁。治宜健脾消胀，通阳化水，攻逐水饮。

处方：

·十枣汤：大戟 3.5g，芫花 3.5g，甘遂 3.5g，大枣 10 枚。每日 1 剂，3 剂。

·胃苓汤加味：苍术 10.5g，厚朴 10.5g，陈皮 10.5g，炙甘草 10.5g，生姜 10.5g，大枣 3 枚，桂枝 10.5g，白术 17.5g，泽泻 17.5g，茯苓 17.5g，猪苓 17.5g，车前子 35g（另包）。

二诊：胸水减少，腹胀减轻，尿量增多，下肢浮肿，乏困无力，胸闷，舌质淡，苔薄白略腻，脉沉细，继服胃苓汤加车前子 35g，连服 15 剂。

三诊：腹胀明显减轻，下肢轻度浮肿，尿量增多，大便日 2 次，质稀。苔白，脉沉濡，继用上方加附子 10.5g，连服 6 剂。

四诊：胸透结果显示右侧胸腔积液已消失，下肢稍浮肿，腹微胀，舌苔薄白，脉沉细，继服上方 6 剂。

五诊：腹水、胸水、下肢浮肿消失，舌淡，苔薄白，脉细。痊愈出院。注意休息，节制饮食，内服六君子汤 6 剂调理。

14. 积聚并发臌胀案（乙型肝炎并发肝硬化）

张某某，男，55 岁，干部。

患者因腹胀，乏力，双下肢浮肿伴纳差月余，住北京原 721 医院。入院后经检查确诊为：①乙型肝炎；②肝硬化（晚期）。经服中西药未见好转，建议患者出院赴西安请米老治疗。初诊：头昏乏力，口苦咽干，胸闷气短，咳嗽吐痰，腹胀纳差，四肢无力，手心发热，心烦失眠，腰膝酸软，大便成糊状，日二次，尿少色黄。肝肋下未及，脾肋下 3cm，质中，腹水征阳性，双下肢浮肿。舌质红，苔薄腻略黄，舌边有齿痕。脉象右手弦，左手细弱。中医诊断：积聚并发臌胀证。治以疏肝健脾，消胀利水。方用补中益气汤加桂枝 10.5g，厚朴 10.5g，茯苓

35g，制香附 14g，每日 1 剂，连服 14 剂。

处方：党参 17.5g，炙黄芪 35g，白术 10.5g，炙甘草 10.5g，当归 10.5g，陈皮 10.5g，升麻 7g，柴胡 10.5g，桂枝 10.5g，厚朴 10.5g，茯苓 35g，制香附 14g。

二诊：头昏，腹胀，手心发热，大便稀，日一次，下肢轻度浮肿，舌质红，苔薄白，脉象弦细。继服上方 14 剂。

三诊：腹微胀，大便稀，日一次，舌质淡红，苔薄白，脉象弦细。继服上方 14 剂。

四诊：上述症状完全消失。复查：①HBsAg 测定：反向间接血凝阴性。对流免疫电泳法阴性。②乙型肝炎抗原抗体检查：HBsAg 阴性。Anti-HBs 阳性，抗-HBc 阴性。DNA-p 阴性。检查结果乙型肝炎痊愈。3 个月后又作复查，结果同前，随访 1 年，未见复发。

15. 黄疸案（急性黄疸型肝炎）

刘某某，男，26 岁，教师，住院号：45962。

以两眼发黄，右肋下压痛之主诉于 1959 年 6 月 3 日入院。入院后经各种检查，西医诊断为"急性黄疸型肝炎"，转中医治疗。症见头晕乏力，皮肤及巩膜发黄，腹胀纳差，恶心欲呕，厌油腻，右肋下胀痛，时感午后发热，大便稀，一日二次，小便如茶色，肝肋下二指，有触痛感，中等硬度。舌苔黄腻，脉象弦滑。中医诊断：黄疸病，阳黄证。治则：利湿健脾，清热化浊，疏肝利胆。方用茵陈五苓散去桂枝，每日 1 剂。连服 6 剂：

处方：茵陈蒿 35g，茯苓 35g，白术 17.5g，泽泻 17.5g，猪苓 17.5g。

二诊：皮肤及巩膜黄退，便溏，日 2~3 次，小便色淡，口苦纳差，舌苔白腻略黄，脉象弦濡。继用上方加黄连 10.5g，广木香 7g，木通 10.5g。6 剂，以清热利湿，行气健脾。

三诊：症状完全消失，肝功检查正常，舌苔薄白，脉象弦细，方以六君子汤 6 剂善后。

16. 胁痛案（慢性肝炎、肝硬化）

孙志清，男，49 岁。

初诊（1989 年 3 月 31 日）：患者头晕，乏力，胁痛，纳差，腹胀，受凉加重，大便秘结，舌暗，苔薄黄腻，脉象弦涩细，曾在西医诊为慢性肝炎、早期肝硬化，近日上述症状加重。中医诊断：胁痛，证属肝郁胁癖，脾虚胃弱证。

处方：

·香砂六君子汤加味：广木香3.5g，砂仁7g，陈皮10.5g，姜半夏10.5g，党参17.5g，白术10.5g，茯苓14g，炙甘草10.5g，厚朴14g，制香附14g。每日1剂，服7剂。

·大黄䗪虫丸：每服1~2丸，每日两次，早晚饭前送服。

二诊（4月10日）：纳差，腹胀，便秘消失，舌淡，苔白腻，脉弦细。继服上方7剂。

三诊（4月18日）：诸症消失，继服大黄䗪虫丸3个月调理。

［按语］　本例肝郁胁癖，脾虚胃弱证，方用香砂六君子汤加味，乃补气充血，健脾和胃，疏肝解郁。配服大黄䗪虫丸活血化瘀，缓中补虚。此为"见肝之病，当先实脾"之法。

17. 臌胀案（肝硬化腹水）

魏某，女，27岁。

因产后腹胀18d于1959年10月12日入院。入院后检查：腹围102cm，血红蛋白8g%，血红细胞2.57×10^{12}/L，血白细胞3.2×10^9/L，血小板45×10^9/L；麝香草酚浊度8单位，高田氏（＋＋），谷丙转氨酶320单位；总蛋白4.5g%，白蛋白2g%，球蛋白2.5g%；二氧化碳结合力50容积%，非蛋白氮50mg%；尿蛋白（＋）。钡餐透视食管下段静脉曲张。诊断为"肝硬化腹水"，转中医科治疗。症见：神疲乏力，形体消瘦，面色苍白，头晕头痛，气短腹胀，脐略外突，两下肢浮肿发凉，便溏，有恶露，舌淡，苔白，脉细弱。病为臌胀，证属脾肾阳虚。治宜滋肾健脾，化气行水。

处方：熟地黄28g，山药14g，山茱萸14g，牡丹皮14g，茯苓35g，泽泻17.5g，肉桂14g，附子17.5g，车前子35g（包），牛膝17.5g。

每日1剂，并宜低盐饮食。服1剂后，头痛减轻。继服两剂，尿量增多，腹围缩小至96cm，仍有恶露，大便稀，每日3~4次。继服6剂，尿量明显增多，腹胀减轻，腹围缩小至78cm，食欲好转，无恶露，大便每日1次，舌脉同前。继服3剂，腹胀消退，脚已不肿，尿量减少，大便软，面色较前红润，食后腹稍胀，舌淡，苔薄白，脉虚细。证为脾胃虚弱，治宜健脾益气，佐以利水。

处方：党参10.5g，姜半夏10.5g，白术10.5g，茯苓17.5g，陈皮10.5g，炙甘草10.5g，附子10.5g，车前子35g（包），生姜10.5g，大枣2枚。

服上方6剂后，腹已不胀，腹水完全消失，二便正常而出院。随访3年，未见复发。

［按语］ 臌胀又称"单腹胀"，临证有气臌、血臌、水臌、虫臌四种，西医所谓肝硬化腹水属于本证范围。本例证属脾肾阳虚，方用济生肾气汤健脾温肾，化气行水，渐以图进。服药12剂后，腹胀脚肿消退，恶露已净，病已衰去，进食腹胀，舌淡，脉虚细，为产后体虚。因脾为后天之本，故以健脾益气，培土固本，方用六君子汤加味善后。

以肝失疏泄为基本病机的胁痛、黄疸、积聚、臌胀等证，中医泛称为肝病。其中包括现代医学的黄疸型肝炎、无黄疸型肝炎、慢性肝炎、肝硬化腹水、肝昏迷等病，临床治疗颇为棘手。

米老对本病的治疗有着极为丰富的经验，结合大量的临床治验，总结出了一套完整的肝病辨证论治规律，以上仅举病案9则，以略见米老遣方用药的方法。同时将先生治疗肝病经验总结于下。

（1）黄疸型肝炎的证治

本型初期，一般呈现外感证候，如恶寒发热，食差口苦，厌油腻，恶心，胁痛腹胀，身困乏力，舌苔薄白略腻或略黄，脉浮弦而数。继之出现两目发黄，皮肤黄染，小便深黄等症。本病在未出现黄疸以前，称为黄疸前期，中医辨证属外感湿热郁滞，肝胃不和，法当和解表里，清热化湿，避秽解毒，方用柴胡温胆汤加藿香10.5g、茵陈14g、白茅根35g。如果出现黄疸则称黄疸期，中医对黄疸的辨证，有热胜于湿、湿胜于热、热毒炽盛内陷营血、湿郁化寒脾阳不振之分。一般临床最常见热胜于湿、湿胜于热两种类型，中医称之为阳黄；热毒炽盛，内陷营血为阳黄之重病，中医名为急黄，可能包括西医的急性黄色肝萎缩。湿郁化寒，脾阳不振，中医名为阴黄，此为湿胜于热，郁久化寒之演变证。

对于热胜于湿证，法当清热利胆通便。方以茵陈蒿汤为主加枳实、泽泻、甘草各 10.5g，郁金、茯苓各 14g，焦三仙各 10.5g。如高热不退，口大渴者，方用柴胡白虎茵陈蒿汤加郁金、茯苓各 14g。对湿胜于热证，法当祛湿利胆，方以茵陈五苓散为主，去栀子、大黄，加薏苡仁 17.5g，郁金 14g，泽泻、厚朴各 10.5g。对热毒炽盛，内陷营血之急黄症，法当凉血解毒，清热退黄，方用清瘟败毒饮加茵陈 70g，配服安宫牛黄丸急救治疗。如大便燥结不通，加生大黄 10.5g。米老特别指出：运用本方无须急黄证诸证候全备，只要症见衄血便血、斑疹透露这两个主症，即可大胆应用，切勿迟疑。本方之要点是重用生石膏大清阳明燥热，石膏用量为 70～140g，少则难济于事，配用犀角才能奏效。对湿郁化寒、脾阳不振阴黄证，法当健脾和胃，温化寒湿，方用茵陈术附汤加茯苓 17.5g、泽泻 10.5g 治疗；对黄疸后期，法当健脾益气，和胃渗湿，方用参苓白术散。如腹微胀者，可用越鞠丸或保和丸，服 1～3 个月，并注意饮食、情志之调养。

（2）无黄疸型肝炎的证治

本型大多起病缓慢，早期呈现外感证候，与黄疸型早期外感证相同。本证往往外感证候虽已解除，但食差、腹胀、胁痛、乏力则缠绵不愈，兼见肝脏肿大或肝脾均大，中医辨证则按"肝郁胁癖"证治。本病临床表现在此期不外为湿热郁滞、肝胃不和证，法当清热除湿，消食解郁，方用柴平饮加茵陈、郁金各 14g，山楂、神曲、炒麦芽各 10.5g。对湿热郁滞、脾虚湿盛证，法当健脾益气，清热利湿，方用茵陈苡仁茅根汤，配服越鞠保和丸以消积解郁。

本病若迁延日久，则变证百出。在临床上常见证候有：①湿困脾阳证，法当健脾助阳利湿，方以茵陈胃苓汤为主治疗，并以健脾益气，和胃除湿之香砂六君子汤调理。②血虚肝郁证，当补血清肝，理气解郁，方用丹栀逍遥散加制香附、郁金各 14g，枳实 10.5g，或补血清肝汤治疗。③肝肾阴虚证，法当滋肾补血，清肝泻火，方用滋肾清肝饮。若有出血倾向，用知柏地黄汤加麦冬 14g，阿胶、焦栀、黄芩各 10.5g。④气血双亏证，法当补养气血，方用归脾汤加制香附、郁金各 14g，十全大补汤、归芍六君子汤调治。若见烦热者加焦栀、牡丹皮各 10.5g。⑤血瘀肠燥证，法当活血祛瘀，缓中补虚，方用血府逐瘀汤加青皮 10.5g，鳖甲 21g，制香附、郁金各 14g，配服大黄䗪虫丸调治。以上证候在临床中往往交替出现，或同时并见，米老强调治疗中必须辨证求因，审因立法，分清主次，依法定方。

本病往往因调养失宜，情志不舒，易怒易悲，营养过差，精神极度疲劳，房室不节等因素而使机体精血过度耗损，以致精不能养气，气不能生精，精气失养而导致脾肾气衰，运化失权，水湿蓄聚不化而成臌胀，现代医学称肝硬化腹水。此时治则宜补血养肝、健脾行水是其关键。健脾行水，方用胃苓汤加牛膝 10.5g、车前子 35g。若舌苔黄腻或黄干，潮热者加黄连、黄芩各 10.5g；若舌苔腻或白滑，肢冷便溏，畏寒者加人参、附子各 10.5g；若反酸者加吴茱萸 10.5g。本证如用上方不能达到消胀行水之目的，必要时可采用急则治标、缓则治本的原则，可配服舟车神佑丸泄水消胀，连服 3d 后，停服 3d 再服，至腹水消退为度。本证如腹水不下兼有胸水，气喘不能平卧者，可急服十枣汤，消其大半即可停药；因本药对胃有刺激，不宜连续服用，可间隔服用。补血养肝，方用人参养荣汤，或济生肾气汤调治。

本病发展至严重阶段，出现呕血或谵妄、昏迷、抽搐症状。对呕血可按三焦相火亢极，迫血妄行呕血证治，方用犀角地黄汤、滋肾清肝饮合剂治疗；亦可加三七粉 3.5g 冲服。如有便血，可用黄土汤加减治疗。对谵妄、昏迷、抽搐，可按肝肾精竭，血不养肝，肝风内动，热扰神明所致的内闭外脱证治，法当固养气阴，消胀行水，方用参麦地黄汤加牛膝 10.5g、车前子 35g，并配服安宫牛黄丸以清热解毒，通窍息风，挽救危急。

（3）护理及注意事项

·一般护理：传染性肝炎虽有服药治疗，但一般护理得当，不仅可以及早恢复，而且可以避免发生某些严重的并发症，如臌胀、呕血、昏迷等危重症候。因此，患病以后，必须卧床休息，保持心情舒畅，精神愉快，思想乐观，切勿为肝病所恐惧，切忌愤怒抑郁，控制性生活，这对本病的恢复是很有好处的。

·饮食方面：吃清淡易于消化的食物，适当加强营养（如鸡蛋、豆腐、糖类、蔬菜等），切忌暴饮暴食以及辛辣油腻厚味、生冷饮食，绝对忌酒，在胃纳不佳的时候，不要勉强多进饮食。

·注意观察体征变化（如脉象、体温、皮肤色泽、呕吐物及二便颜色），防止并发症发生。

（4）预防措施

传染性肝炎是一种常见病，要做好本病的预防工作，具体可分以下四个方面：

·首先要认真贯彻"预防为主"的卫生工作方针，加强党的领导，积极开展爱国卫生运动，广泛宣传有关肝炎的预防知识，做到群防群治。

·消除传染源，对传染源要实行严格的管理。凡是急性肝炎患者，一定要隔离。对患者污染物，应严格消毒，切断一切传染途径，控制肝炎流行。

·加强体育锻炼，增强人体抵抗力，加强营养，注意饮食卫生和劳逸结合，防止外界诱发因素。

·药物预防方面：祖国医学几千年来在与疾病做斗争中积累了极为丰富的经验，为我国人民健康作出了巨大的贡献。通过多年来的临床实践，现介绍几种既有营养，又有功效，普、简、验、廉的药物煎汤服用，可起到有病治病，无病防病的作用。药物及用法如下：

①茵陈绿豆汤：茵陈蒿35g，绿豆35g或赤小豆35g。加水煎，每饮一碗，一日两次，连服3d，每周服用1次。

②茵陈茅根汤：茵陈蒿35g，白茅根35g。加水煎，每饮一碗，一日两次，或当茶饮。

③马齿菜馍：采鲜马齿菜，不拘多少，切碎用麦面拌和，做成馍状，蒸熟可吃。本品既可解毒，又能充饥。

④茵陈六一解毒汤：茵陈蒿35g，滑石21g，生甘草35g，蒲公英35g，大青叶10.5g。加水煎出400ml，一日分两次，早晚饭前温服，连服3d，每周服用1次，连服3周。本方既可防治肝炎，又可防暑。

18. 虚劳脱血案（再生障碍性贫血）

王某，男，23岁。住院号：32708。

因头昏乏力、间断发热月余于1957年2月26日收住院。入院后，血常规报告：红细胞 0.99×10^{12}/L（99万/mm³），血红蛋白20g/L（2g/dl），白细胞 2.9×10^9/L（2900/mm³），中性粒细胞68%，淋巴细胞36%，网状红细胞0，血小板 30×10^9/L（3万/mm³）。骨髓检查报

告：再生障碍性贫血。经西医给予糖皮质激素、输血、抗感染等治疗两年余，未见好转。病情危重，故请米老会诊。症见：精神萎靡，面色萎黄，形体消瘦，头昏眼花，发热无力，心悸气短，食欲不振，鼻衄，齿衄，皮下紫斑，盗汗，皮肤苍白，尿黄，舌质红，苔黄，脉象沉细而数。中医诊断：虚劳脱血病，证属阴虚阳亢，迫血妄行。治宜滋阴清热，凉血止血。方用甘露饮加味。

处方：生地黄、熟地黄各28g，天冬、麦冬、黄芩、石斛、枇杷叶、枳壳、茵陈蒿、阿胶（烊化）、犀角、牡丹皮、炙甘草各10.5g。每日1剂。

服药19剂后，诸症减轻。仍鼻衄，齿衄，舌红，苔黄，脉沉细数。上方加黄连、生大黄（后下）各10.5g，生石膏35g，每日1剂。又服13剂，发热退，出血止。方中减去阿胶、犀角、牡丹皮、黄连、生大黄、生石膏，守甘露饮原方继服，每日1剂。若发热加犀角、牡丹皮；若鼻衄、齿衄及皮下出血加黄连、生大黄、生石膏、阿胶，服至40剂，化验血红蛋白为58g/L（5.8g/dl），红细胞1.8×10^{12}/L（180万/mm^3），继服上方约200剂，患者精神正常，诸症消失。血象化验：红细胞3.4×10^{12}/L（340万/mm^3），血红蛋白98g/L（9.8g/dl），白细胞7.8×10^9/L（7800/mm^3），血小板120×10^9/L（12万/mm^3）。骨髓检查报告：正常。痊愈出院。随访25年，未复发。

[按语]　本例患者经西医药治疗两年余，输血26 000ml，一直未见好转，用中药甘露饮6个多月而病情稳定痊愈。米老认为：本例病属阴虚劳热，阳亢化火，遂至迫血妄行。故选用加味甘露饮，滋肾胃之阴，清心胃之热。本例在用药上，以重用生、熟地黄为主，取其既能凉血止血，又有填精补髓。本例之成功，除了及时制止发热和出血，有利于养阴药发挥作用外，在审证求因的基础上，坚持守方，也是一个关键。1981年，患者曾给米老来信，告知23年中一直未复发，多次化验检查情况正常。本例提示，对甘露饮加味治疗再生障碍性贫血，有进一步探讨研究的价值。

19. 胞系了戾案（输尿管纡曲、肾盂积水）

张某，女，35岁。

初诊（1974年12月3日）：1970年10月，患者因右侧腰疼，发热，尿频，尿少，血尿，尿道烧灼感去某医院检查，经尿培养、膀胱镜检、膀胱逆行造影、静脉尿道造影（X 片号 47787），诊为右侧输尿管纡曲。

诊查：症见精神欠佳，面色晦暗，形体羸瘦，腰痛有冷感，尿频尿少，少腹急痛，血尿，腹胀。舌质淡，苔薄白，脉沉虚细。中医诊断：胞系了戾。证属肾阳不足。治法宜温补肾阳，化气行水。方用金匮肾气丸改为汤剂。

处方：熟地黄 28g，山药 14g，山茱萸 14g，茯苓 10.5g，泽泻 10.5g，牡丹皮 10.5g，附子 3.5g，肉桂 3.5g。每剂加水 500ml，煎两次，早晚温服。每日 1 剂。

连续服上药 110 剂后，症状全部消失，劳累亦未发作。经某医院做肾盂逆行造影，未见肾盂积水及输尿管纡曲征。因疑逆行造影是否可将纡曲之输尿管通直，故又去某医院做静脉尿路造影（X 线片号：43869），并与治疗前 X 线片进行对比，静脉尿路造影报告：未见肾盂积水及输尿管纡曲征。

［按语］　米老认为胞系即膀胱之系，相当于输尿管，故将"输尿管纡曲"诊为"胞系了戾"。所谓了戾，即《舒氏女科要诀》所云"了戾者，绞扭也"。对于本病的治疗，以金匮肾气丸主之。本方为温补肾阳之方剂，而该病皆由肾阳不足所致。方中以六味地黄丸滋补肾阴，以肉桂、附子温补肾阳，八味合用，阴阳平调，则肾气充足，诸症自除。正如《景岳全书》中所说："善补阳者，必于阴中求阳，则阳得阴助而生化无穷。"肾气丸（改成汤剂为好）对男女输尿管纡曲征均可用之，而且疗效肯定。

根据《金匮要略·妇人杂病脉证并治》中所讲，胞系了戾实际上是"转胞"病的主症。胞系，通指泌尿系；了戾，缭绕不顺，指脐下急痛、小便淋沥不通等症状。本例输尿管纡曲、肾盂积水属难顽之症，米老结合中医诊断，投以《金匮要略》用治转胞病的肾气丸，竟起顽疴。可见中医中许多古病名及其疗法，若加以深入发掘，对当今的许多疑难重症将具有重要的参考价值。

20. 吐血便血案（溃疡病合并消化道出血）

王某，男，19 岁。

第二章 医案

主诉：反酸，胃痛6年，头昏，乏力，黑便4d。于1959年11月24日收住院。入院后诊为"溃疡病合并出血"，经多次输血和止血针药等治疗，病情反逐渐加重，特邀米老诊治。

诊查：症见精神萎靡，面色苍白，全身乏力，食欲不振，口臭，腹痛腹胀，恶心欲呕。昨日吐血200ml，大便色黑呈柏油样。舌质淡，苔黄腻，脉细弱数。血压100/60mmHg，红细胞2.56×10^{12}/L，大便隐血试验阳性。中医诊断：呕血便血。辨证：脾虚湿盛，胃络损伤。治法：宜健脾化湿，凉血止血。方用黄土汤加减。

处方：灶心土28g，白术10.5g，炒黄芩10.5g，生地黄28g，杭芍14g，牡丹皮14g，阿胶10.5g（烊化兑入），炙甘草10.5g，地榆炭10.5g。

服药两剂后，症状好转，无吐血便血，大便稀，色黄，无恶心呕吐、头晕、腹痛，有饥饿感，舌淡，苔白腻略黄，脉细弱。血压100/76mmHg。继服上方5剂。

药后精神明显好转，多食后腹部不适，大便每日1~2次，呈棕色，苔白腻，脉沉细。继用上方加血余炭14g，附子3.5g。

服上方药3剂后，大便成形，每日1次，色黄，舌脉如前。继用上方药两剂以巩固疗效。

药后大便正常，昨日食后腹胀，腹部隐隐作痛，咽干，苔白，脉细。血压正常，红细胞3.8×10^{12}/L，大便隐血试验阴性。证为脾胃虚弱，气津不足，方以六君子汤加味。

处方：党参10.5g，白术10.5g，姜半夏10.5g，茯苓10.5g，陈皮10.5g，炙甘草10.5g，麦冬10.5g，五味子7g。

服上方药6剂后，症状消失，痊愈出院。

［按语］　便血有远血、近血之分。本例远血，始用黄土汤去附子，加牡丹皮、杭芍、地榆炭以凉血止血。待三诊时上方加用附子、血余炭以温摄止血，妙在附子用量仅为3.5g，若过量大热则失其温摄，反而致使出血。五诊时出血已痊愈，改用六君子汤加味以健脾养胃，补益气血。符合陈修园所说"血之道，化中焦"之血液生成机理。

21. 阴疽流注案（败血脓毒症）

楚某，男，40岁。

初诊（1950 年 10 月 2 日）：半月前患败血脓毒症，经切开引流、抗感染等方法治疗，未见减轻。近日来病情加重，卧床不起，精神萎靡，面色晦暗，形体消瘦，食欲不振，汗多，自觉恶寒，大便溏薄，右下腹及腰背处有约 4cm×4cm 之包块各一个，质硬，无红肿，舌质淡，苔白，脉沉细濡。中医诊断：阴疽流注。辨证：邪毒结聚，阻塞脉络，气血凝滞。治法：温阳散寒，通滞散结，大补气血，托里排脓。方用阳和汤加红人参、附子，内服 7 剂。

处方：熟地黄 35g，鹿角胶 10.5g，白芥子 10.5g，麻黄 3.5g，炮姜 10.5g，生甘草 10.5g，肉桂 3.5g，红人参 10.5g，附子 10.5g。加开水 400ml，煎出 200ml，煎两次共取 400ml，早晚分两次温服。另用阳和解凝膏外贴，2d 一换。

二诊：服上方药 7 剂后，精神明显好转，出汗消失，饮食、大便正常，腹部包块自溃，流出脓液约 200ml，舌淡红，苔薄白，脉沉细。继服上方 7 剂。

三诊：服药后背部脓肿自溃，流出脓液约 300ml。能自己行走前来就医。舌淡红，苔薄白，脉沉。继服上方 7 剂。

四诊：精神正常，面色红润，伤口愈合，症状消失。舌淡红，苔薄白，脉和缓。继服上方药 7 剂后，恢复工作。随访五年，未见复发。

［按语］　本例阴疽流注，病情危重，治疗中谨防毒气内陷而成险候。故内服阳和汤加人参、附子温补托毒，外敷阳和解凝膏拔毒外流，内外合治，共奏殊功。方中熟地黄大补阴血，鹿角胶生精补血，肉桂、炮姜温阳散寒，麻黄、白芥子宣通血脉化痰滞，甘草解毒。加入人参、附子两味，以增强补气温阳托里之作用，可提高患者自身的抗病能力，这种使阴证转阳的治法，是中医治疗阴疽的一大特点。

22. 砒毒伤中案（砒中毒）

李某，女，20 岁。

初诊（1959 年 12 月 15 日）：患者误食含有砒毒的大米 3d，出现恶心呕吐、腹痛腹泻、皮肤发痒等症状，入院后诊为砒中毒。症见：恶心呕吐，头昏头痛，口干微烦，全身发痒，精神萎靡，面色苍白，舌质红，苔黄干，脉弦细数。诊断：砒毒伤中。辨证：砒毒伤中，热毒未净。治法：清泄热毒，疏利肝胆。方用大柴胡汤加减。

处方：柴胡 14g，姜半夏 10.5g，杭芍 10.5g，枳实 7g，黄芩 10.5g，生大黄 7g，生姜 7g，大枣 2 枚，生甘草 10.5g。

服上方药 3 剂后，症状消失，尿砒定性阴性。又现胸闷、咳嗽痰多，舌淡苔白腻，脉弦细。证属脾胃失和，肺失宣降。治宜健脾和胃，宣肺化痰。

处方：茯苓 14g，姜半夏 10.5g，陈皮 10.5g，炙甘草 10.5g，桔梗 10.5g，杏仁 10.5g，生姜 7g，大枣 2 枚。

服上方药 6 剂后，痊愈出院。

[按语]　本例砒毒伤中因误食含砒毒大米所致，米老细观脉证，紧抓砒毒进入之途径为治。方中以枳实、大黄、柴胡、黄芩荡涤胃肠热毒，疏肝利胆；佐以半夏、生姜、大枣和胃降逆止吐；芍药调和气血护营；加入甘草解毒，故仅服药 3 剂症状即消失。又现胸闷咳嗽痰多，认为砒毒伤中，波及于肺，故予二陈汤加味调理脾肺而获痊愈。本例大柴胡汤加甘草治愈砒中毒，是米老灵活运用经方之体现。本例患者未用二巯丙磺酸钠、二巯丙醇及激素等西药解毒剂。

23. 少阳病案（高烧待查）

于某某，女，25 岁，以外阴疼痛糜烂近 2 个月之主诉于 1959 年 5 月 11 日入院。西医诊为"外阴溃疡"。经住院后药物外洗，口服西药，溃疡基本痊愈。但继之出现头昏、纳差、畏寒发热，体温 39.6℃，经各种检查未能确诊，以"高烧待查"转中医治疗。症见：面色苍白，形体消瘦，精神萎靡，头昏眼花，心慌气短，口苦纳差，寒热往来，体温波动于 38.5℃左右。诊断：少阳证。治法：和解少阳，方用柴胡桂枝汤。

处方：柴胡 14g，姜半夏 10.5g，炒黄芩 10.5g，党参 10.5g，桂枝 10.5g，杭白芍 10.5g，生姜 7g，大枣 2 枚，炙甘草 10.5g。

二诊：服上药 3 剂后体温恢复正常，纳可，腹痛便溏，乃肝胃不和，投柴平饮两剂。

处方：柴胡 14g，党参 10.5g，姜半夏 10.5g，黄芩 10.5g，大枣 2 枚，炙甘草 10.5g，陈皮 10.5g，厚朴 10.5g，苍术 10.5g，生姜 10.5g。

三诊：腹痛消失，二便正常。但心慌气短，乏困无力。方用补中益气汤。

处方：炙黄芪 35g，党参 17.5g，当归 10.5g，陈皮 10.5g，升麻 7g，

柴胡 7g，白术 10.5g，炙甘草 10.5g。

四诊：昨日受凉，咳嗽喉痒，头胀痛不适，胸闷气短。柴陈汤加味。

处方：柴胡 14g，姜半夏 10.5g，党参 10.5g，黄芩 10.5g，陈皮 10.5g，茯苓 14g，炙甘草 10.5g，厚朴 10.5g，干姜 10.5g，细辛 10.5g，五味子 5.25g，杏仁 10.5g。

五诊：诸症消失，精神好转，各种理化检查正常，痊愈出院。

[按语] 本例高热待查，属于中医少阳证。从经络看之，在脏腑属肝络胆，与心有联系，少阳经循行部位绕阴而过，左右相贯。患者罹患外阴溃疡住院治疗二月余，将愈时出现寒热往来等证；此乃余热未尽，正气内虚，时值外邪侵袭，内外结合而现少阳证，先后用和解少阳之柴胡桂枝汤 3 剂热退。后现腹泻便溏之肝胃不和证，经用疏肝和胃之柴平饮两剂症除。又现心慌气短，四肢乏力，此乃少阳证属肝络胆，与心有联系之说，即用补中益气汤强化源、健脾胃、固卫气。由于患者素体亏虚，不慎复感，病现胸闷，气短，肺失宣降之证，故用柴陈汤加姜、细、味、杏仁、厚朴 3 剂而愈。观其治疗，皆以柴胡汤为主；观其病变部位，皆与肝胆经络相关。提示了祖国医学之经络学说与脏腑致病及临证治疗的相互关系。

24. 血虚风疹案（荨麻疹）

王某某，女，20 岁，干部。

突发皮肤瘙痒，头昏目眩，纳差，胸闷，便秘。舌红，苔薄黄腻，脉弦滑细。此乃血虚风疹，为肝胃不和血虚证，治宜疏肝和胃，补血祛风，方用柴胡四物汤加蝉蜕、地肤子各 10.5g，配服麻仁丸。

处方：柴胡 10.5g，姜半夏 10.5g，党参 10.5g，黄芩 5.6g，生地黄 10.5g，当归 10.5g，川芎 10.5g，赤芍 10.5g，蝉蜕 10.5g，地肤子 10.5g，生姜 10.5g。

每日 1 剂，连服 6 剂。麻仁丸每服 10g，一日两次。

二诊：诸症消失。随访 1 年，未见复发。

[按语] 本例为肝胃不和，血虚便秘所致，治风先治血，血行风自灭，故用柴胡汤疏肝和胃，四物汤补血活血，加入蝉衣、地肤子祛风止痒，方证相符，效若桴鼓。

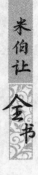

25. 痹证案（类风湿关节炎）

高某，女，50岁，干部。

患高血压、类风湿、椎间盘脱出10年。症见：头晕，乏力，胃脘胀，关节剧痛，舌淡苔白，脉沉细。此乃痹证，为气血双亏证。方用十全大补汤加干姜、白花蛇一条。

处方：黄芪35g，当归17.5g，熟地黄35g，川芎17.5g，党参17.5g，白术17.5g，芍药10.5g，茯苓17.5g，甘草10.5g，肉桂17.5g，干姜17.5g，大枣5枚，白花蛇1条。

上方3剂，共研极细末，加蜜炼为丸，每服10g，一日两次，连服3个月。

二诊：服上方1个月后，关节剧痛明显减轻，2个月后消失，3个月后遇天气变化无不适。

［按语］　本例因久病而致气血双亏，脉络痹阻，疼痛剧烈。治以大补气血之十全大补汤为本，配以通络止痛之白花蛇为标而愈，此乃标本同治。

26. 紫斑案（血小板减少性紫癜）

刘某，男，12岁，1990年3月19日初诊。

患者头晕，乏力，纳差，五心烦热，便秘，下肢有出血性紫斑，舌红，苔薄略黄，脉细数。诊断：紫斑。辨证：肝肾阴虚，血瘀便秘证。治法：滋补肝肾，活血通便。

处方：

·滋肾清肝饮：生地黄28g，山药14g，山萸肉14g，牡丹皮10.5g，茯苓14g，泽泻10.5g，焦栀10.5g，黄芩10.5g，当归10.5g，柴胡10.5g，杭芍10.5g。

·大黄䗪虫丸，每服1粒，一日3次，早晚送服。

二诊（3月26日）：头晕，五心烦热，便秘明显减轻，舌淡苔白，脉细缓。辨证为脾肾两虚。治以滋肾健脾。方用金水六君煎加枳实。6剂。

处方：姜半夏7g，白术7g，茯苓7g，陈皮7g，炙甘草7g，当归10.5g，生姜10.5g，枳实3.5g，熟地黄35g。

三诊（4月10日）：诸症消失，脉舌正常，改用六君子汤善后。

［按语］　本例患者系肾水不足，水不涵木，肝失濡养，肝肾两虚所致。脉数乃阳亢之象，即阳逼汗出则脉数，阴逼汗出则脉迟。方中六味地黄汤滋水涵木，焦栀、黄芩、柴胡、当归、杭芍育阴潜阳，预防出血之象，症现瘀斑、便秘乃血流不畅，故配服缓中补虚、祛瘀生新之大黄䗪虫丸而获效。

27. 痛经合并便秘案（痛经合并习惯性便秘）

芷某，女，25 岁，工人。

1986 年 9 月 21 日初诊。每次月经期推迟 10d，行经期间腹痛，有血块 1 年余，经服药未见好转。症见：腹胀，便秘，下肢发凉，记忆力减退，下腹痛并有下坠感，腰背发凉，手心发热。舌淡色白，脉弦细。诊断：①痛经；②便秘。辨证：下元虚寒，阳气不足。治法：调经活血，温经散寒。

处方：

·四物汤加干姜、肉桂：干姜 10.5g，肉桂 10.5g，熟地黄 10.5g，芍药 21g，当归 10.5g，川芎 10.5g。每日 1 剂，服 6 剂，行经期停药。

·麻仁丸，每服 10g，一日两次，早晚开水送服。

二诊（10 月 7 日）：手心发热消失，腹胀，便秘，下肢发凉，记忆力减退，腰背发凉，舌淡，苔薄白，脉缓细，继用上方 6 剂。

三诊（10 月 14 日）：服药 6 剂，月经按时来潮，无腹痛及下坠感、血块。舌淡苔白，脉缓，随访半年，月经均正常。

［按语］　痛经有虚实之分，虚者多因气血虚弱或肝肾亏损，经后血流空虚，血脉失养所致。实者多因气滞血瘀，寒湿凝滞胞宫，引起气血受阻，经行不畅所致。本例便秘，为气虚血瘀所致。本例症现虚实夹杂，治以调血为主；方用四物汤补血活血，妙加姜、桂二味，以增温经通脉散寒之力，达到通则不痛之目的，并配滋补脾阴之麻仁丸，使二病皆愈，此即虚实并用。

28. 上睑下垂案（上眼睑下垂）

徐某某，男，50 岁。

1986 年 9 月 26 日初诊。患者因注射预防针（不详）后出现视力模糊，曾在外院诊为"上眼睑下垂"，经服中西药未见好转，病期已14 年。症见：视力模糊，流泪，手心发热，易出汗，眼球直视，活动受限。舌淡，苔白略厚，脉缓细。诊断：上睑下垂。辨证：脾肾阴精不足，气血亏损。治则：健脾益气。方用补中益气汤加沙苑蒺藜14g。

处方：炙黄芪35g，当归10.5g，党参17.5g，白术10.5g，陈皮10.5g，升麻7g，柴胡7g，茯苓14g，炙甘草10.5g，生姜10.5g，大枣2枚，沙苑蒺藜14g。每日1剂，连服30剂。

二诊（10月27日）：服药后出汗、手心发热、流泪消失，视力由0.6增至0.9，眼球活动较前灵活，舌淡，苔白，脉缓，继用上方30剂。

三诊（11月28日）：眼球活动较前好转，余症消失。患者工作、劳动、学习、生活一切正常，舌淡，苔白，脉缓。继用原方30剂。

[按语]　本例即上睑失其正常位置，升举无力，乃因外邪侵袭，久伤气血，气虚下陷所致。轻则视物困难，重则遮盖瞳神。西医分为先天性与后天性两大类。本例治以健脾益气，补肝明目，方用补中益气加味获效，关键在于"效不更方"。

29. 震颤麻痹综合征案（轻度脑萎缩）

张某，男，46岁，干部。

1986年8月26日初诊。患者右手震颤无力30年。曾在市中心医院做CT等检查，诊为"轻度脑萎缩"。症见：右手震颤，多梦，头昏，纳差，怕冷，阳痿，易出汗。舌质淡，苔色白，脉虚细。诊断：①类中风；②阳痿。辨证：肝肾两虚。治则：补养气血，调和营卫，滋补肝肾。

处方：

·人参养荣汤：炙黄芪35g，肉桂10.5g，党参17.5g，白术10.5g，熟地黄28g，当归10.5g，杭芍14g，炙甘草10.5g，陈皮10.5g，远志10.5g，五味子7g。每日1剂，服14剂。

·金匮肾气丸：每服10g，一日两次，早晚开水送服。

二诊（10月15日）：服药后出汗、怕冷、纳差、头昏消失。舌淡色白，脉沉细，继用上方14剂。

三诊（10月30日）：右手震颤好转，舌淡苔白，脉沉细，继用上方14剂。

四诊（11月15日）：右手震颤时有发作，舌淡，苔白，脉沉细，继用上方14剂。

五诊（11月30日）：右手震颤偶发，写字、生活均可用右手，舌淡苔白，脉沉缓。改用人参养荣丸，每次10g，一日两次，早晚开水送服，连服3个月，配服金匮肾气丸调理。

［按语］　本例患者为肝血不足，血不养筋，以致肝风内动而发生右手震颤。久病伤肾，肝肾同源，故又用人参养荣汤补养气血，金匮肾气丸温补肾阳，二者配合，肝肾精血充盛以养筋，故震颤明显好转。

30. 视瞻昏渺案（病毒性角膜炎）

马某某，女，28岁，工人。

1986年9月26日初诊。患病毒性角膜炎10年，加重两年。症见：视力模糊，见光流泪，每遇感冒、生气加重。口干，腰困痛，手足心发热，心烦易怒，怕冷，舌红，苔色黄，左手无脉，右脉沉细。诊断：视瞻昏渺。辨证：肝肾阴精不足。治则：补益肝肾。

处方：杞菊地黄丸，每服10g，一日两次，早晚开水送服，连服1年。

二诊（1987年10月11日）：诸症消失。

［按语］　目受血而能视。本例视力模糊，为肾精亏损，肝血不足所致。方用杞菊地黄丸滋肾补肝以达明目。此乃补中寓清，另守方长服是其关键。

31. 眩晕案（颈椎病）

屈某某，男，36岁，干部。

1987年1月27日初诊。患颈椎病3年，服药未见好转，反复发作加重。症见：头昏眼花，腰痛乏力，自汗，面潮红，耳鸣，项强，左下肢沉重，舌淡，苔白，脉沉细。诊断：眩晕证。治宜滋补肝肾，益气活血。

处方：

·桂枝加葛根汤：连翘10.5g，葛根28g，杭芍21g，生姜10.5g，大枣4枚，炙甘草10.5g。每日1剂，服14剂。

·金匮肾气丸：每服10g，一日两次，早晚开水送服。

二诊（2月16日）：服药后诸症消失。舌淡，苔白，脉缓。继用金匮肾气丸调理。

[按语]　本例眩晕乃颈动脉回流受阻而致，方用桂枝加葛根汤而愈。一是该方有扩张椎动脉之功；二是配服金匮肾气丸增强动力，通过补下而达通上之目的。

32. 眩晕案（脑动脉硬化）

党某某，男，71岁，干部。

初诊（1986年9月26日）：头昏，头晕，便秘十余年。曾住西医大二附院诊为"脑动脉硬化"，服药无效，日渐加重。症见：头昏、头晕白天发作，发作时不能动，目花耳鸣，怕冷，冬天明显，纳差，四肢乏困，失眠，易怒，便秘，口干。查其神气抑郁，形体消瘦，舌体胖，质淡，苔厚腻，脉弦滑有力。诊断：眩晕。辨证：肝脾阴血不足。治则：滋补阴液，补养气血，安神健脾。

处方：

·归脾汤加川芎：炙黄芪35g，当归17.5g，党参17.5g，白术10.5g，茯苓14g，远志10.5g，元肉10.5g，酸枣仁21g，广木香3.5g，川芎10.5g，炙甘草10.5g。每日1剂，连服14剂。配服麻仁丸，每服1丸，一日两次。

·金匮肾气丸：每服10g，一日两次，连服3个月。

二诊（10月12日）：服药后诸症大减，仍头昏失眠，纳差，便秘。舌淡，苔白，脉弦细。继用上方10剂。

三诊（10月23日）：上述症状消失，舌淡，苔白，脉缓，随访半年，未见复发。

[按语]　本例患者主症为头晕，失眠，纳差，便秘。头晕乃肝阴不足。《素问·病机十九条》云："诸风掉眩，皆属于肝。"失眠乃脾虚化源不足，血不养心。纳差乃思虑过多伤脾而致。便秘乃中气不足，脾阴不足，脾不能为胃行其津液所致。方用归脾汤配服麻仁丸安神健脾，润肠通便。方中加大当归用量，可达活血通便之功效。加川芎可引药上行头目，下达血海。本例患者易白天发病，且重，此因白天阳气盛，而人体阳气亦盛所致，即中医所谓人与自然之关系。

33. 眩晕案（梅尼埃综合征）

任某某，女，37岁，干部。

1986年9月27日初诊。患眩晕，每2～3d发作一次，伴恶心、呕吐 1 年。曾诊断为"梅尼埃综合征"，经治未有好转。症见：心慌，纳差，头晕，失眠，手足心发热，月经不调，舌质淡，体胖，苔色白，脉虚细。诊断：眩晕。治宜疏肝和胃，清热降浊。方用柴胡温胆汤加味。

处方：柴胡 14g，姜半夏 10.5g，黄芩 10.5g，陈皮 10.5g，茯苓 14g，竹茹 10.5g，党参 10.5g，生姜 10.5g，大枣 2 枚，枳实 10.5g，天麻 10.5g，炙甘草 10.5g。每日 1 剂，连服 7 剂。

二诊（10 月 5 日）：服药后较前好转，头晕，手足心发热减轻，纳差，失眠消失，舌淡，苔白，脉弦细，系中气不足，改用补中益气汤加天麻。

处方：炙黄芪 35g，当归 10.5g，党参 10.5g，陈皮 10.5g，白术 10.5g，升麻 7g，柴胡 7g，茯苓 14g，生姜 10.5g，大枣 2 枚，炙甘草 10.5g，天麻 10.5g。每日 1 剂，服 10 剂。

三诊（10 月 16 日）：诸症消失，脉舌正常。

[按语] 眩晕病可由虚证、痰证、火证所致，其临床表现各不相同。本例眩晕，始现肝胃不和，痰浊阻滞，方用柴胡温胆汤加天麻疏肝和胃，清热降浊，7 剂症减。后乃中气不足，改服补中益气汤加天麻十剂而愈。此即本虚标实，运用先治其标，后治其本之法而获痊愈。

34. 虚劳案（昏厥待查）

赵某某，男，47 岁，干部。

1986 年 9 月 27 日初诊。昏厥反复发作 20 余年，每遇劳累或情感紧张复发。曾住院反复检查，未发现异常。症见：头昏耳鸣，纳差，口干口苦，胸闷便溏，腰痛尿频，手心发热，自汗，心烦，失眠，舌淡，苔白，脉弦滑。诊为虚劳病，心脾两虚证。治宜补益心脾，方用归脾汤。

处方：黄芪 35g，当归 10.5g，党参 17.5g，白术 10.5g，茯苓 14g，酸枣仁 21g，远志 10.5g，广木香 3.5g，龙眼肉 10.5g，炙甘草 10.5g。每日 1 剂，服 30 剂。

二诊（11 月 11 日）：服药后精神好转，诸症消失。舌淡，苔色白，脉缓。随访一年，再未发作。

[按语] 本例患者反复昏厥发作 20 余年，每遇过度劳累，情绪紧张易发，用归脾汤而愈。此乃"二阳之病，发于心脾"之意。

35. 脾气虚案（胃下垂）

高某某，男，38岁，工人。

1986年9月26日初诊。纳呆，乏力，消瘦两年余。曾在外院诊为胃下垂。症见：纳呆，四肢乏力，形体消瘦，口干欲饮，胃胀，腰背酸困，怕冷，舌淡，苔色白，脉虚细。诊断：脾气虚，中气下陷证。治宜健脾益气，方用补中益气汤加桂枝10.5g，枳实10.5g。

处方：炙黄芪35g，当归10.5g，党参17.5g，白术10.5g，陈皮10.5g，升麻7g，柴胡7g 茯苓14g，炙甘草10.5g，桂枝10.5g，枳实10.5g，生姜10.5g，大枣2枚。每日1剂，服7剂。

二诊（10月6日）：服药后症状明显减轻。舌淡，苔白，脉虚细，继用上方配制丸剂，每服10g，一日3次。连服3个月为一疗程。

三诊（1987年1月7日）：诸症消失，钡餐检查正常。

［按语］　本例系因脾虚肌瘦，气虚下陷所致，运用调补脾胃，升阳益气之补中益气汤加味而获效，妙在用升麻、柴胡、枳壳助参、芪之功，使下陷之气得以升提。通过促进内脏平滑肌收缩，肌张力增强而达其治疗目的。

36. 痿证案（重症肌无力）

李某，女，14岁，学生。

1986年9月26日初诊。患重症肌无力1年余，经服中西药未见好转。症见：四肢肌肉萎缩，右手无力举动，全身活动不便，眼睑下垂，头痛，纳差，腰背酸痛，语言不利，形体消瘦，舌质淡、体胖，苔色白，脉虚细。诊断：痿证。辨证：肝脾气血双虚证。治法：健脾益气，补血养肝。方用补中益气汤加牛膝、附子。

处方：

·炙黄芪35g，当归10.5g，党参17.5g，白术35g，陈皮10.5g，柴胡7g，升麻7g，炙甘草35g，茯苓14g，牛膝10.5g，附子10.5g，生姜10.5g，大枣2枚。每日1剂，加水煎两次，共量400ml，一日服两次，早晚各服200ml，服6剂。

·健步虎潜丸：每服10g，一日两次，早晚饭前开水送服。

二诊（10月4日）：头痛，纳差，四肢活动较前好转，舌淡，苔色白，脉沉细，继服上方14剂。

三诊（10月20日）：诸症减轻，精神好转。舌淡，苔白，脉沉细，继服上方1个月。

四诊（11月11日）：右手举动有力，活动灵便，四肢肌肉较前丰满，腰背痛消失，舌淡，苔白，脉细缓，改用补中益气丸、健步虎潜丸连服半年。

五诊（1987年8月12日）：四肢举动、活动基本正常，肌肉未见萎缩，余症消失。舌淡，苔白，脉细，继服上方3个月，以巩固疗效。

［按语］　本例属中医痿证之范畴，主要是由于精血不足，不能濡养肌肉筋骨而成。因脾主肌肉四肢，为气血生化之源；肝主筋、藏血，故用补中益气汤，配服健步虎潜丸。方中通过加牛膝引药下行，加附子温肾而达健脾，紧抓以治脾为其核心，是本例获效之关键。

37. 痢疾案（急性细菌性痢疾）

唐某，女，57岁，农民。

主诉腹泻1d，昏迷半日，于1959年9月5日收住院。患者1d前突觉恶寒发热，脘腹疼痛，大便稀溏呈清水样，曾在红十字会医院治疗，效果不显。之后呕吐清水（7~8次/日），排脓血便（4~5次/日），继之出现昏迷，遂来就诊入院。入院诊断：痢疾。症见：头昏，恶寒发热，腹痛，里急后重，每日泻下白赤黏便5~6次，心下痞满。苔白厚，脉濡细。辨证：寒湿阻滞。治则：温化寒湿，理气和中。方用半夏泻心汤两剂。

处方：姜半夏17.5g，炒黄芩10.5g，党参10.5g，干姜10.5g，大枣4枚，川黄连10.5g，生姜10.5g，炙甘草10.5g，茯苓21g。

二诊：服上方后自觉心下痞满消失，大便次数减少，精神好转。继服上方4剂。

三诊：患者现感头晕头痛，口苦口渴，气短，口唇及牙龈糜烂，舌苔色黄。治以养阴清热，方选甘露饮加味。

处方：生地黄10.5g，熟地黄10.5g，天冬10.5g，麦冬10.5g，枇杷叶10.5g，枳实10.5g，茵陈10.5g，黄芩10.5g，生甘草10.5g，石斛10.5g，金银花17.5g，连翘17.5g。

四诊：服上方3剂后诸症消失，大便化验正常，痊愈出院。

［按语］　痢疾治疗，一般多以白头翁汤、葛根芩连汤之类，米老却用半夏泻心汤，此与其他治痢之法不同。由于患者久痢伤阴，病后呈

现口腔糜烂，此乃脾阴不足，故用甘露饮调理而愈。此即"勿以病名所惑"之意。

38. 水肿案（神经血管性水肿）

陈某，男，60岁，干部。

初诊（1986年9月26日）：患者下肢浮肿3年，曾在外院诊断为神经血管性水肿，经治疗无效。症见：头昏，胸闷，左下肢浮肿，腰背酸痛，怕冷，便溏，一日两次，易出汗，舌淡，苔白，脉沉细。诊断：水肿。辨证：脾肾阳虚。治宜温补脾肾，助阳消肿。方用金匮肾气丸，每服10g，一日两次，早晚开水送服。连服3个月。

二诊（12月4日）：下肢浮肿减轻，怕冷，便溏，易出汗消失，舌淡，苔白，脉沉，继用上药3个月。

三诊（1987年7月）：诸症消失，舌淡，苔白，脉缓。

[按语] 　本例水肿病主要是肾气虚弱，久则涉及脾阳不运所致。治宜温肾补脾为本，故方选金匮肾气丸调补阴阳而获效。

39. 胁痛案（胆囊炎）

潘某某，女，63岁，工人。

初诊（1987年2月16日）：患胆囊炎1年余。症见：头晕耳鸣，右上腹疼痛，恶心，腹胀，纳差。舌质暗，苔黄腻，脉弦滑。诊断：胁痛。辨证：肝郁气滞，湿热内蕴。治宜疏肝利胆，方用柴胡温胆汤加内金、制香附、郁金。

处方：柴胡14g，半夏10.5g，黄芩10.5g，党参10.5g，竹茹10.5g，茯苓14g，枳实10.5g，炙甘草10.5g，生姜10.5g，大枣2枚，陈皮10.5g，内金10.5g，制香附14g，郁金14g。每日1剂，服6剂。

二诊（2月23日）：服药后疼痛大减，思食，恶心腹胀消失。舌淡，苔薄黄，脉弦细滑，继服上方6剂。

三诊（3月2日）：诸症消失，舌淡苔白，脉弦细，改服舒肝丸调理。

[按语] 　胁痛之病属肝胆二经，包括病种甚多，本例指西医胆囊炎引起的胁痛，多由肝郁气滞，湿热内蕴而致肝胆疏泄失常，出现胁痛、恶心、纳差等症状。治用疏肝理气、清热利胆之柴胡温胆汤加通降下行之香附、内金、郁金而获效，主要是紧抓肝主疏泄之功能。

40. 虚劳案（席汉综合征）

王某某，女，35 岁，农民。

以周身乏力，闭经四年之主诉于 1959 年 5 月 12 日入院。4 年前因产后大出血，昏厥，遂致闭经，消瘦乏力，畏寒，阴毛脱落，恶心呕吐，经多方医治效果不著。孕 12 产 7，5 胎小产。入院查体：体温 35.5℃，血压 100/70mmHg，面色苍白，形体消瘦，头发稀少，乳房干瘪，右侧肩胛角下有压痛。外阴检查：阴阜低，阴唇干瘪，阴毛全部脱落，下肢水肿（－）。经血、尿、粪、血糖、肝功、肾功、基础代谢测定等检查，西医诊为"席汉氏综合征"。用"丙酸睾酮"等治疗，效果不明显，转请米老会诊。症见：头晕乏力，消瘦纳差，畏寒便秘，闭经，发稀疏脱落，白带多，舌质淡，苔薄白，脉弱。诊断：虚劳病，心脾两虚证。治则：补益心脾。方用归脾汤 12 剂。

处方：黄芪 35g，茯神 10.5g，当归 10.5g，党参 10.5g，远志 10.5g，酸枣仁 10.5g，木香 3.5g，白术 10.5g，龙眼肉 10.5g，生姜 10.5g，大枣 2 枚。

二诊：服上方后诸症减轻，舌脉同前，继服上方 12 剂。

三诊：服上方后诸症明显好转，全身毛发不再脱落，并有新发生出，精神好转，食纳增加。基础代谢检查各项指标回升到正常。患者要求出院，自行调养。继服归脾丸 3 个月。

［按语］本例为心脾两虚证，乃气血双亏所致。因心主血，脾统血，为气血生化之源，发又为血之余，故用归脾汤补养心脾，使气血充足毛发新生。本例用药特点是紧握主症，效不更方。

41. 腹胀水肿案（结核性腹膜炎）

李某，男，24 岁，干部。

以腹胀两周之主诉，于 1959 年 5 月 29 日收入院。入院后诊为"结核性腹膜炎"，特邀中医治疗。患者精神不佳，面色苍黄，形体消瘦，蛙腹脐凸，腹围 87cm，腹壁紧张，腹水征阳性，肝脾未扪及，腹胀微痛，下肢肿胀，呈压陷性水肿，口渴口苦，纳差腹泻，气短尿少，苔白腻，脉弦滑。诊为腹胀、水肿，证属脾虚湿盛。

处方：

·胃苓汤加减：厚朴 10.5g，陈皮 10.5g，苍术 10.5g，炙甘草

10.5g，茯苓 35g，猪苓 17.5g，泽泻 10.5g，桂枝 10.5g，神曲 10.5g，麦芽 10.5g。配服十枣散 3.5g。

每日 1 次，服 6 剂后，症状较前减轻，大便不利，苔黄腻，脉弦滑。上方加大黄、枳实各 10.5g，停十枣散。服 3 剂后，大便通下，腹胀减轻，尿量增多，日尿 1000ml，色黄，腹围 82cm，苔黄厚，脉浮滑。上方加黄芩、黄连各 7g。服药 6 剂，症状减轻，腹胀好转，腹围 79cm。继服 6 剂后，精神好转，腹胀减轻，腹围 78cm，尿已不多，大便秘结，予大黄䗪虫丸，每日两次，每次 1~2 丸，服 1 个月。药后腹已不胀，大便日行一次，质软，下肢水肿消退，舌红苔白，脉象浮数。改予济生肾气汤。

处方：熟地黄 28g，山药 14g，山茱萸 14g，牡丹皮 10.5g，茯苓 14g，泽泻 14g，附片 10.5g，肉桂 10.5g，牛膝 10.5g，车前子 35g（另包）。

服 6 剂后，精神转佳，腹软平坦，症状消失，血沉正常，出院休息。继服济生肾气丸以资巩固。

［按语］ 本例诊为腹胀、水肿，方用胃苓汤加减健脾利湿，化气行水，配合十枣散攻逐水湿。药后症减，撤十枣散。见大便不利，苔黄腻，加大黄、枳实通下。见苔黄厚，脉浮滑，再加芩连兼清内热。加减进退，精细周到，深合病机。用方 15 剂后，腹胀递减，腹围缩小。见大便干，考虑为气滞瘀结肠燥，予大黄䗪虫丸行气通便消胀，缓以图功，服 1 个月后，症状基本消失。后予温肾健脾以固根本。结核性腹膜炎一般疗程较长（约 6 个月以上，或 1 年左右），本例经米老治疗，疗程缩短，疗效满意，说明中医药对结核性腹膜炎的治疗效果确实好，理应加以肯定，值得今后研究。

42. 眩晕案（链霉素中毒）

王某某，女，40 岁。1975 年 3 月初诊。

患者因患淋巴结炎注射链霉素 18g 后始现头晕、耳鸣、手麻 7d。现觉头晕，耳鸣，手麻，纳呆，多梦，唇麻，舌淡，苔薄白，脉虚细。诊断：眩晕。辨证：气虚证。治则：益气健脾。方用补中益气汤加天麻、菊花。

处方：黄芪 35g，当归 10.5g，党参 17.5g，白术 10.5g，茯苓 10.5g，升麻 7g，柴胡 7g，炙甘草 10.5g，陈皮 10.5g，天麻 14g，菊花

14g。每日1剂，服14剂。

二诊：手、唇发麻消失，耳聋耳鸣减轻，舌淡，苔薄白，脉沉细。继用上方14剂，配服六味地黄丸。每服10g，一日两次。

三诊：诸症消失，仍耳聋，舌淡，苔薄白，脉沉细。改用麦味地黄汤加灵磁石。

处方：熟地黄28g，山药14g，麦冬10g，五味子10.5g，山茱萸14g，牡丹皮10.5g，茯苓10.5g，泽泻10.5g，灵磁石35g。服4剂。

服上药症状明显好转。舌淡，苔薄白，脉象细，继用上方4剂，研细末加蜜为丸，每服10g，一日两次，早晚盐开水送服，服3个月。3个月后随访。

四诊：服药两个月后，听觉恢复正常。

［按语］　本例气虚眩晕乃化源不足所致。故用补中益气汤加天麻、菊花，配服六味地黄丸。因肾气开窍于耳，肾精足则耳能闻五音。《内经》云："液脱则聋。"又投以麦味地黄汤加灵磁石，以达益阴养肾，耳聪目明之功效。

43. 瘿瘤案（甲状腺瘤）

于某某，女，48岁，干部。

患甲状腺瘤两年。现头昏，胸闷，气短，五心烦热，易怒。在左侧甲状腺可触及一包块，舌淡，苔薄黄、脉弦细。诊为瘿瘤病，肝郁气滞证。方用丹栀逍遥散加味。

处方：牡丹皮10.5g，焦栀10.5g，当归10.5g，杭芍14g，柴胡10.5g，茯苓14g，白术10.5g，煨姜3.5g，薄荷3.5g，黄芩10.5g，香附14g，郁金14g，王不留行35g，煨穿山甲35g。每日1剂，连服6剂。

二诊：服药后诸症消失，肿块存在，舌淡，苔薄白，脉弦，继服上方30剂。

三诊：肿块明显缩小，无不适，舌淡，苔薄白，脉弦，继用上方30剂。

四诊：肿块消失，拍片检查报告未见异常包块，改服逍遥丸善后。

［按语］　本例乃肝气郁结，气机不畅所致。方选丹栀逍遥散以治其本，妙在加入通络之王不留行、穿山甲和理气解郁之香附、郁金，效不更方。

44. 紫斑案（毛细血管扩张症）

邢某，女，成人，汉族，干部。

全身出现紫斑，呈对称性反复发作 10 余年。曾在外院诊为"血小板减少性紫斑"，治疗未见好转。3 年前始现骨骼痛、头痛、呕血、便血（约 200ml），当时在西医院诊为"毛细血管扩张症"，经治疗出血止。现胸骨时发疼痛，喜饮热水，上腹部隐痛，拒按，出汗，怕冷，月经提前，经期达 10d，血块多，经量少，白带多，与天气变化有关，对某些食物有过敏史，下肢有出血点及毛细血管曲张。舌质红，舌乳头大，苔薄腻，脉缓。脉证合参，米老诊为先天不足，络脉溢血证。治宜健脾益气，调胃补血，方用归芍六君子汤加味。

处方：当归 14g，杭芍 14g，党参 17.5g，姜半夏 10.5g，白术 10.5g，茯苓 14g，陈皮 10.5g，炙甘草 10.5g，生姜 10.5g，大枣 2 枚，香附 14g，延胡索 14g，桂枝 10.5g。每日 1 剂，连服 14 剂。

二诊：诸症消失，随访 3 年，未发。

[按语] 气为血之帅，血为气之母，气虚不能统血而致络脉溢血。本例外夹有虚寒症状，故在补益气血的基础上，加用桂枝温中通阳，引火归原而愈，此乃用药之妙。

45. 瘿病案（甲状腺功能亢进）

薛某某，女，53 岁，干部。

1987 年 2 月 16 日初诊。因行甲亢手术失败，20 年来症状经常发作，常年使用甲巯米唑控制。症见：心慌，气短，出汗，心烦，睡眠差，易饥饿，口干，便溏，每日 3 次，手足心发热，月经不调，色黑，有血块。舌淡，苔薄白，脉弦数。诊断：瘿病。辨证：肝气郁结，气阴两虚。治法宜舒肝解郁，益气养阴。

处方：

·丹栀逍遥散加味：牡丹皮 10.5g，栀子 10.5g，当归 10.5g，杭芍 10.5g，柴胡 7g，黄芩 10.5g，茯苓 10.5g，陈皮 10.5g，薄荷 3.5g，炙甘草 10.5g，白术 10.5g，郁金 14g，制香附 14g。每日 1 剂，服 14 剂。

·舒肝丸：每服 10g，一日两次，早晚送服。

二诊（3 月 2 日）：药后症减，舌淡，苔薄白，脉弦，继服上方 14 剂。

三诊（3月17日）：诸症消失。舌淡，苔薄白，脉弦。改用逍遥丸调理。

[按语]　本例为七情内郁，郁久化热，加之术后气阴耗损所致，临症较多见。米老选用逍遥散疏肝健脾补血，佐以牡丹皮、焦栀清热凉血，制香附、郁金行气化郁，获效在于能紧抓病理，"郁"字是关键。

46. 虚劳案（自主神经功能紊乱）

贺某，女，64岁。

纳少乏力，骨蒸，潮热22年，经中西医治疗无效。症见：全身骨节蒸热，尤以各关节为著，遇外感加重，纳少，乏力，面色暗淡无华。舌淡，苔薄白，脉沉细无力。诊断：虚劳病。辨证：气血双虚，脾胃气滞。治则：健脾益气，补阴养血。方用归芍六君子加枳壳、香附。

处方：当归10.5g，杭芍10.5g，党参17.5g，姜半夏10.5g，白术10.5g，茯苓14g，陈皮10.5g，炙甘草10.5g，枳壳10.5g，制香附14g，生姜14g，大枣2枚。每日1剂，服7剂。

二诊：服药后食欲增加，精神好转，舌淡，苔薄白，脉沉细。继服上方7剂。

三诊：骨蒸发热显著减轻，舌淡，苔薄白，脉沉细，继服7剂。

四诊：诸症消失，面色润泽，精力充沛。舌淡，苔薄白，脉缓。

[按语]　本例骨蒸发热22年，其机理是长期脾胃功能减弱，化源不足，因"脾为生化之本，胃为气化之源"，因而米老在治疗上以六君子汤补脾胃之本，加柔肝养血之当归、白芍以助化源之力，使脾气转旺，气化之源转足而获效。

47. 血瘀脉络案（上腔静脉血栓形成）

张某，男，49岁，干部。

以面部、颈部、上肢、胸部静脉曲张之主诉入院。入院后诊为上腔静脉血栓形成。症见面部胸部发红，静脉曲张，呼吸困难，胸闷气短，腹胀纳差，胸腔憋闷，舌暗，苔薄黄，脉弦涩。诊断：血瘀脉络，证属心脉痹阻，气滞血瘀。治宜活血化瘀，行气通络。方用血府逐瘀汤加下瘀血汤合方10剂痊愈。

处方：桃仁10.5g，红花10.5g，当归10.5g，生地黄14g，枳壳10.5g，赤芍10.5g，柴胡7g，甘草7g，桔梗10.5g，川芎10.5g，牛膝

14g，大黄 10.5g，䗪虫 7g。

[按语] 本例乃静脉血液回流障碍所致。方用血府逐瘀汤、下瘀血汤合方通内阻之瘀血，妙在方中大黄清内热之瘀闷，䗪虫通全身脉络，牛膝引血下行。治中关键是紧抓生理"血"、病理"瘀"二字。

48. 水疝案（鞘膜积液）

陈某，男，10岁，学生。

阴囊肿大如小皮球，状如水晶，行走困难。在外院诊为"鞘膜积液"，方用五皮饮治疗，未见效果。观其脉证，证属阴囊水肿，治宜温肾利水，方用真武汤1剂，配灸大墩穴 15min 痊愈。

处方：茯苓 17.5g，白术 17.5g，附子 14g，生姜 17.5g，芍药 17.5g。

[按语] 本例阴囊水肿为实水，是因水湿下注阴囊，局部腠理闭塞所致。水在下当利小便，方用真武汤温肾脾之阳以达利水之功，灸大墩穴以温经调水道，药灸配合，一越而愈。

49. 妊娠水肿案（妊娠中毒症）

李某，女，25岁，居民。

妊娠9个月，出现全身高度水肿，活动困难，胸闷气短，头晕目眩。舌淡胖，苔薄白而腻，脉弦滑。证属妊娠水肿，治宜利水消肿，方用葵子茯苓散。

处方：冬葵子 17.5g 茯苓 17.5g。上方研细末，每服 10g，一日3次，开水送服。服药两剂，水肿消退，痊愈。

[按语] 本例为三焦水道不通所致，方用冬葵子通调三焦水道，茯苓健脾利水，内外结合，水肿即愈。说明了本方味少力专，提示古方新用的研究价值。

50. 痢疾案（细菌性痢疾）

王某，男，30岁，工人。

以高烧，腹痛下坠，里急后重，便下脓血之主诉入院。入院后诊为细菌性痢疾，经服中药当归四逆汤3剂而愈。

处方：当归 10.5g，桂枝 10.5g，白芍 10.5g，细辛 10.5g，炙甘草 7g，木通 10.5g，大枣 5 枚。

[按语] 痢疾临证多以白头翁汤、葛根芩连汤之类治疗。本例米

老则用当归四逆汤三剂而愈，症现里急后重为体内抵抗力低下，湿热蕴结于内；外热为感受寒邪；脓血乃肠道血管黏膜受毒邪侵害所致，故用温经散寒，养血通脉之法获效。

51. 鼻渊案（额窦炎）

王某，男，30岁，工人。

头痛重闷，恶心，鼻流黄脓涕10d，曾在某医院诊为额窦炎，经治无效。米老以补中益气汤加味3剂痊愈。

处方：黄芪35g，白术10.5g，陈皮10.5g，当归10.5g，升麻7g，柴胡7g，党参10.5g，炙甘草10.5g，黄芩10.5g，防风10.5g，辛夷10.5g。

［按语］　鼻渊一病，多以辛夷散、苍耳子散之类治疗，本例患者经用上方无效验。米老观其脉证，指出首先要从病理分析，不可拘守一法一方。他认为本病乃标实本虚，应补土生金，故用治本补虚之补中益气汤实脾土，加入治标之黄芩、防风、辛夷以驱邪外出而愈，此即扶正祛邪之意。

52. 阳明病伤寒化燥案（肠梗阻）

姚某，女，60岁。居民。

症见：畏寒怕冷，手烤火炉，腹胀呻吟，神欠气微，大便26d不下，呃逆，气如粪味，舌淡，苔白厚腻，脉沉细，当时请诸多名医诊治，曾用大、小承气汤、麻仁丸、防风通圣散、猪胆汁饮等方皆无效，病情日益加重。家人认为无治，准备后事。又赴长安请米老诊治，米老观其脉证，认为是阳明病伤寒化燥证，宜润燥攻下。方用麻仁白蜜煎加味。

处方：火麻仁35g，郁李仁17.5g，当归35g，生大黄17.5g，白蜂蜜70g。

服上方1剂后，患者自觉腹中有动感，即有便意，随下粪块如石状20多枚。服药两剂，诸症消失，痊愈。

［按语］　本例患者便秘，经用润下、攻下、表里双解等法无效，但用米老麻仁白蜜煎两剂痊愈。究其原因，此为伤寒化燥，阴阳两虚证。患者大便26d不下，水食难入，久则阴阳二气极度亏损，阳虚则外寒，故畏寒怕冷，身披皮衣，身靠火炉。阴虚生内热，热盛而化燥，结

于阳明，故便秘 26d 不下。米老用麻仁白蜜煎方中加郁李仁增强润燥作用；因血虚生燥，故加当归补血润燥。虽用润下，但无攻下之药不能见效，故加生大黄 17.5g 攻下，两剂而愈。刘河间曰："诸涩枯涸，干劲皴竭，皆属于燥"，这时的"涩"是物不滑泽的意思，"枯"是气液衰少，物不荣旺，"涸"是无水的意思，"干"是物不滋润，"劲"是物不柔和，"皴竭"是皮肤起裂的表现。"燥"者，干也。患者已为 60 岁之人，26d 大便不下，说明燥证极重，虽用承气汤之类，却未用大剂量润燥药物，导致便秘更重，虽用润燥之麻仁丸，而无攻下之药，难以取效。米老用大剂量润燥药，又用攻下之药配合，故药到病除，此即"攻补兼施"之意。

53. 热入血室案（经期高热）

郑某，女，成人，长安县小江村人。

患者经期寒热往来，神昏谵语，狂躁，头晕，口苦咽干，胸胁满闷，尿黄而少。舌苔黄腻，脉弦滑数。诊断：热入血室证。方用柴胡四物汤加大黄、芒硝 1 剂。

处方：柴胡 14g，半夏、党参各 10.5g，白芍、黄芩、当归各 10.5g，甘草 10.5g，生地黄 14g，川芎 10.5g，生大黄 7g，芒硝 7g。

二诊：服上药后，热退，谵语、狂躁消失，舌淡，苔薄腻，脉弦滑，继用上方去芒硝、大黄 1 剂。随访痊愈。

［按语］ 热入血室在《伤寒论》中已有论述，是指妇女在月经期间感受六淫之邪所致，其症状《伤寒论》的记载可归为两点：一是六淫之邪感于"经水适来"而出现的寒热往来等症状；二是出现"谵语""如见鬼状"等精神症状。本例正当经水来潮时感受风寒而致，当以小柴胡汤解之。但月经来潮，故虑以和血为主。症现神昏谵语、狂躁诸症，此为实证。《病机十九条》云"诸躁狂越，皆属于火"，故用上清肝经之热，下清血室之热的柴胡四物汤加芒硝、生大黄，两剂而愈。

米老认为热入血室即热入胞宫。因热邪入内不能外解，胞宫为冲脉循行路线，冲为血海，肝藏血，肝肾同源，热邪侵犯冲脉，耗伤肝血，导致肝阴亏损，肾水不足。仲景《伤寒论》提出小柴胡汤加芒硝、生大黄以釜底抽薪。米老根据经期发热，神昏谵语，采用仲景小柴胡汤加芒硝、大黄中加四物汤，疗效显著。此乃受仲景治疗"热入血室"方法的启示。

54. 中风脱证案（脑血管意外）

楚某，男，52岁，农村绅士。

突然口歪眼斜，右侧肢体瘫痪，神志昏迷，二便失禁，答不应声，脉沉细微。诊断：中风病，脱证。治法：回阳固脱，熄风活血。方用三生饮加味1剂。

处方：生乌头10.5g，生附子10.5g，生南星10.5g，人参17.5g，广木香7g。加水300ml，急煎出150ml，煎两次共量300ml，8h以内服完。

二诊：服药后症状减轻，神志清楚，唯肢体瘫痪，口歪眼斜，舌苔白腻，脉弦细滑。改用小续命汤，每日1剂，连服3剂。

处方：麻黄10.5g，防己10.5g，人参10.5g，黄芩10.5g，桂心10.5g，甘草10.5g，芍药10.5g，川芎10.5g，杏仁10.5g，附子10.5g，防风10.5g，生姜10.5g。

三诊：诸症恢复正常，自去翠华山游走。

［按语］　本例中风脱证系中医急证。米老用三生饮，皆有毒性，一般医者用之甚慎。先生大胆使用，疗效显著，可谓有胆有识。从中可知，古人云含毒，中医并非禁忌，只要辨证精确，运用恰当，定能收到良好的效果。

55. 不孕症案

王某，女，41岁，干部。

婚后10年不育，经检查未发现异常。患者经常心烦易怒，烦躁不安，头晕口干，便秘，舌红，苔黄，脉弦滑。证属肝郁血瘀。方用大黄䗪虫丸，每服两丸，一日两次，服1个月。龙胆泻肝汤，每日1剂，服6剂。

处方：龙胆草10.5g，栀子10.5g，生地黄28g，车前子17.5g，泽泻17.5g，木通17.5g，甘草10.5g，柴胡7g，黄芩10.5g，当归10.5g。

二诊：服药后上述症状消失，3个月后患者来函感谢，已怀孕。

［按语］　本例不孕症为肝气郁结，疏泄失司，冲任不能相资而致。方用龙胆泻肝汤疏肝泻火，大黄䗪虫丸活血化瘀，祛瘀生新，故获显效。

第
二
章
医
案

56. 不孕症案（输卵管不通）

上官某某，女，30 岁。干部，婚久不孕，经某医院检查为"输卵管不通"，求米老诊治。症见：面色暗，四肢乏力，肌肤粗糙，月经后期，量少，色紫黑，有血块，经行腹痛。舌质暗，苔薄黄，脉弦涩。方用大黄䗪虫丸，每服两丸，一日两次，连服 3 个月。

二诊：诸症消失，已怀孕。

［按语］　本例输卵管不通乃血瘀所致，方用大黄䗪虫丸活血化瘀，祛瘀生新，缓中补虚而愈，关键在于抓住"瘀"字治法。后来又治几位输卵管不通，皆治愈，提高了大黄䗪虫丸在临床广泛应用的研究价值。

57. 闭经案

王某，女，35 岁，干部。

因受惊恐后月经中断 11 年，多方医治无效，特邀米老诊治。症见：头痛，五心烦热，便秘，无白带，无性欲，舌红，苔黄，脉弦细而数。此为闭经病，证属肝肾阴虚证。治宜滋肾清肝，方用滋肾清肝饮加藏红花 10.5g。

处方：生地黄 28g，山药 14g，山茱萸 14g，牡丹皮 10.5g，茯苓 14g，泽泻 10.5g，当归 10.5g，杭芍 10.5g，柴胡 10.5g，焦栀 10.5g，黄芩 10.5g，藏红花 10.5g。每日 1 剂，连服 12 剂。

二诊：诸症消失，服药六剂后月经来潮。

［按语］　惊恐伤肾致月经不潮；忧思气结，气机阻闭致精亏血少，冲任不足，血海空虚，经血不行。证乃肝肾阴虚，方用滋肾清肝饮加红花，既补且通，此即"补中寓通"之意。

58. 闭经案

王某，女，26 岁，干部。

因情志所伤，经行中断 1 年。症见：体形肥胖，胸胁痛胀，舌质暗，苔薄黄，脉弦细涩。诊为闭经病，气滞血瘀证。方用玉竹散配针灸。

处方：桃仁 14g，红花 14g，熟地黄 28g，当归 14g，川芎 14g，赤芍 14g，大黄 10.5g，芒硝 10.5g，玉竹 14g。每日 1 剂，连服 6 剂。针灸穴位：三阴交、中极。每 2d 一次，6d 为一疗程。治疗 7d 后，月经来潮。

［按语］　本例闭经乃肝气郁结，气滞血瘀所致。气滞则血瘀，血瘀则气滞，冲任瘀阻，胞脉闭塞，经水阻隔不行而形成闭经。方用玉竹散配

合针灸治疗，月经来潮，关键是行气活血，方中芒硝、大黄两味起到了刺激肠道而引起子宫强收缩之作用。

59. 肝积案（肝癌）

张某，男，48岁，工人。

右上腹胀痛，反复发作已1年，痛时隐隐，为针刺状，时间约1~2d，腹胀纳差，烦躁，大便稀，经西医诊断为肝癌。多方医治无明显效果，逐日加重。现精神甚差，面色青暗，形体消瘦，肝脏于右肋下可扪及3cm，质较硬，有压痛，边缘不齐，舌质暗，苔厚腻，脉弦细涩。此为肝郁胁癖。治宜疏肝健脾，理气活血，祛瘀生新。方选柴平饮加味。

处方：柴胡14g，姜半夏10.5g，党参17.5g，黄芩10.5g，甘草10.5g，厚朴10.5g，陈皮10.5g，苍术10.5g，生姜10.5g，大枣2枚，制香附14g，郁金14g。每日1剂，连服15剂。配服大黄䗪虫丸，每服1~2丸，一日两次。

二诊：腹胀明显减轻，精神好转，食欲增加，面色转黄，舌苔薄黄，脉弦细，肝触及疼痛减轻。继用上方30剂。

三诊：腹胀消失，疼痛基本消失，肝脏缩小，肋下可扪及2cm，舌苔薄白，脉弦细。继用上方30剂。

四诊：食欲增，体重增加，继服大黄䗪虫丸3个月，随访两年，未见复发。

［按语］　本例属肝郁脾虚，气滞血瘀所致。先予疏肝和胃，健脾理气，活血化瘀，病减其大半，效不更方，继服好转。米老认为：本病不宜大补，以免留邪。需在病后之祛瘀生新的基础上，予以缓中补虚，方能有效。

60. 癥积案（肝癌）

袁某，男，45岁，干部。

以纳差，腹胀，右上腹隐痛之主诉入院。经检查诊为肝癌，患者请求米老治疗。症见：面色青暗，形体消瘦，精神极衰，腹胀纳差，口苦，肋下隐痛，四肢乏力，大便干燥。舌暗，苔薄白，脉弦滑。腹水征阳性。证属肝郁癥积并发臌胀证。治宜疏肝和胃，消胀行水。方用柴苓汤加味。

处方：柴胡14g，姜半夏10.5g，黄芩10.5g，茯苓35g，党参

10.5g，甘草 10.5g，生姜 10.5g，大枣 2 枚，猪苓 17.5g，白术 10.5g，泽泻 17.5g，桂枝 10.5g，杭芍 28g，牡丹皮 28g，花粉 28g，麦冬 28g。每日 1 剂，连服 12 剂。

二诊：服药后精神好转，诸症减轻，舌暗，苔薄白，脉弦细，继用上方 12 剂，配服大黄䗪虫丸，每次 2 粒，一日两次。

三诊：诸症明显减轻，食欲好转，疼痛消失，舌苔白略减，脉弦细，改用归芍六君子汤加香附 14g、郁金 14g，连服 1 个月，配服大黄䗪虫丸。

四诊：诸症消失，精神好转，并能正常上班。改用大黄䗪虫丸连服 1 年。随访 10 年，未见复发。

〔按语〕　本例乃肝郁脾虚所致，肝郁气机不畅，气滞血瘀则胁痛、肋下肿块；脾虚运化失司，则现腹水。治应急则治其标，方用柴苓汤加味舒肝消积，健脾利水。缓则治其本，用大黄䗪虫丸活血化瘀，祛瘀生新。

61. 胁痛案（肝癌）

朱某，女，47 岁，教师。

以肝区疼痛 9 个月余、右上腹肿块 4 月余之主诉入院。入院后经检查，诊断为肝癌。症见：面色晦暗，形体消瘦，右上腹疼痛、隆起，压痛明显，肝肋下 3cm，剑下 5cm，质硬，表面不光滑，边缘不齐，舌暗，苔薄黄，脉弦滑。证属肝郁血瘀，治宜疏肝和胃止痛，活血祛瘀。方用柴平饮加味，配服大黄䗪虫丸。

处方：柴胡 14g，姜半夏 10.5g，党参 10.5g，黄芩 10.5g，厚朴 10.5g，陈皮 10.5g，苍术 10.5g，甘草 10.5g，制香附 14g，郁金 14g，三棱 14g，莪术 14g，生姜 10.5g，大枣 2 枚。每日 1 剂，连服 6 剂。大黄䗪虫丸，每服两丸，一日两次。

二诊：服药后疼痛减轻，食欲增加，精神好转，舌暗，苔薄白，脉弦细，继用上方 12 剂。

三诊：疼痛消失，右上腹无压痛感，肝肋下 2cm，剑下 4cm，质中等硬度，边缘不齐，舌暗红，苔薄白，脉弦细，改用大黄䗪虫丸 1 年，随访两年，未感不适。

［按语］　肝癌乃肝气郁结，气机不畅，气滞血瘀，日久结成肿块而成。本例主证胁痛为肝郁癥积，不通则痛。治用疏肝止痛之柴平饮加味以治其标，缓中补虚之大黄䗪虫丸以治其本，此即标本同治之意。

62. 咳血案（支气管扩张）

李某某，女，64岁。

反复咳血10年余，经西医诊断为支气管扩张、肺气肿，反复发作，每次咳血量为400ml，治疗非常棘手。最后一次发病医院治疗无效，特请米老诊治。症见：咳血，恶心，乏力，纳呆，口干，脉沉细数，舌红无苔。诊为咳血气阴两虚证。治宜益气养阴，方用竹叶石膏汤加减。

处方：麦冬35g，姜半夏17.5g，人参7g，生大米17.5g，大枣4枚，生甘草17.5g，茯苓17.5g，生姜10.5g。每日1剂，连服6剂。

二诊：服药后咳血止，但不慎外感，出现寒热往来，恶心呕吐，头晕乏力，舌质红，苔薄白，脉弦数。方用柴胡温胆汤加味。

处方：柴胡14g，姜半夏10.5g，党参10.5g，黄芩10.5g，甘草10.5g，生姜10.5g，大枣2枚，枳实10.5g，竹茹10.5g，茯苓14g，厚朴10.5g，每日1剂，连服6剂。

三诊：热退症减，舌淡，苔白，脉细缓。继用竹叶石膏汤加减善后，随访10年，未见复发。

［按语］　一般咳血多用止血凉血方药，本例咳血，米老未用止血药，仅用益气养阴之药即愈。主要是紧抓血汗同源，气为血之帅，血为气之母，久病多虚之机理，妙用"甘药调，回生理"的治则，故方选竹叶石膏汤而获效。

63. 哮喘合并肺痨案（支气管哮喘、肺结核）

李某，女，38岁，家庭妇女。

以阵发性喘息10年、咳嗽咯血5年之主诉，于1959年11月13日收入院。患者于十年前冬季受凉后，即咳嗽气喘，时感胸闷，咽部不适，逐渐加重，出现烦躁不安，不能平卧，端坐呼吸。有时伴有咳嗽吐白痰、发热等症状。近4年来，喘息频频发作且加剧，常达数小时或数天才能缓解。除上述症状外，出现不规则发热，夜间盗汗，咯血。曾在某市医院检查诊为"肺结核"。本次入院后经血、尿、便常规检查正常。胸透右上肺结核（浸润型）。西医诊断为"支气管哮喘""右肺浸润型结核"。中医诊断为"哮喘""肺痨"。采用西医抗结核药物治疗，并特请中医治疗支气管哮喘。症见：患者精神欠佳，面色苍白，末梢可见发绀，形体消瘦，咳嗽气喘，不能平卧，头痛畏寒，口渴不欲饮，舌苔白滑，脉象浮数。证属风寒袭肺，肺失宣降。方用小青龙汤加杏仁、茯苓、款冬花、紫菀、石膏。

处方：麻黄 10.5g，半夏 10.5g，桂枝 10.5g，白芍 10.5g，细辛 10.5g，五味子 5.25g，干姜 10.5g，炙甘草 10.5g，杏仁 10.5g，茯苓 14g，紫菀 10.5g，款冬花 10.5g，石膏 14g。

服上药 4 剂后，喘息好转，舌苔白腻，脉象弦数。继用上方两剂。药后未见喘息，但感头痛、口黏，咳嗽，吐白沫痰，量多，舌苔白，脉弦滑。上方去石膏，继进两剂。药后喘咳较前好转，但手足心发热，昨晚痰中带血丝，食欲、二便尚正常，舌苔白，脉弦滑。上方加枳实 10.5g、生石膏 14g，继进 4 剂。药后喘息发作已少，但仍咳嗽，可以平卧，痰中无血丝，体温已正常，舌苔白，脉弦滑。继用上方去石膏两剂。药后喘息再未发作，咳嗽好转，可平卧，睡眠差，苔白，脉沉。继用上方加酸枣仁 10.5g，两剂。药后已无喘息，可平卧，咳嗽减轻，手足心发热好转，苔白，脉沉迟。继用上方加厚朴 10.5g，4 剂。药后一般状况尚可，但昨日半夜有轻度呼吸不畅，无咳嗽吐痰，由患者饮食不慎引起，二便正常，睡眠差，苔白，脉弦滑。证属胆虚痰热，虚烦不眠。方用温胆汤加酸枣仁。

处方：半夏 10.5g，陈皮 10.5g，茯苓 14g，炙甘草 10.5g，生姜 10.5g，大枣 2 枚，竹茹 10.5g，枳实 10.5g，酸枣仁 14g。

服上方两剂后，症状基本消失，苔白，脉弦。继用上方，生姜改干姜 10.5g，加细辛 7g。服 4 剂后，喘息、咳嗽等症状消失，苔薄白，脉象弦细，继服上方 3 剂后出院，定期门诊复查。

[按语]　本例诊为"哮喘""肺痨"病。肺结核用西药抗结核药物治疗，转请中医治疗支气管哮喘。米老据证辨为风寒袭肺，肺失宣降，故方用小青龙汤加味为治，4 剂后喘息好转。后见症加减石膏，再加枳壳、酸枣仁、厚朴，服 16 剂后，症状日见好转。至九诊时辨为胆虚痰热而致虚烦失眠，故方用温胆汤加酸枣仁清热化痰安神。药后症状消失，再于上方生姜改干姜，加细辛，温清合法，以为善后。先后凡

11 诊, 辨证精到, 用药贴切, 故获效显著。于此可见, 用小青龙汤据证加减治疗支气管哮喘疗效理应肯定。

64. 肺痨合并咳喘、胃脘痛案（肺结核、肺气肿、慢性胃炎）

张某某, 男, 41 岁, 教师。

患肺结核病 16 年, 继发肺气肿五年, 胃病时好时犯 20 余年, 曾先后住院七次以及在外就医, 虽经中西医诊治至今未好。

中华人民共和国成立前上学时因饮食不节, 常吃生冷, 曾患胃疼, 呕吐酸水, 每遇寒冷即犯, 犯时只作一般对症治疗, 未做进一步检查确诊, 至今遇寒冷仍犯。1954 年因跌伤坐骨, 肛门处发现痈肿, 继而流脓不愈形成疮漏 1 年余, 由此体力日益衰弱。后经西安市第六人民医院外科治疗, 手术前检查肺部 X 光拍片, 发现在右上肺有浸润型肺结核点状病灶, 当时只治疗疮漏而对结核病未做处理。疮漏将愈, 又患疟疾 10d 左右, 经服奎宁治疗。此后经常发冷发热, 出盗汗, 咳嗽吐痰, 胸背疼痛, 食差乏力, 手足心发热, 心烦易怒。往往发热持续三五天, 甚至连续十余天, 体温多在下午上升, 时轻时重, 反复发作。曾用抗结核药物异烟肼、链霉素间断治疗均不见效。同时或因饮食不适, 胃肠受凉即患腹痛水泻或痢疾, 往往 3d 经治即愈, 但至今亦未做进一步检查确诊何病。1960 年又经市六院及防痨协会检查诊断为浸润型肺结核, 建议住市结核病院休息治疗。住院 7 个月余, 检查结果: 病情较前进展, 经用异烟肼、链霉素治疗见效不大, 因而出院回家休息了 3 年。在此期间仍用抗结核药物治疗, 病情好转, 于 1963 年参加半日工作, 1964 年参加整天工作将近 1 年余。于 1965 年秋季, 因情感刺激, 过度劳累, 加之外感发热而又患大吐血, 几乎窒息, 遂急诊住西安市中心医院治疗, 诊为重度浸润型肺结核, 怀疑肺有空洞病灶, 用垂体后叶素治疗血止。同时因饮食不适, 患腹泻 1 个月, 未进行胃肠检查确诊何病, 住院 3 个月出院。1965 年 12 月, 转太乙宫陕西省结核病医院疗养住院 15 个月, 经治好转, 检查为中度浸润型肺结核, 于 1967 年出院。又去防痨协会检查怀疑肺有空洞病灶, 未做处理, 随即参加工作 2 个月。又因过劳咯血 4 次, 但这次咯血未见发热, 又住市六院治疗, 当时咳嗽吐痰严重, 甚至呕吐。检查怀疑肺有空洞病灶, 经治 1 个月出院。1968 年, 又住市结核病院 1 年余。曾患自发性气胸两次, 经检查认为因剧烈咳嗽,挣破肺泡所致，作抽气治疗气体吸收而愈，并确诊右肺中段有空洞病灶。查尿有少许蛋白。1969 年，又转住太乙宫结核病院治疗，检查为中度浸润型肺结核并有纤维型空洞病灶。常规化验，痰中排菌，小便有少许蛋白，每日口服异烟肼，注射青霉素，并服中药煎剂治疗。近年来一直咳嗽气喘，吐泡沫状痰，痰色时黄时白，纳差，形体瘦弱，大便时稀，冬季较重。

症见：咳嗽吐痰，气促发喘，胸闷，咳喘多在清晨、晚饭后，遇凉加重。痰色时黄时白，质黏不易咯出，咯出胸闷即好。食差，口苦，口干不欲饮。大便每日 1 次，小便频数，时有刺痛，腰背困痛，身困乏力，手足心发热，怕冷，臀部及下肢发凉，阴囊潮湿，性欲减退，心烦，易怒，易悲。时有头昏，耳鸣，眼花，眼睛困疼，咽喉发痒，胸疼心悸，下腹拘急隐痛，梦遗早泄。

查体：形瘦气怯，面黄色暗，发青少泽，眼睛轻度突起，发如结穗，呼吸气短，舌苔白腻。胸廓扁平，右胸 2~4 肋间有轻度低陷。腹肌紧张度较硬，胃脘有轻压疼，肝在右肋下一指，质软，脉象轻重举按有力，中空而滑。

诊断：肺痨、咳喘、胃脘痛。

辨证：气阴两亏，血虚肝郁，湿困脾阳，精亏肾虚。

治疗经过：经用下述方案治疗 6 个月痊愈，随访一年未见复发。

病因病机辨证分析：病必辨其标本，因必分其内外，治疗必谨守病机，此为医家治疗之握要。阅读患者病历，患者之病情转化过程可谓复杂。患者曾患肺结核 16 年，继发肺气肿 5 年，胃病时犯 20 余年。曾先后住院 7 次，以及在外就医，虽然经中西医诊治至今未愈。为此分析，谨供医者、患者治疗、参考如下。

患者患病之主要因素，先由童年饮食不节，生冷致伤脾胃，消化功能减弱，胃痛，呕吐反酸，每遇寒凉即犯，或饮食不适，即患腹泻，久治不愈，形成脾胃虚寒。脾病及肺，肺气必虚，因之构成体质上肺脾气虚证。《素问》云："脾为肺之母。"形寒饮冷则伤肺，"肺与大肠相表里"。由于脾虚不能制湿，肺虚不能抗御外邪，升清降浊，此肺脾气虚之机转。肺脾气虚，实为结核菌侵入机体得以感染之主要因素。《素问》云"肺为卫""肺主气"。肺气虚则卫外功能低下，故外邪易侵，结核菌由呼吸道传入，肺气虚弱不能抗御，而着于肺为病，着而不去，久之形成肺痨。按患者肺痨病之起始，实由机体肺脾气虚所招致。此即《素问》所云："邪之所凑，其气必虚。"

患者继因跌伤而患疮漏流脓年久不愈，实为患者平素肺脾气虚，日久营养失调，消化不良，以致肝血不足，加之童年早婚，肾精受损，因之肺脾肝肾气血不足，而又构成体质上之气血两虚。由于气血亏损，机能失调，不能托疮生肌，去腐解毒，修复机体，以致疮漏流脓不止，反使气血更为亏损，导致机体之抗病解毒自愈能力均渐降低，所以形成疮痨，实为结核菌在机体形成患病之表现。所以当时 X 线检查发现患者右上肺有浸润型肺结核点状病灶，可见患者早期为结核菌所感染。此即昔人所谓："久病成虚，久虚成痨，甚至为瘵。"按患者疮痨之所以形成，实由肝肾精血亏损，肺脾气虚下陷所致。

患者疮漏将愈，继染疟疾，实为机体之元气亏损，未能修复，因之外邪侵犯更为有利，故患者又继染疟疾。疟疾为病，耗伤人之气液最为剧烈，而患者机体虚亏，气血素损，加之耗伤阴液过甚，势必导致机体阴阳失衡，形成体质上之阴阳偏胜。此时患者出现午后潮热，盗汗，咳嗽吐痰，食差乏力，手足心发热，心烦易怒诸症。此为气血失衡导致阴虚阳胜之表现。《素问》云："阴虚生内热。"内热郁久而机体之阴液愈耗，阴愈耗而内热愈胜，热愈胜而阴更亏。机体之阴亏失养，实为机体邪正斗争，病情进展之表现。患者曾经疗养三年之久，检查病情稳定，随即工作不久，因情感刺激，过度劳累，突患发热大咯血之症，几乎窒息。究其原因，实为治疗不彻底之故。而患者病情突变，犹如炉火虽灭，但炉热未熄，死灰犹可复燃。可见治疗本病培养体质，调理机体阴阳的平衡，清除未尽之余热是为重要。正当机体出现阴虚阳盛之时，可用滋阴降火，养阴清肺，壮水制阳之法，治疗以求彻底，清除余热或不致有此突变，应引以为训。凡病菌进入机体，必先由卫分进入气分，再进入营分、血分，逐步进展，病邪每进展一分，机体必起而反抗，反抗势必耗阴，所以在临床见症多为阴虚阳胜之证。病邪进入营血，气血两燔，毒血内蕴，波及三焦，为祸最烈。此为邪正交炽斗争之最后焦点，机体势必竭力反抗。但患者阴已素亏，经此激烈战斗，而机体之阴液不足以供气用，导致气胜化火，因之形成肺肾阴亏，心肝火盛，致伤肺络，内溃咯血之证。实为结核病灶溶解形成空洞之表现。此即昔人所谓"气有余便是火"，所谓《素问》"亢则害"之意。患者从此体力日益衰弱，虽经多次疗养不能修复，实为机体阴亏不能食养阳气，导致阳气亢奋，元气反伤之结果。此即《素问》所谓"气食少火，壮火食气"。患者咯血，虽经治血止，但以后仍咯血几次，未见发热，实由情志过激，劳累过度，精神紧张以致血流过急，冲破原有损害之病灶，实为机体虚衰，病灶未能修复之故。可见机体之修复与否为决定疾病治疗愈否之关键。按患者之机体，从此日益虚衰，实由血脱气亏，阴损及阳，机体未能修复所导致。

患者早年脾虚腹泻，屡犯不休，日久导致脾阳不振，运化失职，"脾不能为胃行其津液"，因而湿盛生痰，加之肺络受损，血脱气亏，肺失清肃通调治节之权，不能化痰排浊通调于水道，以致病灶败血成腐之物蓄聚不去，痰血凝滞不散。肺虚又不能纳气于肾，命火虚弱，因之不能助肺脾之气以生化精血，充实脏腑而精血受损，则运行生化之气机势必失健。此损阴及阳，又导致机体形成阳虚气衰之证。古人云："气为血之帅，血为气之母。"血足则气充，气足则血旺。二者生生不已，如环无端，关系致密，二者一旦亏损，则脏腑生理机能势必衰退。由于患者血脱气亏，损阴及阳，日久失调，因之又导致气亏阳衰。患者一度病情突然加剧，曾发现有气胸与肺气肿，此为肺脾肾三脏阳气虚弱，运化失职，不能化痰导滞行气，因之形成痰壅气滞胸痛之症。然气虚不能化痰则痰壅，痰壅则气滞，气为痰阻则咳喘，痰壅不去，血行受阻则肺胀，气滞血郁则胸痛，按此痰壅气滞，血行受阻，实为肺脾肾三脏阳气不振所致，脏腑机能日趋衰退之表现。

患者之病十余年来虽经多方治疗，时轻时重，一直咳嗽吐痰，胸闷气喘，饮食减少，畏寒便溏，尿频，阳痿，腰背困疼，下肢发凉，时有心悸，心烦易悲。形瘦体弱，神疲气怯，两睛轻突，发如结穗，面色黄而暗淡且青，少泽，舌腻，脉革，实为气阴两亏，精血虚损所构成肺痨病全身生理机能衰退之表现。故临床见有气虚肺胀，湿困脾阳，肾精亏损，命火虚衰，血虚肝郁，心神失养诸症。由此可见，患者之病已传遍诸脏，发展为全身衰退性之疾患，非独为肺脏一脏之病。按诊治患者之病，必须从整体着手，绝不可拘泥于局部而忽视整体是其关键。

患者之病经 X 线检查肺部病灶现已成为纤维空洞型之肺结核病。然肺部空洞之形成，实为结核菌侵入于肺，血行受阻，湿郁化热，血毒内蕴，形成大小不一之水肿充血病灶，日久内溃以致血肉败坏，成脓化腐，停着不散。而机体之精血亏损，生机不旺，又无能祛腐生新，修复病灶，以致久之不能愈合，周围肌肉失养坏死而成洞壁，包围腐物形成疮漏。此即所谓纤维组织增生之空洞。犹如体外之疮疡日久不愈，或因失调失治形成疮漏同一机理。按此实为疮疡病变在肺之证，古人谓之"瘰瘵"即是指此而言，乃脏腑病变部位气血败坏之意。

从证候表现分析，咳嗽吐痰为肺痨病四大主症之一，结核菌又为肺痨病严重威胁之因素。痰为阴湿之物，为结核菌得以生存之又一条件。病灶内溃，败血成腐之物蓄聚不去，而又为结核菌繁殖猖獗之基地。然败血成腐之物与痰液均属浊湿之类，浊湿不去则结核菌难以清除消灭。机体之气血不足则生机可绝，而内溃之病灶无能修复。死肌不脱，新肌难生，气道脉络不畅，浊湿腐物积痰则无路排出。总之，生理机能虚衰不能生新祛腐，为结核病形成空洞难以愈合之主要因素。今欲求空洞之愈合，首先必须培养体质，固本扶元，托里生肌，祛腐排毒。法当通过温肾健脾，益气生血，补精扶阳，健壮生理机能以达上述之功效。疏通气道脉络以求引流干缩之腐物与浊湿随痰排出，或由血液吸收而运化，并用杀菌解毒之药消除病灶周围之红肿。如此则机体之亏损可望修复，空洞方能得以愈合。否则，只能抱有无能为力之观望态度，或无奈付诸外科手术治疗，剖胸锯肋切除病灶，以达治疗之快。但病灶虽经切除，而机体势必遭受亏损，脏腑功能必更为降低，反而又致体质上成为长期不能修复之痛苦。此种治疗有利有弊。本病已发展为疮疡，病变在肺，实为内脏外科之病。在治疗上应具有外科病之治疗观点。采用内服药治疗之方法以及各种措施，内外结合，以求本病之治疗最为理想。此我之设望，供同志们商讨研究。按祖国医学的治疗经验记载，对痨病鼠瘘（西医谓淋巴结核瘘管）、痔瘘疮疡（西医谓结核性痔瘘）、流痰疮疡（西医谓骨结核），均有用内服药之治疗方法，以达托里生肌祛腐脱管之效。本病现为内脏疮疡病变在肺之病，何尝不能用治疗体表疮疡之药物以治疗内脏疮疡。本病之病变部位虽然在肺，而本病之病因病机与体外肉眼可见之疮疡同一机理。毛主席说："两个相反的东西中间有同一性，

第二章 医案

435

所以二者能够共处同一个统一体中，又能够互相转化。"由此可见，只是由于条件的不同而患病的病变部位也随之不同。虽然部位不同，但是两者之间有其同一性。如此用异病同治方法，也可得到同一的效果，病变部位无论在上在下，或在表在里，药物进入人体，可通过血液吸收运行直达病所。况人为有机体而非金石之物可比，只要内在生理机能转化健旺，机体之抗病解毒自愈能力恢复，病变部位即可改善。临床重危病例之转危为安，一种药物治疗多种疾病等等，真是屡见不鲜。建议内科专家对本病之治疗应从有机整体去着眼考虑治疗，寻找有效药物和方法定会收效。绝不应一味凭借外科手术而放弃服药治疗之研究。话虽如此，然病变损害之范围有大小，病程时间有长短，包围病灶之死肌有薄厚（即空洞壁），整体亏损之程度有轻重，而治疗之效果成功与否，与此均有关系，皆应考虑以观其效，总结经验。

治疗欲达祛腐生肌之目的，必先探讨本病生理病理之变化，与浊湿之来源。然内脏败血成腐之物与积痰留饮均属浊湿之类。浊能化湿，湿能化浊，此物理之变化，而人体生理之湿来源于脾，《素问》云"脾为胃行其津液"，否则脾不能为胃行其津液，脾虚则湿胜，湿聚于肺而为之痰，此病理改变之所致。所以古人谓："脾为生痰之源，肺为储痰之器。"《素问》云："脾虚则湿胜，脾主湿，脾主运化，脾主肌肉。"因人体生理正常肌肉生长发育与病理改变之肌肉瘦削、萎陷，与脾关系至密。脾气之强弱，精血之足与否，为机体能祛腐生肌之关键。脾气健旺则精血充足，肌肉生长发育之力必强。脾气虚弱，精血亏损则肌肉瘦削萎陷，甚至溃败难收口。《素问》云："脾胃为水谷之海。"而精血又来源于水谷，运化水谷，生化精血皆赖脾之功能健旺。脾气之健旺又赖肾精之命火以辅助。肾精之足又赖肺摄之清气与肝脏生化之血以纳于肾。《素问》云："肾藏精。"肾为水火之脏，水为元阴，火为元阳，又名命火，合而为之肾气。与心肝脾肺之气合而又谓之元气。命火又为诸脏生命活动之原动力。所以古人谓："肾为先天之本，脾为后天之本。"肾精不足则机体生殖活动之力必减，肝血不足则肝气郁滞，肝郁则化血解毒之功能受阻。肺气不足则吸清吐浊，通调水道，治节心主之力必弱。心气不足则主神之力必衰。患者五脏元气亏损，尤以肺脾肾三脏之阳气更亏。因而不能解毒置菌于死地，祛腐排痰于体外而生肌长肉，修复已溃之病灶，此为患者肺痨病久不能愈之主要因素。由此可见，患者体质之虚损是本病之内因，结核菌之侵入是其外因。然内因是变化的根据，外因是变化的条件，外因通过内因而起作用。《素问》云："治病必求其本。"患者体质大受亏损，生理机能失健，不能祛腐生新是其病之根本原因：当前治疗必须扶正祛邪，标本兼治，尤其培养体质疗法更为重要，绝不容再为忽视。患者肺脾肾三脏之阳气已为亏损，否则一旦继伤心阳，较之今日更为难治。此为患者医者均应重视之点。

总之，患者病情过程几经转化可谓复杂。虽说患者之病变以肺为主，已经侵及脾肾，涉及心肝，以致互为转变，元气大伤。由于病变脏器不一，病损性质有别，病机演变发展的程序不同，因此，在证候类型上的表现，先后有所差异。归纳言之，患者之病其始为脾胃虚寒，病及于肺形成肺脾气虚，而为结核菌侵入机体得感染之主要因素，其病在肺。由于肺脾气虚，机体失调，导致肝肾血虚，而又构成体质上之气血两虚证。继患疮痨、疟疾，气血更为亏耗。从此机体阴阳失衡，导致阴虚内热，又为结核病之进展构成有利因素。由于内热亢奋，阴虚火旺，过耗肺肾阴液，导致心肝火盛致伤肺络，成为内溃咯血之证。实为结核病灶溶解形成空洞之表现，亦即病邪进入营血之证候。此为肺肾同病，涉及心肝，血脱气亏，阴损及阳。而肺脾虚损，肾阳衰弱，不能运化痰湿，而又导致痰壅气滞，血行受阻之证。患者大病失调，肺脾肾三脏之阳气日趋虚衰，无力祛腐生肌，修复肺部已溃之病灶，久之形成内脏疮痨，实为纤维组织增生形成空洞肺结核病之结果。因之，呈现精血亏损，阳气虚衰之全身性疾患。虽然五脏元气耗损，阴阳亏损，当前以肺脾肾三脏之阳气虚亏为其主要。以今目之，患者身经多次病害，体质亏损已甚，固本扶元，祛腐生新是为治疗之首要；疏通气道脉络，化痰排毒，制菌更不能忽视。此外，从患者治疗分析，患者十余年来虽经多次疗养医治，似乎针药未能间断，但不能达到治疗之目的，以致病情发展为今之结果，其原因何在？多年来在治疗上可能忽视培养体质，辅助生理机能未从整体着眼所致，也可能为患者疗养不得其法，生活失调，治疗断续，不能彻底使肌体修复之故。患者曾一度疗养三年之久，检查病情稳定，随即工作，不久突患发热咯血之症，几乎窒息，究其原因，实为治疗不彻底之故。如在治疗上敷衍暂时，不能从整体着眼，探寻机体亏损导致之因素，进行辨证施治，只见局部病灶好转，便中止治疗，而外观似乎平息，实为杀机内伏，犹如炉火虽减，但炉烬未熄，死灰犹可复燃，今后医者患者均应注意，吸取教训。此患者之病因病机，辨证分析约略如此。谬误之处，敬请高明指正。

治疗建议：

·按患者具体病情，法当扶正祛邪，标本兼治。首先培养体质，固本扶元，托里生肌，祛腐化痰，消肿排毒，清除病菌，以外科病治疗内脏之观点，用内服药治病，以达治疗之目的。严密观察病情，总结经验。

·加强营养，节制过量饮食，舒畅情志，不宜过分兴奋，适当活动休息，多见阳光空气，控制性欲，减少思虑，坚持体质锻炼，但不宜剧烈活动。

·病情如遇其他变化，则按照当时病情辨证施治。

·宜用扶阳理痨丸温肾健脾益气，生血益精，扶阳杀虫。配服健脾化痰汤，健脾和胃，除湿祛痰。益肺排毒饮托里生肌，疏络排脓，解毒消肿。和阳祛腐散温通经络，祛腐解毒，脱除死肌。以此为治疗基本方剂，交替服用，有常有变，以四个月为一疗程，根据病情好转与否，决定继续服用或停服。

·如发现阴虚潮热，咯血证候或出血倾向者，应当益气养阴，清热止血，可用保真汤。

·如外感风寒，咳嗽气喘，痰多色白无内热者，法当解表，温肺化饮，可用小青龙汤。

·如湿郁化热，肝胃不和，口苦，咽干，胸胁闷疼，痰多色黄者，应当疏肝和胃，清热除湿，可用柴陈瓜贝枳杏汤。

·如气滞痰壅，喘咳胸疼，不能平卧者，应当行气化痰降逆，可用苏子降气汤。

·如病情恢复，宜服金匮肾气丸，配服参苓白术散，观察三月。

方剂：

·扶阳理痨丸：熟地黄280g，山药140g，山茱萸140g，粉牡丹皮100g，茯苓100g，泽泻100g，上肉桂35g，黄附片35g，红人参70g，蛤蚧2对，黄芪70g，当归35g，真獭肝70g，百部100g，生杭芍35g，五味子35g，川贝母70g，广橘红35g，紫河车35g，鹿角胶35g。共研极细末，加蜂蜜1100g为丸如小豆大，每服10g，一日两次，早晚饭前开水送服（或调配半剂，服完后再配也可）。

·健脾化痰汤：党参17.5g，姜半夏10.5g，白术14g，茯苓14g，陈皮10.5g，干姜10.5g，北细辛10.5g，五味子7g，炒苏子10.5g，炒莱菔子10.5g，炒白芥子10.5g，杏仁10.5g，川贝母10.5g，川厚朴10.5g，桂皮10.5g。加水煎出400ml，一日分两次早晚饭前温服。

·益肺排毒饮：黄芪35g，当归17.5g，川芎10.5g，杭芍14g，党参17.5g，白术14g，茯苓14g，甘草10.5g，金银花35g，桔梗17.5g，皂刺10.5g，白芷10.5g，穿山甲14g，牡蛎14g，贝母10.5g，桑白皮17.5g，冬瓜仁17.5g。

·保真汤：生黄芪35g，当归17.5g，党参10.5g，白术14g，茯苓14g，陈皮10.5g，甘草10.5g，生姜7g，大枣2枚，柴胡7g，杭芍14g，莲子心10.5g，五味子7g，生地黄35g，熟地黄17.5g，天冬14g，麦冬14g，知母14g，黄柏10.5g，地骨皮14g。加水煎600ml，一日分3次，早晚饭前温服，每日1剂，服至症状消失，血止为度。

·小青龙汤加味：麻黄10.5g，桂枝10.5g，姜半夏10.5g，杭芍10.5g，干姜10.5g，细辛10.5g，五味子7g，甘草10.5g，杏仁10.5g，厚朴10.5g，茯苓14g，泽泻10.5g。加水煎200ml，一日分两次，早晚饭前温服，每日1剂，服3～6剂。

·柴陈瓜贝枳杏汤：柴胡14g，姜半夏10.5g，党参10.5g，黄芩10.5g，生姜7g，大枣2枚，甘草10.5g，茯苓14g，陈皮10.5g，瓜蒌14g，浙贝母10.5g，杏仁10.5g，桔梗10.5g，枳实10.5g。

·苏子降气汤：炒苏子17.5g，姜半夏10.5g，前胡10.5g，厚朴10.5g，陈皮10.5g，甘草10.5g，茯苓14g，当归10.5g，肉桂7g，生姜10.5g，大枣2枚，沉香1.5g（后下）。加水煎400ml，一日分两次，早晚饭后温服，每日1剂，服3～6剂，病重痰涎壅盛者日服两剂。

·金匮肾气丸：熟地黄280g，山药140g，山茱萸140g，茯苓100g，牡丹皮100g，泽泻35g，肉桂35g，附片35g。共研极细末，加蜜1350g为丸，如小豆大，每服10.5g，一日两次，淡盐开水送服。

·参苓白术散：党参、茯苓、白术、山药、莲子肉、白扁豆、炙甘草、薏苡仁、砂仁、桔梗、陈皮、炒神曲，上药各 70g，共研极细末，每服 10.5g，一日两次，开水冲服。

·真武参麦葶苈大枣汤：茯苓 35g，白术 17.5g，杭芍 17.5g，生姜 17.5g，附片 17.5g，炒葶苈 10.5g，大枣 10 枚，人参 17.5g，麦冬 35g。加开水煎 600ml，一日分 3 次温服。

·和阳祛腐散：穿山甲 70g，川附子 70g，象牙 70g，瓦楞子 70g。共研极细末，每服 3g，一日 3 次，饭后冲服。

65. 咳嗽案（支气管炎）

潘某某，男，50 岁，干部。

1991 年 9 月 26 日初诊。症见：咳嗽，无痰，夜晚加重，胸部有空虚感，气短，善叹息，动则出汗十四天，舌红，苔薄黄，脉弦细而数。诊为咳嗽，肺气郁结，肺阴亏损证。治宜通宣润肺，开利肺气。

处方：

·百合固金汤加紫菀、款冬花：百合 35g，生地黄 10.5g，熟地黄 10.5g，玄参 10.5g，贝母 10.5g，桔梗 14g，甘草 10.5g，麦冬 14g，杭芍 10.5g，当归 10.5g，紫菀 10.5g，款冬花 10.5g。每日 1 剂，服 7 剂。

·麦味地黄丸：每服 10g，一日两次，早晚开水送服。

二诊（10 月 6 日）：服药后诸症消失，舌苔薄白，脉缓，继用麦味地黄丸调理。

[按语]　本例咳嗽为肺肾阴亏所致。阴虚生内热，虚热上犯伤肺，肺阴损耗而出现干咳。肺失宣降，肺气郁结则气短，善叹息，故用百合固金汤加大桔梗用量，以增利肺之功。配服麦味地黄丸，以通过滋肾水达到虚火自降，故诸症随之而愈。此即金水相生之意。

66. 哮喘案（支气管哮喘）

李某某，男，29 岁。

以咳喘近半月之主诉于 1959 年 11 月 23 日入院。患者半月前乘汽车途中咳嗽气喘，服药后稍好转，但易反复。入院查体：血压 130/116mmHg，急性病容，被动体位，面色黑黄，呼吸急促。两肺听诊可闻及散在喘鸣及干鸣，心脏检查无异常。胸透示左肺硬结性肺结核。其余检查未见异常。西医诊断：支气管哮喘，转中医治疗。症见：精神萎靡，面色黑黄，表情痛苦，形体消瘦，呼吸急促，咳嗽痰多，胸闷，不能平卧。苔白滑，脉弦数。诊断：哮喘，证属风寒犯肺，肺失宣降。治则：宣肺止喘，温肺化饮，方用小青龙汤加杏仁、茯苓、款冬花、紫菀。

处方：麻黄10.5g，桂枝10.5g，芍药17.5g，炙甘草10.5g，干姜10.5g，细辛10.5g，姜半夏10.5g，五味子7g，杏仁10.5g，茯苓17.5g，款冬花10.5g，紫菀10.5g。

服上方两剂后气喘减轻，仍咳嗽，痰多。"缓则治其本"，改用健脾温肺止咳之六君子汤加干姜、细辛、五味子、紫菀、款冬花。

处方：党参17.5g，炙甘草10.5g，茯苓14g，白术10.5g，陈皮10.5g，姜半夏10.5g，干姜10.5g，细辛10.5g，五味子7g，紫菀10.5g，款冬花10.5g。

服上方22剂后，气喘隔日轻微发作，咽部不适，改用小青龙汤加杏仁、桔梗各10.5g。

处方：麻黄10.5g，桂枝10.5g，芍药17.5g，炙甘草10.5g，干姜10.5g，细辛10.5g，姜半夏10.5g，五味子6g，杏仁10.5g，桔梗10.5g。

服上方15剂后喘息未发作，咳嗽、胸闷诸症减轻，但仍觉咽部不适，痰多，苔黄厚，脉沉实。方选六君子汤加干姜、细辛各10.5g，五味子5.25g，杏仁、桔梗各10.5g。

处方：党参17.5g，炙甘草10.5g，茯苓14g，白术10.5g，陈皮10.5g，姜半夏10.5g，干姜10.5g，细辛10.5g，五味子5.25g，杏仁10.5g，桔梗10.5g。

服上方9剂后，诸症消失，病愈出院。

［按语］　哮喘证治分发作期和缓解期两种治法，发作期有寒、热之别。本例发作期为肺寒型，方用温肺散寒，化痰平喘之小青龙汤加味以治其标，后用温肺健脾之六君子汤加味以治本，此即培土生金之意。

67. 哮喘案（过敏性哮喘）

李某，女，40岁，法国籍人士。

以气喘3年之主诉就诊。3年前因接触动物毛引起气喘发作，喉间有声，西医诊为"哮喘"。3年来反复发作，每遇动物毛即发作。因工作需要来我市讲学，特请米老治疗。症见气喘发作已持续两天，舌质

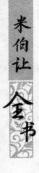

淡，苔薄白，脉弦细。诊为哮喘，证属肾气亏损，肾不纳气。治以补肾纳气之肾气丸，每日两次，每次9g。连服1个月后，患者自诉接触动物毛已不再大发作，只有轻微气喘，嘱继服肾气丸。

［按语］　本例哮喘为肾不纳气所致。肾阳主全身之阳，肾阴主全身之阴，元阴元阳不足易致各脏腑功能低下而发病，只有通过补肾而达止喘之目的。故用金匮肾气丸获效，此即"正气存内，邪不可干""邪之所凑，其气必虚"之意。

68. 腹痛案（慢性结肠炎）

杨某某，女，34岁，工人。

初诊（1992年9月26日）：腹胀，乏力，左下腹疼痛五年余，曾住院检查为"浅表性胃炎""慢性结肠炎"。经治疗未见好转，体重由80kg减至65kg。症见：腹胀，左下腹疼，头昏，心慌，腰困痛，手足发凉，舌淡，苔薄白，脉弦缓。降结肠区压疼。诊断：腹痛，脾虚腹胀证。治宜健脾养胃，行气止痛。方用香砂六君子汤加厚朴。

处方：党参17.5g，姜半夏10.5g，白术10.5g，茯苓14g，陈皮10.5g，甘草10.5g，广木香3.5g，砂仁7g，生姜10.5g，大枣2枚，厚朴10.5g。每日1剂，连服6剂。

二诊（10月6日）：腹胀，左下腹痛，腰酸困消失，舌淡，苔薄白，脉细缓，改用补中益气汤加桂枝。

处方：黄芪35g，当归10.5g，党参17.5g，白术10.5g，升麻7g，柴胡7g，陈皮10.5g，茯苓14g，甘草10.5g，生姜10.5g，大枣2枚，桂枝10.5g。每日1剂，连服10剂。

三诊（10月17日）：诸症消失，舌苔薄白，脉缓，随访半年，未见复发。

［按语］　本例乃脾虚胃弱，无力推动，不通则痛所致。因久病脾虚，化源不足，气虚不能通达四肢而致四肢发凉。心主血，血虚不能养心，则心慌，头昏。故先用香砂六君子汤加厚朴消胀止痛，后用补中益气汤加桂枝益气温经通阳而获效。此为攻补兼施之治法。

69. 泄泻案（慢性非特异性结肠炎）

吴某某，女，32岁，干部。

患慢性泄泻，每日3～4次已3年余。曾作大便培养、乙状结肠镜检，诊为慢性非特异性结肠炎。曾先后经中西医治疗无效。症见：腹泻每日3～4次，便前腹隐作痛，便内混有黏液，无味，纳少，神疲，头昏，舌淡，苔薄白，脉沉细弦。诊断：泄泻。辨证属脾虚肝郁。治法：疏肝健脾。方用柴芍六君子汤加味。

处方：柴胡14g，杭芍21g，党参17.5g，姜半夏10.5g，白术10.5g，茯苓14g，陈皮10.5g，甘草10.5g，砂仁10.5g，焦三仙各10.5g，生姜10.5g，大枣2枚。每日1剂，服14剂。

二诊：腹泻日1～2次，腹痛消失，舌淡，苔薄白，脉沉弦。继用上方14剂。

三诊：诸症消失，大便成形，每日1次，随访5年，未见复发。

［按语］　本例患者为生活调节失宜，脾胃虚弱而引起之泄泻。脾主升，主运化，赖阳气而内充，阳气不足，则升运功能受碍而致泄泻；脾虚不能抑肝则现肝气乘脾，故方用健脾益气之药为主以培其本，重用柴胡、杭芍疏肝以达健脾之目的。

70. 消渴案（糖尿病）

赵某某，女，23岁，工人。

以多饮，多食，多尿，逐渐消瘦两年之主诉于1959年6月8日入院。症见：面色萎黄，形体消瘦，头昏，纳多，口渴引饮，尿多，每日十余次。舌质红，苔薄黄，脉沉数。查体：血压：118/78mmHg。化验检查，血糖483mg%，尿糖＋＋＋，尿蛋白±；血常规：血红蛋白66g/L，红细胞$2.8×10^{12}$/L。西医诊断：糖尿病。中医诊断：消渴。证型：肺肾阴虚，治则：滋阴补肾，兼养肺胃之阴。方用六味地黄汤加肉桂、五味子。

处方：熟地黄28g，山药14g，山茱萸14g，牡丹皮10.5g，茯苓10.5g，泽泻10.5g，肉桂3.5g，五味子3.5g。服上方3剂。并限制饮食。

二诊：自觉饥饿感无以前明显，不欲饮水，尿量减少，约2150ml。血糖188.2mg%。脉舌同前，继服上方6剂。

三诊：自觉三多症状减轻，日饮水量900ml，尿量约1500ml，尿糖＋＋＋。舌红，苔薄白，脉沉细。改用六味地黄汤加肉桂3.5g，五味子7g，天花粉35g。12剂。

处方：熟地黄28g，山药14g，山茱萸14g，牡丹皮10.5g，茯苓

10.5g，泽泻 10.5g，肉桂 3.5g，五味子 7g，天花粉 35g。

五诊：尿量明显减少，每日约 5 次，约 1500ml，饮水量 1400ml，苔薄白，脉细。尿糖＋＋，血糖 250mg%。

处方：熟地黄 28g，川芎 10.5g，杭芍 10.5g，生石膏 28g，当归 10.5g，鲜竹叶 10.5g，党参 21g，麦冬 17.5g，生姜 10.5g，大枣 2 枚，甘草 7g。

六诊：口干不欲饮，尿量减少。舌淡，苔薄白，脉细，血糖 200mg%，尿糖＋＋＋。理中汤加天花粉 35g。

处方：人参 10.5g，白术 10.5g，干姜 7g，炙甘草 10.5g，天花粉 35g。

七诊：诸症好转，舌淡，苔薄白，脉沉。饮水量 1700ml/d，尿量 1100ml/d。方用六味地黄汤加肉桂 3.5g、五味子 3.5g。

处方：熟地黄 28g，山药 14g，山茱萸 14g，茯苓 10.5g，牡丹皮 10.5g，泽泻 10.5g，肉桂 3.5g，五味子 3.5g。

十三诊：服上方共 21 剂后，乏困，手足心发热，饮水量 1200ml，尿量 2500ml，尿糖＋＋＋。继服上方，加服大黄䗪虫丸 1 丸，一日两次。

十七诊：三多症状消失，自觉精神好转，化验检查尿糖（－），尿蛋白（－），血色素 100g/L，红细胞 5.03×10^{12}/L。继服上方及大黄䗪虫丸，出院。注意坚持服中药，并控制饮食。

［按语］ 糖尿病是以三多（多饮、多食、多尿）一少（身体消瘦）为特征的病证，病变以肾为主。本例为肺肾阴虚，方用六味地黄汤加味而愈。由于阴虚是导致本病的内在因素，故治疗以滋阴为主，并贯穿于本病治疗之始末。妙在方中加入肉桂引火归元，配服大黄䗪虫丸活血祛瘀，以防变症。

71. 肠结案（肠梗阻）

杜某某，女，8 岁。

以腹痛 2d 之主诉于 1959 年 5 月 10 日入院。检查见：左下腹压痛明显，腹肌紧张。血常规：白细胞 33.5×10^9/L，中性粒细胞 88%，大便常规提示有蛔虫卵。X 线透视提示：右下腹部有少量积气，有液平面，两肺下叶有炎性改变。西医诊断：①肠梗阻（粪石型）；②蛔虫病；

③两肺下叶肺炎。症见：精神萎靡，面色苍白，形体消瘦，左下腹痛有硬结。舌红，苔黄腻，脉弦滑。诊断肠结证，燥粪内结。治则逐下燥结。方用大柴胡汤加厚朴7g，两剂。

处方：柴胡14g，黄芩10.5g，姜半夏10.5g，枳实10.5g，杭芍药10.5g，生大黄10.5g，生姜10.5g，大枣2枚，厚朴7g。

二诊：服上药后便下多次，便内有硬结，便后自觉舒畅，腹痛减轻，精神好转。血常规检查：白细胞14.3×10^9/L，中性粒细胞76%。继服上方3剂。

三诊：腹时隐痛，余无明显不适。X线透视示：心肺未见异常，右下腹有少量积气，未见液平面。上方去生大黄，杭芍加量至18g。

四诊：自觉症状消失，X线透视胸腹无异常，肺部炎症消失。痊愈出院。

[按语]　本例为粪石型梗阻，系脏腑功能失常，全身机能障碍而致的气机痞塞，肠道不通，不通则痛。依据肠腑功能，治疗采取以通为用，但患者合并有肺炎，肺又与大肠相表里，故方用大柴胡汤加厚朴逐下燥结，通里攻下，不仅排除梗阻，也促进了肺炎的治愈，此即肺与大肠相表里之意。

72. 石淋案（输尿管结石）

洪某，男，30岁。干部。

左下腹剧痛反复频发1年余，曾在西医大二附院做肾盂静脉造影、腹部平片等检查，诊为左侧输尿管中段结石。患者拒绝手术，要求米老诊治。症见：左下腹隐痛，频发绞痛，伴尿频，尿急，尿痛，舌红，苔薄白，脉弦滑。诊断：石淋。辨证：肾气不足。治则：补肾排石。方用金匮肾气汤加冬葵子、滑石。

处方：生地黄28g，山药14g，山茱萸14g，牡丹皮10.5g，茯苓10.5g，泽泻10.5g，附子3.5g，肉桂3.5g，滑石35g，冬葵子17.5g。每日1剂，服7剂。

二诊：疼痛缓解，尿频，尿急，尿痛消失。舌淡，苔薄白，脉弦滑，继服上方7剂。

三诊：服药后突感左下腹绞痛，约5min后消失。急查尿可见红细胞（＋＋＋＋）。症见精神不振，腰背困痛，舌淡，苔白，脉弦，继服上药

7剂，做检查与前对照。

四诊：精神好转，诸症消失，检查报告左侧输尿管中段未见结石影。随访1年，未见发作。

［按语］　本例石淋乃是肾气不足所致，选用金匮肾气汤温补肾气。服至21剂时突发尿痛，为结石排出时刺激输尿管所引起之反应。经做检查与前对照，充分证明已痊愈。方中加入滑石、冬葵子两味，目的是在补肾气的基础上增强输尿管扩张之作用，使结石排出，这是米老遣方用药之妙，其机理有待进一步研究。

第三节　异病同治医案举隅

清瘟败毒饮是清代乾隆年间江淮瘟疫大流行时，著名医家余师愚氏针对疫疹热毒侵入营血化燥，三焦相火亢极之证创造的方剂，见载于其所著《疫疹一得》。余氏此方组成甚有见地，且运用石膏颇有独到之处，认为"非石膏不足以治热疫"。本方是综合了白虎汤、犀角地黄汤和黄连解毒汤三方的药物加减组成，故具有白虎汤的大清气分热，泻肺胃热邪；犀角地黄汤的清热凉血，解毒化斑消瘀；黄连解毒汤的泻火解毒等作用。因此，清·王孟英在《温热经纬》中论述本方时说："此十二经泻火之药也……重用石膏，直入胃经，使其敷布于十二经，以退其淫热；佐以黄连、犀角、黄芩泄心肺之火于上焦；牡丹皮、栀子、赤芍泄肝经之火；连翘、玄参解散浮游之火；生地黄、知母抑阳扶阴，泄其亢甚之火，而救欲绝之水；……此大寒解毒之剂，重用石膏，则甚者先平，而诸经之火自无不安矣。"

米伯让先生在行医50余年中，运用此方对一些温毒侵入营血化燥，三焦相火亢极之证常见效验。认为此方不仅对时疫疗效显著，且对不同病因引起的急危重证患者亦同样奏效，这就启示我们对先辈医家据临床经验创制的效验方剂应认真深入研究，对发扬中医辨证论治，审证立方，以古方治今病，深入开展"异病同治""同病异治"，一方治多病，一病用多方的宝贵经验有一定的意义。今仅举先生病案9例，仅供同行采撷。

1. 秋温时疫风温证案（流行性乙型脑炎）

米某某，女，15岁，学生。

于1951年晚秋，因穿昨日洗涤未干之湿裤上学，返家即觉畏寒头痛，全身酸痛。家人以为外感风寒，投以生姜汤，令覆被汗解，未得出汗。至夜半恶寒发热加重，仍无汗。先生诊视脉象弦滑而数，舌苔黄腻。症见头痛，口苦，咽干欲呕，胸胁苦闷，寒热往来，不欲饮食。考虑为外感未得汗解，热郁少阳证。法当和解，投以和解少阳之小柴胡汤1剂。

处方：柴胡14g，姜半夏10.5g，党参17.5g，黄芩10.5g，甘草10.5g，生姜10.5g，大枣2枚。

服后仍未解，亦无汗。至翌晨出现谵语，躁动不安，此为热扰神明之象，且大便3d未解，为热邪传入阳明腑实三阳合病证，即投以大承气汤通下泄邪。不料传变迅速，药未煎服且现循衣摸床，谵语躁动加剧，日夜不休，面色呈现若火熏之色，尤以鼻翼迎香穴部位特别明显，始终无汗，不大便，尿少，颈项强硬，然无口渴引饮，脉仍弦滑洪大。先生认为热毒侵入营血化燥，三焦相火亢极之证，急投清瘟败毒饮加生大黄凉血散血，养阴清气，泻火通便。

处方：犀角10.5g（锉，先煎），生地黄35g，赤芍17.5g，牡丹皮17.5g，生石膏70g，知母28g，甘草17.5g，黄连10.5g，黄芩10.5g，栀子14g，桔梗10.5g，连翘17.5g，玄参35g，竹叶10.5g，生大黄17.5g（后下）。

加水800ml，先煎犀角30min，再入诸药煎煮40min，过滤出300ml，连煎3次，除去沉淀药质，共量为800ml，一日夜分4次温服。服药一次，未见变化；服药两次后即解大便；服3次后便下蛔虫数条，谵妄停止，出现大汗淋漓，神怯懒言，呼吸微弱，身凉，脉细微，安睡如尸。先生认为此乃机体邪正相争，正胜于邪之战汗，此病遂得以解。患者已气阴两亏，即投益气生津之条沙参17.5g、麦冬35g煎汤频服5d，并嘱饮大米稀粥，淡面汤养胃气，调理月余，身体始复正常。但头发脱落严重，足见此症耗伤气血甚重，幸未留下痴呆，语言失灵，下肢麻痹等后遗症。1个月后头发渐生，数月后恢复正常，体健至今。

[按语]　此病发展之迅速，究其原因：①可能误用姜汤汗解，热

郁于内，得姜之辛热之气，更为鸱张，病邪迅即传变至少阳、阳明而化燥。②秋令时节，燥气当令，不仅外界水分收敛，而且人体水液亦是过耗，生津润燥，养阴清气之药未及时投用，以致燥气炽盛，热毒侵入营血，气血两燔，三焦相火亢极。幸得此方清热解毒益阴，患者生命得以保全。余氏清瘟败毒之功效概可知矣；③本病初起在表，当用葱豉，葱姜汤亦可，目的使汗出得解。但为何汗不得出，值得深究。如用生姜汤取汗，姜用10.5g，当配葱白四五根或淡豆豉，或葱豉汤，葱量宜大，服法啜饮、覆被，汗始出为度，表邪随汗解而愈，不至病邪传变三阳，造成危证。先生特别指出，凡使用姜汤取汗者定要慎之，切忌滥用；④方中犀角必须锉末入药先煎，否则无效，反成浪费。另石膏用量务必70g至140g方可；⑤方中加减以适中病情为宜，不宜冒险而发生变证。如大便不通加生大黄17.5g，小便量少加木通10.5g，黄疸出现加茵陈35g；⑥本病以西医命名为流行性乙型脑炎者，是依据发病患者证候和发病季节而拟定之病名，并非做脑脊液及血化验之确诊病名，此为当时历史条件所致，望读者谅解，仅作参考。

2. 瘟毒急黄并发肌衄证案（急性黄色肝萎缩并发胆囊炎）

姚某某，女，60岁，家庭妇女，陕西泾阳县人。

于1958年秋患急性黄色肝萎缩并发胆囊炎，住西安医学院二附院综合科，经治3d无好转，邀米老先生会诊。当时陪同的外科主任陈松旺教授谓此病复杂棘手，要求中医协助治疗。患者症见高热不退，全身黄染，并有散在瘀点及手掌大的片状出血斑，神志烦躁，口渴欲饮，口唇干燥，舌绛无苔，脉象洪大滑数。

察其手指颤动，腹痛呻吟，右胁及胃部拒按，小便少而色深黄，大便几日未解，时值月经来潮，先生分析病情为瘟毒急黄并发肌衄病。此乃时疫瘟毒侵入营血，热邪燥盛，伤及肝胆，肝火上冲，胆囊肿大，故腹痛拒按；阻塞胆道，胆汁溢于皮肤故现黄疸；肝火燔炽，迫血妄行，故见皮肤溢血呈现斑疹；上至血灌白晴，下至月经来潮。患者神志烦躁，口渴唇燥，舌绛无苔，为伤津化燥之证；手指颤动为肝风内动之象；脉洪大滑数，为热邪深入，日进化燥之象；由于燥极化火，津液耗伤，故高热不退。此为三焦相火亢极，侵伤肝胆，迫血妄行之证。法当清营解毒，凉血散血，大清气热，利胆通便，平肝熄风。方用清瘟败毒饮加茵陈、生大黄二味。

处方：犀角 10.5g，生地黄 35g，赤芍 17.5g，牡丹皮 17.5g，生石膏 70g，知母 28g，黄芩 17.5g，黄连 10.5g，焦栀 14g，连翘 17.5g，玄参 35g，竹叶 10.5g，桔梗 10.5g，甘草 17.5g，茵陈 35g，生大黄 10.5g。

由于犀角稀缺，改用羚羊角，继服 3 剂，斑敛黄退，腹痛消失，脉静身凉。遂予清热生津，益气养胃之竹叶石膏汤及大米粥善后调养。后随访病愈出院，患者感激，赠锦旗以谢之。

3. 天行时疫伤寒阳毒发斑黄疸证案（斑疹伤寒）

王某某，男，45 岁，干部，陕西扶风人（西安医学院二附院眼科教授王守敬之叔父）。

因患斑疹伤寒住西医大二附院综合科，经用氯霉素、金霉素等药物治疗，高热不退，症渐加重，且现黄疸。急邀先生会诊，协助治疗。症见高热不退，口渴唇燥，头痛乏力，四肢困痛，食欲不振，颜面、颈项、胸腹部可见散在斑疹，色红鲜明，压之即退，松之即显，巩膜及全身出现轻度黄疸，神情抑郁。大便三日未解，小便量少色黄，舌红无苔，脉洪大滑数。先生分析病情，西医所谓之斑疹伤寒，为立克次体传染病，属于中医天行时疫中之伤寒发斑病（伤寒发斑：见《三因极一病证方论》）。症见：胸腹部发斑，色红赤，身热口渴，苔白腻或黄腻，脉象洪数。甚则烦躁谵语，咽喉疼痛，多由外感伤寒热病，汗下失宜，不当下而下之，则热邪乘虚入胃；当下而失下，则胃热不得泄；或不当汗而汗，汗后津亏火旺；当汗而不汗，邪热不得越，此汗下失宜皆能发斑。《医宗金鉴·伤寒心法要诀》注："伤寒发斑疹痧，皆因汗下失宜，外邪覆郁，内热泛出而成也。"治宜清凉化斑，滋阴解毒，用人参化斑汤、犀角玄参汤或玄参升麻汤加减（《中国医学百科全书·中医内科学》）。但中医对此病又分阳毒发斑和阴毒发斑两种。阳毒发斑症见肌肤燥热（见《医学入门》），面赤锦斑，咽痒，或吐利脓血，鼻如煤烟，妄言狂走，舌焦，六脉洪数。多由伤寒阳毒结热，入迫血分所致。有初病伤寒一二日，或误用吐下而成。《三因极一病证·阳毒证治》其论阳毒为病，由于"内外结热……多因肠胃燥热，阳气独盛，阴气暴绝，妄服燥药热食所致。"治宜清热解毒，方用阳毒升麻汤、消斑青黛饮加减。

火炽者宜三黄石膏汤加减。

阴毒发斑以发斑并多兼见手足逆冷，下利清谷等阴寒内伤证候为特点，属虚寒证；也有因肾阴枯涸，虚火浮游所致的，阴斑名见《丹溪心法》，《通俗伤寒论》称虚斑。《医学入门》称内伤发斑。其病因病机多由素体虚弱，内有伏寒，阴寒内盛，逼其无根之火浮散于外；或内伤生冷，外感阴邪，邪从阴化；或本非阳证，误进寒凉，以致阴寒不解，伤及营气所致。《丹溪心法·斑疹》云："此无根失守之火，聚于胸中，上犯熏肺，传于皮肤而为斑点。"《医门补要·阴斑阳斑宜辨》云："阴寒内伏，逼其浮火外散。"《伤寒约编·续》卷一云："少火气衰，生阳不振，阴邪郁遏，伤营气而亦令发斑，是为阴斑。"《医宗金鉴·伤寒心法要诀》注："邪从阴化，或过服冷药所致。"阴毒发斑临床上所见不多，但亦应引起注意（《中国医学百科全书·中医内科学》）。此若诊断不清，一阴一阳，治若冰炭之反，临证应慎重治疗观察。先生观其脉证，认为其进入途径不外皮肤创伤或呼吸道侵入成病。此与由祖国医学传统的皮肤经络受邪之说与明末温病学家吴又可明确指出的"邪自口鼻而入"，相符合。吴氏还指出，疫病的发生是"由于邪之所着，有受天，有传染，所感虽殊，其病则一"。疫邪入里损及血脉，肝不藏血，血热妄行，溢于脉外，故见瘀血样血斑；肝失血养，胆道不畅，胆汁外溢，故现黄疸。本病所见之斑疹色红鲜明，舌绛无苔，脉洪大而数，小便黄少，大便不通，为阳毒发斑证，治应大清气血之邪热，退热消斑。若治不及时，将热极化燥，燥极化火，则热扰神明，出现神昏谵妄，血斑弥漫，黄疸加重之危证。先生选用清瘟败毒饮加茵陈、生大黄方（犀角10.5g，生地黄35g，赤芍17.5g，牡丹皮17.5g，生石膏70g，知母28g，黄连10.5g，黄芩10.5g，焦栀14g，连翘17.5g，玄参35g，桔梗10.5g，竹叶10.5g，甘草17.5g，茵陈35g，生大黄10.5g）清热解毒，养阴清营，凉血散血，利胆通便，以达保津液，阻其发展。待诸证消失后，可服竹叶石膏汤以清余热。日进大小米粥饮食以生津和胃。患者服药三剂，热退，诸证基本消失，后随访痊愈出院。

4. 外伤血瘀中毒流注高热耗阴证案（外伤骨折并发败血症）

文某某，女，49岁，西安市人，家庭妇女。

因车撞后高热不退，住陕西省中医研究所骨科。入院后经检查诊为股骨骨折并发败血症。经用金霉素等抗生素及中药治疗，高热不退，急请先生协助诊治（该科主治医师张超然陪同）。患者症见高热不退，时而寒战，干呕，口渴欲饮，烦躁不安，右大腿部疼痛不止，色无红肿，舌绛唇干，脉洪大滑数。先生观其脉证，诊为外伤血瘀中毒流注病，认为患者车撞伤而致骨折，局部必导致经脉瘀血，皮肤未见红肿，为血瘀于内，血气不通，故疼痛不止，此即"通则不痛，痛则不通"之意。血瘀不散，则化热成毒，热毒流注某处，某处即现病灶。若热毒流注五脏，则见危证，此为热毒侵入营血中毒之证。治宜清营解毒，凉血散血，急用清瘟败毒饮除血毒所致之发热，局部涂如意金黄散散瘀解毒，配服云南白药止痛活血，促使骨伤愈合。若疼痛加剧不止，可服梅花点舌丹，一次嚼服 5 粒，用大葱白叶包，每日服 2～3 次。经服清瘟败毒饮两剂，高热即退，诸证大减。后由该科处理，继服朱兴恭医师自制之接骨丹 3 月余，股骨骨折痊愈出院。

5. 瘟毒发斑夹肾虚尿闭证案（流行性出血热少尿期）

李某某，男，45 岁，干部。

于 1968 年春患发烧待查住户县惠安化工厂职工医院，入院后经检查，诊断为流行性出血热少尿期，经用中西药治疗无效，邀先生会诊，协助治疗。时有省防疫站苏子毅医师陪同。症见：高热烦躁，颜面浮肿，全身遍布搔抓样血斑，舌质绛，苔黄干，脉洪滑数。尿闭 3d，大便未解。先生观其脉证，问中医治疗用何方药？该院医师谓用清瘟败毒饮。先生阅病历记录无误，惟方药剂量皆小，其中生石膏用量三钱（10.5g），无济于事。本病瘟毒发斑夹肾虚尿闭证，多由瘟毒侵入营血，阳明胃热化燥，导致三焦相火亢极，耗伤肾阴，肾司二阴，津亏燥甚故见大小便闭。法当清营解毒，凉血散血，大清燥热，通泻二便，泻火救阴。方药用量调整如下，其中生石膏必用 70g，并加生大黄、木通方（犀角 10.5g，生地黄 35g，赤芍 17.5g，牡丹皮 17.5g，生石膏 70g，知母 28g，甘草 17.5g，黄连 10.5g，黄芩 10.5g，焦栀 14g，连翘 17.5g，玄参 35g，桔梗 10.5g，生大黄 10.5g，竹叶 10.5g，木通 10.5g）。仍用此方服用两剂，以观后效。3d 后，又请先生会诊，该院医师谓，经服先生调整剂量之方药 1 剂，高热即退，二便即通。继服两剂，诸证皆减，尿量日渐增多，提示将转入多尿期，该用何方？先生谓宜滋补肾阴，生津敛阴，方用麦味地黄汤（麦冬 35g，五味子 10g，生地黄 35g，山药 14g，山茱萸 14g，牡丹皮 14g，茯苓 l4g，泽泻 14g），每日服 1 剂，6 剂即可。若余热未尽，可用竹叶石膏汤益气生津，清热和胃。食以小米加赤小豆之类煮粥调理，后随访该病已愈。

6. 瘟毒发斑夹肾虚病并毒邪侵伤脑神证案（流行性出血热并发脑水肿）

陈某某，男，40 岁，农民。

时先生于 1969 年冬季，兴平流行性出血热大流行，先生前往参加防治。一日深夜，县防疫站急邀先生为一患流行性出血热并发脑水肿的在庄头医院住院的危重患者会诊抢救，由防疫站吴某某医师、中研所闫亚莉医师陪同到达该院。症见：高热昏迷，全身血斑弥漫，双目瞳孔大小不等已 2d 余。用压舌板开口察舌，舌苔干燥焦黑如煤，手指摸之无津，脉洪滑细数，大便 2d 未解。经该院用西药治疗未见好转。先生观其脉证，诊为瘟毒发斑夹肾虚病并发毒邪侵伤脑神证。机理乃毒邪侵伤营血，阳明燥极化火，损伤脉络，迫血妄行，三焦相火亢极，通调水道功能失调，上而侵伤脑神，故见昏迷；肾阴过耗，则两目瞳孔失衡，大小不等；肾司二阴，阴液亏损，水道障碍，故二便不通；舌苔干燥，黑如煤色，乃热极化火，津液大伤之危证。法为清营解毒，凉血散血，大清气热，泄火救阴，通调水道。方用清瘟败毒饮加生大黄、木通（犀角 10.5g，生地黄 35g，赤芍 17.5g，牡丹皮 17.5g，生石膏 70g，知母 28g，甘草 17.5g，连翘 17.5g，桔梗 10.5g，黄连 10.5g，黄芩 10.5g，焦栀 14g，玄参 35g，竹叶 10.5g，生大黄 17.5g，木通 17.5g）。每日服 1 剂，煎出 400ml，一日夜分 4 次鼻饲，徐徐灌服。服 1 剂病情无恶化，继服两剂。并配服安宫牛黄丸，每次一粒，以观后效。翌晨先生回县，3d 后医院电告，患者病情好转，先生又同闫亚莉医师前往，见患者神志清醒，既能说话，亦能进食，二便通畅，高热已退，血斑渐敛，舌上黑苔已退。先生谓：舌苔干燥色黑如煤，手指摸之无津者，尚属首次，嘱其递减，继服本方两剂。若余热未尽，改用竹叶石膏汤生津养阴，益气和胃。并以大、小米粥饮食调理，以冀恢复。

7. 类中风迫厥证案（蛛网膜下腔出血）

李某某，女，54 岁，家庭妇女，山西省人（陕西省中医研究所工宣队田某某之妻姐）。

于 1978 年经西安市红会医院诊为蛛网膜下腔出血，住院治疗数日无效，急邀先生会诊，协助治疗。症见：高热神昏，不省人事，不能言语，肢体瘫痪。用压舌板开口察舌，舌质红绛，苔干黑，脉洪滑数。先生依据其脉证，诊为中医类中风病之迫厥证。其机理多由愤怒抑郁，情志过激，加之过度疲劳，迫使气血上行，脉络破裂，血瘀于脑，致伤元神，故见神志不清，语言失灵。因脑为元神之府，心为神气之舍，心主血脉，血失神守则气血逆乱，不能顺其生理正常运行，故现厥证。且血生于脾，藏于肝，主于心，布于肺，施化于肾，全身血液循环皆赖心脑之神气主宰。一旦经脉神气失养，则肢体瘫痪，故知觉运动障碍，不能自主。本病出现之厥证，有寒与热之辨，闭与脱之别，患者舌苔干黑，为大量耗伤肝肾阴液之证。脉象洪滑而数，高热不退，乃血瘀化毒，三焦相火亢极，血毒进展之势，为血瘀于脑，热厥危证之类中风证。治宜清热解毒，凉血散血，泄火救阴，安神熄风。本病名为类中风，乃类似中风病之证，实为内脏肝气抑郁过极化火，导致脏腑功能失调，肝风内动，心火上炎，风火相煽而成病，故曰类中风。古有"治风先治血，血行风自灭"之说，据本病机理，先生用清瘟败毒饮方（犀角 10.5g，生地黄 35g，赤芍 17.5g，牡丹皮 17.5g，生石膏 70g，知母 28g，黄连 10.5g，黄芩 10.5g，焦栀 14g，甘草 17.5g，连翘 17.5g，桔梗 10.5g，玄参 17.5g，竹叶 10.5g）。每日 1 剂，加水煎两次，共量 800ml，每服 200ml，每 6h 一次，鼻饲或灌服，配服安宫牛黄丸，每次 1 粒，每日 1～2次。服药后若病情无大恶化，继服两剂，严密观察。2d 后，患者家属转告先生，病情好转，神志清醒，高热消退，亦能张口、伸舌、答语，约先生再去会诊。察患者二便亦通，舌苔有津，黑色略减，脉象洪数较前略和，右下肢稍能屈伸，且有知觉，此乃好转之象，先生嘱继服上方3 剂。3d 后又约先生再诊，患者病情日见好转，能进饮食，二便通利。先生嘱服竹叶石膏汤以清余热，日进淡味饮食，以大米粥调理。1 个多月后患者家属告知先生，患者且出院回家疗养，已下床扶杖行走，以期恢复。

8. 烧伤血瘀中毒高热耗阴证案（烧伤并发败血症）

李某某，男，46 岁，干部。于 1978 年因烧伤继发感染，住陕西省中医研究所外科病房，经治数日，高热不退，该科李景霞医师邀先生会诊，协助治疗。症见：患者卧床，高热不退，呻吟病痛不已，烦躁不安，皮肤烧伤有手掌大数处，伤处涂抹药膏（不详），唇干口渴，质红绛，舌苔黄燥，脉洪滑弦数，小便少，大便 3d 未解。先生分析其病情，认为高热数日不退，乃皮肤灼伤，热毒内攻，侵入营血，热盛伤阴之故，法当内外皆治，内服清热解毒，凉血散血，泄火救阴之清瘟败毒饮加生大黄 1 剂（犀角 10.5g，生地黄 35g，赤芍 17.5g，牡丹皮 17.5g，生石膏 70g，知母 28g，黄连 10.5g，黄芩 10.5g，焦栀 14g，连翘 17.5g，玄参 35g，桔梗 10.5g，竹叶 10.5g，甘草 17.5g，生大黄 10.5g）。加水煎 3 次，共量 800ml，每服 200ml，6h 一次，以观后效，外用先生常自制的黄瓜液涂烧伤部位，以愈为度，现无此药，可暂用生肌玉红膏外涂，以愈为度，注意预防感染。2d 后，李景霞医师告知先生，患者服药一剂，高热即退，并称赞说："看来还是老人家有经验。高热几天我们都退不下，米老一剂药热就退了。中药还是好。"

9. 瘟毒发斑气血两燔水肿证案（流行性出血热三期合病重危证）

李某某，男，34 岁，省农林厅干部。

于 1957 年秋季患流行性出血热住西安市第二人民医院，该院诊断为流行性出血热三期（发热、低血压、少尿）合并证，病情危重，经抢救不见好转，该院即组织抢救小组，延请西医专家会诊抢救，治疗十日未见好转，复转寄希望于中医药治疗，试图挽救于万一。该院老中医纪先生诊治亦未见效，急请先生会诊，同行前往者有西医大二附院内科主任李景轼教授。诊视患者卧床，全身高度水肿，神志不清，双目球结膜水肿突出如蟹睛状，及两颊皆血肿，无法看出舌苔，问不能答语，遍体布满手掌大出血斑及搔抓样血斑，小便量极少，为血尿，如红广告色，两手三部脉及两足趺阳脉均按不见，此乃高度水肿所致，故脉不显象。会诊讨论时，在座者皆感此病束手无策，诸君俱言，唯寄希望于中医治疗，以观后效。先生分析病情，当为急性传染病导致发展之严重阶段，系中医温病中之一种。此乃瘟毒侵入营血化燥，三焦相火亢极，导致气血两燔，迫血妄行，外溢于皮肤，内溢于脏腑，耗津尿少，以致三焦水道失调，不能排出而症见全身水肿。上而热扰神明，故神昏谵语。观其危证，先生拟用余师愚清瘟败毒饮加木通［犀角 10.5g（锉末先煎），生地黄 35g，赤芍 17.5g，牡丹皮 17.5g，生石膏 70g（先煎），知母

20g，甘草17.5g，黄连10.5g，黄芩10.5g，栀子14g，连翘17.5g，玄参35g，桔梗10.5g，竹叶10.5g，木通17.5g]。加水800ml，煎煮40min，过滤出300ml，煎3次共量为800ml，每服200ml，以清热解毒，凉血散血，清气养阴，通调水道，利尿消肿。先服1剂，无不良反应，继服两剂，严密观察病情变化，依据变化再约会诊。当时该院纪先生阅此方云："我曾用中药无效，平生亦未见过此种凶危重证，米先生用此方可谓背水一战！"李景轼教授云：此方若能挽救病证，即为中医药治疗出血热打开了治疗大门（此语均见载病历）。当时先生对此证转危为安亦尚不敢自信。三日后该院又请先生会诊，李景轼教授仍同行。该院内科主任及诸医师皆喜告先生曰："患者服药后病情好转。"先生见患者神志清醒，能回答语言，全身水肿消退，遍体大片血斑皆有收敛，并能进食，脉可摸见，为沉细滑数。先生观其脉证，指出病证虽见好转，但余热未清，血未得宁，火气未得平静。仍用原方递减服用3剂。先减犀角地黄汤，次减黄连解毒汤之黄连，服用1剂，再减去白虎汤，改服知柏地黄汤调理，以达补肾滋阴，健脾和胃，滋阴制阳之功效。并嘱食大、小米稀粥以保胃气。3d后李景轼教授向该院电话询问患者情况，并谓再约米先生去看看患者恢复如何。该院即来车接先生与李教授前往，先生观患者诸证已消失，并已下床活动，甚为欣慰，即告辞返回。此后随访患者10年，未见复发。

　　［按语］　米伯让先生运用清瘟败毒饮治疗各种不同危重证，实践证明，该方确有助于提高存活率，降低病死率的作用。先生屡用屡效，一是首立济世活人之志；二是有丰富的临证经验；三是坚信中医能治愈重急危证之信念；四是善于借鉴前人之经验，多年立足疫区，不断探索古方今用之思路；五是严尊"辨证求因，审因立法，分清主次，依法定方，加减有度"的原则。学生随师耳濡目染，通过学习，兹将先生用清瘟败毒饮的经验初探如下。

　　（1）深究一方治多病之机理

　　方是理、法、方、药中的一个环节，必须在辨证立法的基础上，才能正确使用。一般来说，有法则有方，有方则有法。"方从法立，以法统方"，在临床辨证论治过程中，方是从属于治法的，治法是应用成方和创造新方的根据。如余氏创制之清瘟败毒饮方，就是在当时温疫大流

第二章 医案

行时，依据临床证候，辨证求因，在确定病因的基础上，进行审因论证而制定出来的，成为治疗疫疹的指南。先生多次用此方治疗多种急危重病，主要是紧握高热，神昏谵语，斑疹，唇燥，舌绛红或干黑如煤，脉沉细而实，或洪大而数之主症；深究疫毒侵入营血化燥，三焦相火亢极之病机；确立清热解毒，凉血散血之治法；充分利用共性和个性的特点认识急危重证的一般规律和特殊规律。因此，用一方治几种不同原因所致之疾病，多获良效。这就给我们提示了临证用药思路的广泛性，此即"医者，意也"之意。

（2）紧握方剂量、味和随证应变加减之规律

方剂是治疗的主要手段，一般是按君臣佐使的配伍组成的，其临床应用，是指方剂的功效、主治，以及加减法、煎服法、古方新用途、使用注意事项等内容。临证应是灵活化裁，随证应变，加减运用。但要解决临床上千变万化的疾病的治疗，主要是通过方剂的功效而体现出来的，归纳先生运用清瘟败毒饮方的经验，可分以下 5 个方面。

强调用量　先生认为，余氏之方，组成合理，量味严谨，是无数患者生命经验之结晶，需量足。若要增减，定要有度。因本方皆用于抢救急危重病患者，一旦加减不当，其后果不堪设想。一方之功效，用量亦很关键，依据先生多年之经验，本方生石膏用量不得低于 70g，犀角不能少于 10.5g，否则难以取效，如上述例 5 患者李某，用清瘟解败毒饮无效，请先生诊治，观其脉证，当为清瘟败毒饮证，但医者已用之无效，先生究其无效之因，发现方中生石膏用量仅为 10.5g，无济于事，嘱将生石膏加至 70g，一剂症减，二剂即愈。此乃先生加量不加味之体现。

加减有度　先生尊古而不泥古，多年严用古方，一般很少加味。常道古方加味过多，易影响疗效，说明未能抓住主证进行辨证论治。如上举的病例中，凡出现小便不利加木通；大便不通加生大黄；全身发黄加茵陈，均获良效。反映了先生悉知方剂变化之规律，以适应复杂病变的应急能力及临证用药加味不加量之严谨性。

注重煎服　先生认为，方药的煎服方法正确与否，是直接影响临床疗效的主要因素之一。依据先生的实践经验，本方每剂加水量不得少于 800ml，并必先煎犀角、生石膏 30min，过滤出 300ml，煎两次共量

800ml，一日夜分 4 次服完，以维持药物在人体血液内有效抗病之作用。先生临证对每一患者均详嘱煎服方法，此乃先生医风与临证的一大特色。

活用递减　灵活使用递减法，是先生多年运用清瘟败毒饮的经验之一。常道古方只有通过今用、活用，才能在遣方用药上有所创新。先生使用递减法，就是对凡服用此方后，症现热退神清者，即可减去犀角继服，其因一则犀角短缺，二则减少患者经济负担，三则不影响其疗效。后再减去黄连等苦寒伤胃之药，以达祛邪而不伤胃气的目的。

善补后天　培补脾胃是先生治疗急危重病后期恢复而采用的有力措施。因脾为后天之本，胃乃水谷之海，脾胃乃气血生化之源，又危重急证皆大量伤津耗阴，若调理不当，易致死灰复燃。观其病例，先生善后皆以益气养阴之竹叶石膏汤、生脉散、麦味地黄汤，健脾养胃之六君子汤及大小米粥之类调理，此即始终贯穿"存津液，保胃气""扶正祛邪""有胃气则生，无胃气则亡"这一中医治疗思想。

（3）古方治今病，重在临床验证

先生用古方治今病，就是用古人创制之方治今西医所命名之病。根据上述病案，说明古方不仅能治今病，而且疗效显著。如先生用清瘟败毒饮治疗的流行性出血热、流行性乙型脑炎、急性黄色肝萎缩、斑疹伤寒、败血症、蛛网膜下腔出血等病所致的热毒侵入营血化燥、三焦相火亢极之证，这些不同的病其致病因素各不同，皆为在西医治疗无效的情况下，先生仅用余氏清瘟败毒饮一方均治愈，充分肯定了古方对西医诊断不同疾病确有疗效，足以说明了清瘟败毒饮对西医实践研究的不同细菌、立克次体、病毒等致病因素，有其很强的针对作用。事实证明了古方不仅概括性强，并有灵活性，能治疗多种疾病，进一步揭示了清瘟败毒饮的科学性和实用性，反映了先生多年提倡用现代科学手段研究古方是我国医学发展的必由之路的设想，进一步证明中医"异病同治"的科学性。先生认为，一方治多病，异病同治，同病异治，决不能脱开"证"，只有在辨证的前提下，才能确立治的原则，这就是辨证论治在医疗上的体现。综观上述病例，给学生提出了如何探索"异病同治""同病异治"这一规律及其机理的课题。要开展此项研究，必须以中医临证治疗系统总结的思想方法，以中医临证系统总结的经验材料为依据，逐渐扩大研究范围。以现代实验研究手段，仿造出各种病证的模型，进行分析研究，探索其有效规律及其免疫机理，并与临床验证相结合的方法，寻找出它的理论与实践，应用的共性与个性，以便指导临床实践，体现祖国医学的独有特色。如先生多年对钩端螺旋体病、流行性出血热、乙脑、克山病、大骨节病、肝炎等病的防治研究正是为"异病同治""同病异治"所作之奠基，至今有待于进一步探索与研究。今仅举先生运用清瘟败毒饮经验，可窥先生"异病同治"思想之一斑。

第四节 其 他

1. 脑风案（震颤麻痹综合征）

王某某同志：

首先向您问好！您长期患病来西安就医，不料因我有病不能及时为您诊治，好在彼此同是患者，均能谅解。

您病已3年，虽经多方医治无效。但是希您思想不要有负担。相信在伟大领袖毛泽东时代，凡是自然界以前不能征服的事物，只要有毛泽东思想，任何人间奇迹都能创造出来。任何不能征服的事都会逐渐得到征服。要看宇宙一切事物的变化，伟大领袖毛主席教导我们说："内因是变化的根据，外因通过内因而起作用。"就是说疾病的转化主要还是靠内因，外界的一切治疗都是支援人体内在机能达到战胜疾病的条件。只要您有战胜疾病的信心和坚强意志，思想上不畏惧，不气馁，一定会得到好的转化，甚至战胜疾病，消灭疾病。疾病是人人最讨厌的东西，谁也不愿意患它。但是已经得了疾病，只有耐心坚持治病，不敢急。伟大领袖毛主席教导我们说："既来之，则安之。自己完全不着急，让体内慢慢生长抵抗力和它斗争，直到最后，战而胜之。"这是毛主席对疾病的态度，我们一定要听毛主席的话。应当鼓起为革命而治病的勇气，和疾病作顽强不懈的斗争。战胜疾病，使其早日恢复健康，走上工作岗位，抓革命，促生产。这是我对您的殷切期望。

关于患病的起因，据您叙述主要是由于过度疲劳、浴后受风所致。我根据临床见症以及祖国医学文献记载的分析：本病主要是由于精神过度紧张，情志过受刺激，伤及元神所致。加之风寒侵袭脑髓，以致神虚不能自主，邪风乘虚而起，故见头重摇动不止，久则损及脾肾功能，阳气日虚，故见上下肢震颤，手足发凉，畏寒怕风，吐痰嗜睡，舌苔白腻，脉象弦细等症。古典医籍将本病命名为"脑风"，又名"风头旋"。因脑为元神之府，心为神气之舍，精神情志过度刺激则伤神，神伤则不能镇摄诸脏，则肝盛乘虚生风，肝风盛则头自摇动不止。又脑为髓海，肾主骨髓，诸髓皆属于脑，肾虚则不能充髓于脑。古人云："脑髓有余，则轻动多力。不足则脑转耳鸣，腰酸眩冒，目无所见。"故有肾虚头重高摇之说。若风寒入于风府，由风府上入于脑，则有"脑风"之症。风寒侵袭，此其外因，本症每遇风寒加重者，皆由于脑神虚弱，抵抗外邪功能降低之故。风寒愈刺激，则脑神愈虚，肝风愈盛，久则肝盛侮脾，脾阴虚不能化湿，湿则生痰，湿痰不去，也易促使肝风内动。脾主四肢，脾阳虚则手足发凉，吐痰嗜睡。总之，脑神受伤此其内因，加之风寒侵袭形成头摇旋动不止者，故名"风头旋"。所以我对你病的印象认为是：脾肾阳虚头风摇眩证。治法当以益气养神，平肝熄风，温肾健脾为主。根据你病的具体情况分析，结合古人验案，特拟益气养神、平肝息风丸药 1 剂，连服 3 个月为一疗程。并采取综合疗法，居住静地疗养，充分休息。经常防卫风寒，配合疗法作气功、打太极拳等，坚持 4 个月为一疗程，以观后效。

处方：东北红参 35g，白术 35g，茯神 35g，炙甘草 35g，姜半夏 35g，陈皮 35g，远志 35g，杭芍 35g，黄芪 35g，附片 35g，天麻 70g，钩藤 70g，僵蚕 70g，全蝎 35g，炙蛇蜕 17.5g，独活 35g，防风 105g，麻黄 17.5g，干姜 17.5g，玳瑁 35g。

共研极细末，加蜜 1200g 为丸如小豆大，每服 10.5g，一日 3 次，早晚饭前开水送服，上药服完继续配制服用。

米伯让
1978 年 8 月 6 日

1 年后，患者登门感谢，诸症消失，已恢复正常工作，至今未复发。

2. 血痹继发筋萎案（肌肉萎缩性侧索硬化）

杨某某同志：

阅读您的病历记录，要求我给您提出治疗方法。从病历看您于 1973

年开始患肢体发麻，逐年加重，现又发展为肢体瘫痪，舌强语謇，生活不能自理，经常感觉头晕，上肢肌肉跳动，喜热畏寒。西医诊为肌肉萎缩性侧索硬化；中医诊为血痹、筋萎。按其病程经过，可能由于先患血痹向后发展为筋萎。本病主要原因多由过度疲劳，或色欲伤肾，导致肝肾气血亏损，肺气虚弱，卫外功能降低，再受寒冷侵袭，过伤元气，以致精虚不能上荣于舌，故舌强语謇；血虚不能营养筋肉而呈现肢体麻木、肌肉萎缩、头晕、肉脱，形成瘫痪。此属久病阴损及阳，阴阳两虚之证。为祖国医学痿证范畴疾患。法当大补气血，温养阳气，方用地黄饮子，配服鹿角胶丸，连服 3 个月为一个疗程，以观后效。如咳嗽痰多可用补中益气汤加杏仁、贝母、枳实、南星调理。平时还须加强肢体活动的锻炼，经常坚持锻炼扶杖行走，或气功锻炼，以控制病情发展。

以上治疗建议，仅是臆测，虽然未见您的病情具体表现，但您如能树立战胜疾病的信心和勇气，坚持肢体活动的锻炼，坚持药物治疗，相信您的病情一定会好转。希望您不要悲观失望，耐心疗养。下拟方剂，供您参考服用。

（1）地黄饮子

熟地黄 28g，肉桂 10.5g，附片 10.5g，肉苁蓉 10.5g，茯苓 14g，麦冬 14g，五味子 10.5g，远志 10.5g，石菖蒲 10.5g，山茱萸 14g，巴戟天 10.5g，石斛 10.5g，薄荷 3.5g，杜仲 14g，牛膝 10.5g。

每剂加开水 700ml，大火煮沸，慢火煎煮 50min，过滤出 200ml，共量 400ml，每服 200ml，早晚饭前温服。每日 1 剂，服 1~3 个月。

（2）鹿角胶丸

鹿角胶 140g，鹿角霜 70g，熟地黄 140g，人参 70g，当归 70g，黄芪 70g，肉桂 70g，白术 70g，茯苓 35g，菟丝子 35g，龟甲 70g，虎骨 35g，杜仲 35g，牛膝 35g。

共研极细末，加蜜 1350g，制成丸药如小豆大，每服 10.5g，一日 3 次，饭前开水送服。

（3）补中益气汤加味

炙黄芪 35g，当归 17.5g，党参 17.5g，白术 14g，茯苓 14g，陈皮 10.5g，柴胡 7g，升麻 7g，姜半夏 10.5g，煨姜 10.5g，大枣 2 枚，炙甘草 10.5g，杏仁 10.5g，贝母 10.5g，枳实 10.5g，胆南星 10.5g。

煎服法同前。每日 1 剂，可服两周。

此外，如有感冒发热，或发生其他疾患，以上药物暂时停服，可请当地医生诊治，如临时疾患改善，再服上方治疗。服药后有无效果，请来信说明。

米伯让
1974 年 10 月 16 日

3 个月后，患者来信云服药后精神、症状较前明显好转，并能扶杖行走。

3. 虚劳血亏并发癥积病案（急性粒细胞型白血病）

罗某某同志：

敬问您近好！昨接惠赐小儿烈汉函，惊悉令爱不幸身染急性粒细胞型白血病，现住本地区医院救治，询求我院对此病有何先进的中西医治疗方法，能速寄一份经验总结性材料以便进行救治。知您目前心焦如焚，求治心切，弟不揣冒昧，为了抢救患者，谨将以往接诊此病的粗浅认识和应用方剂，回忆抄录，供兄参考于下。

此病若确诊为急性粒细胞型白血病，在西医认为属于血癌危证，治疗办法不多。近年科学进展或有先进治法，弟未闻之。我以前所接诊此病，多属西医难治。此一病名中医书籍虽未记载，但本病证经观察属于中医虚劳血亏并发癥积（脾肿大）病。因虚成劳，因劳致虚，导致血瘀脾大，耗阴过甚，阴虚阳亢，亢极化火，火迫血出呈现鼻衄、吐血、牙宣、皮下血斑、妇女阴道出血、乏力等症。其人面色白，舌质色淡，虽呈贫血外貌，但脉象弦滑而数有力，或洪大，此阴病反见阳脉，多非吉兆。

早期贫血外貌，偶受外感，发热经治不退，尚未确诊，中医应用辛凉解表，银翘散加生地黄、麦冬、焦栀、黄芩以护阴清热。每日 1 剂，服 3～6 剂，热退停药，改用方剂。

表热虽退，但时或自觉发热，齿龈微有出血，脾大，心烦，脉弦滑数有力，当用滋肾清肝饮。每日 1 剂，服 2～4 周。配服大黄䗪虫丸，每服两粒，一日两次。长期服用，以脾大渐软消失为止。

若鼻血、齿龈、皮下出血斑较重者，当用白虎增液汤加焦栀、黄芩、大黄以泻火救阴。龈衄症突出者，可用甘露饮加黄连、黄柏、大

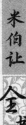

黄。每日 1 剂，以症状消失为止。

若出血症状严重，面色发白，脉仍弦滑有力而数或洪大者，可用清瘟败毒饮挽救，改善症状。

若转危为安，症状有所改善，可长服知柏地黄汤（丸）、大黄䗪虫丸调治，以滋阴制阳，补血养血的方药为主。

以上粗浅认识及应用方剂，请兄酌情参考应用，不吝指教。病有千变万化，吾人见闻非常有限，不能将一隅之见作为固定不变之法。或有新法收效更为切盼，暂不多述。

　　　　谨致

敬礼

米伯让敬复

1991 年 7 月 21 日

附方：

（1）银翘散加味

组方：金银花 35g，连翘 35g，竹叶 10.5g，荆芥穗 10.5g，牛蒡子 10.5g，淡豆豉 7g，薄荷 3.5g，鲜苇根 35g，生甘草 10.5g，桔梗 10.5g，生地黄 17.5g，麦冬 17.5g，焦栀 14g，黄芩 10.5g。

用法：水煎。先服银翘散 1~2 剂，若热不退者，加生地黄、麦冬、焦栀、黄芩。每日 1 剂，服 3~6 剂，热退停服，改用方剂，辨证施治。

（2）滋肾清肝饮

组方：生地黄 35g，山药 14g，山茱萸 14g，牡丹皮 17.5g，茯苓 10.5g，当归 14g，杭芍 14g，柴胡 10.5g，焦栀 14g，泽泻 10.5g，黄芩 10.5g。

用法：水煎。每日 1 剂，服 2~4 周。

（3）白虎增液汤加味

组方：知母 28g，生石膏 70g，粳米 17.5g，生甘草 17.5g，生地黄 35g，麦冬 35g，玄参 70g，焦栀 14g，黄芩 10.5g，生大黄 10.5g，牛膝 10.5g。

用法：水煎。每日 1 剂，服 3~6 剂，血止停药。

（4）甘露饮加味

组方：生地黄 17.5g，熟地黄 17.5g，天冬 14g，麦冬 14g，石斛

10.5g，枇杷叶 10.5g，黄芩 10.5g，枳实 10.5g，茵陈 17.5g，生甘草 10.5g，黄连 10.5g，黄柏 10.5g，大黄 10.5g。

用法：水煎。每日 1 剂，以症状消退为度。

（5）清瘟败毒饮加味

组方：犀角 10.5g，生地黄 35g，赤芍 17.5g，牡丹皮 17.5g，桔梗 10.5g，知母 28g，玄参 17.5g，连翘 10.5g，生石膏 70g，生甘草 10.5g，黄连 10.5g，黄芩 10.5g，焦栀 14g，生大黄 10.5～17.5g

用法：水煎。每日 1 剂，服 3～6 剂，症状改善，辨证论治。

说明：犀角用国产即可，若无，可用水牛角代替，用量 100g 为宜。

（6）生团鱼（鳖）血吸入

用法：将活生团鱼（鳖）头砍掉，将血倒入患者口中，嘱患者闭眼勿看，吸入胃内，2～3d 一只较宜。

1 个月后，罗先生函云：患者服药后病情好转，暂脱危险。

［按语］　本例函复会诊，类似诸多，不一一列举，虽仅举一则，但从中可反映出米老对患者求治的医德与医风。

4. 死亡病案讨论

魏某某，男，54 岁。

因唐山地震受伤而致神志恍惚，气衰言微，形体羸瘦，腹如舟状，神志模糊，小便不利，舌质淡无苔，脉虚细而转入院，经服中药治疗神志清楚，小便通利，食欲好转。后因饮食过量，即现呕吐，病情加重，神志昏迷，突现亡阳虚脱之证，经用回阳固脱之法，配合西医抢救无效而死亡。

米老发言：

关于魏某某病的诊断、治疗抢救过程，我认为同志们是尽到了最大努力，从领导以至医护人员都是极为重视。虽然没有挽救下患者的生命，但同志们还是发扬了毛主席救死扶伤，实行革命的人道主义精神和不怕疲劳连续作战的工作作风，体现了党和毛主席对唐山受灾人民的极大关怀。在治疗抢救过程中，中西医结合基本是正确的，我同意大家的诊断意见。

该患者之病情，从中医角度来看，当患者入院时，即呈现神志恍惚，气衰言微，两目白斑外障，形体极度消瘦，腹如舟状，舌上无苔，舌质色淡,脉象虚细而涩,患者自觉症状说不清。当第二天晚上会诊时,所见患者症状同入院时一样,唯下腹稍膨胀,小便不利,据说患者有时恶心欲吐,胃脘不适,气短,血压较低,无寒热症状,多天未进饮食。根据患者全身情况分析:中医诊断为气血亏损,全身衰竭。因患者在灾区长期患慢性虚衰疾患,营养极差,因而导致气血亏损,全身脏腑功能降低。气血亏损,脾胃失去血液濡养,则胃无力消化吸收;胃液亏乏则见恶心干呕;肺气失养则呼吸微弱,气短;肾气失养则无力施化精血,肾亏尿无来源,故无尿。或因肾气虚乏,无力分泌推动小便排泄均可见少尿;肝藏血,心主血,其华在面,其充在血脉,脉不充血,故见脉象虚细而涩,舌上无苔而舌质色淡;脾生血主肌肉,脾失津液则无物充养肌肉,故见形体极度消瘦;脑神失养,故见神志恍惚。根据患者全身情况,完全呈现气血亏损,全身衰竭之证。其衰竭程度与患者年龄不成正比,相差太远。患者虽生但危象毕露,故提出应下重危通知并向上级汇报。

在治疗上,应本祖国医学"精不足者,补之以味。形不足者,温之以气"的理论,故提出以补养气血,温肾健脾,辅助生理机能为主之治法,方用补中益气汤加桂枝、附子、猪苓、泽泻,佐以利尿。西医药应配合营养支持疗法,慎重护理,严密观察,根据观察变化情况进行调理,以达延长生命,再图治愈之目的。经治疗,小便通利,下腹膨胀消失,稍有食欲。不日即转内科治疗。

当转入我科病情仍同以前,无明显加重或减轻,由于患者长期缺乏营养,求食心切,因吃饺子食量过多,未能消化,过 3~4h 之后,即发生呕吐,吐出物乃未能消化之食糜,同时病情立即转为加重,神志转为半昏迷状态,额部出冷汗,鼻头、手指发凉,脉象更见细微,血压更趋下降,几乎为零,但患者并无躁动征象。分析当时情况,朝食暮吐,为患者胃气衰败,无力消化之故,非急性传染所引起之呕吐。病情转化加重,是由于患者"饮食自倍,肠胃乃伤",迫使机体功能更趋下降之故。其表现有亡阳虚脱之势,故仍用补中益气汤,加附子量改用 17.5g,生姜改用干姜 17.5g,再加人参 10.5g,以达温肾健脾,益气敛阴,回阳固脱之效。经中西药治疗,患者神志清醒,亦不恶心呕吐,尚能稍进饮食,危象虽然解除,唯血压仍不稳定,但患者数日来从无躁动征象。分析患者血压情况，经用升压药物不能稳定在正常范围，但不躁动，可能正是由气血亏损，全身功能降低为慢性衰竭之症。治疗仍维持原案。

在输血疗法中，患者呈现寒战发热，可能为输血反应，经用缓解输血反应药物无效，并且高热持续不退，神志又转昏迷，躁动不安，舌卷，肢厥，舌苔燥黑渗血，脉象细微而急，血压下降为零。分析病情为感染发热，病毒侵入营血之证，即用养阴凉血，清热解毒，益气保津之剂，清瘟败毒饮去黄连、黄芩，加人参益气生津。去芩连者，以防苦寒败胃。经中西医治疗，物理降温，高热逐渐解除，神志亦清，舌苔好转，脉象渐缓。唯血压仍不上升，小便不利，无尿，故用附子汤加人参、麦冬、阿胶、猪苓、泽泻、滑石养阴益气，固肾利尿。经治疗，小便不仅通利，而且量多，即减去阿胶、滑石、猪苓、泽泻利尿药物，仍用前方以保津益气，健脾固肾，维持现状以图好转。过2d小便又少，观察神情尚可表达，亦能进少量饮食，舌苔、口腔见有渗血迹象，为高热虽退，机体损伤严重，小便又少，为肾气严重亏损，故用寄生肾气汤加人参滋阴和阳，益气敛血，通利小便。患者神情异常好转，表情语言自如，求进饮食，服用牛奶后，神志又转入昏迷，腹见膨胀，无尿，血压又下降为零。按患者神情异常好转，为虚性兴奋，阴阳离决之象，如灯油燃尽灯焰忽明，即回光返照之征。腹见膨胀无尿者，又为饮食自倍，胃肠乃伤，导致机体衰竭，肾无力施化精血故无尿，脾无力运化水湿，以致气液蓄积，渗溢腹腔，故成腹胀无尿之症，此为脾肾衰败阴竭，元阳之神散之象征。虽此时病情已成不可救逆，但仍应尽其责，最后给服附子汤加人参、猪苓、泽泻，可能药物未得，服下终于成为不可救逆之绝证，无效而死亡。

总之，分析患者之病，主要是在灾区长期患慢性虚衰疾患，营养极差，导致气血亏损，全身衰竭，加之地震又受精神创伤和肉体创伤，促使病情加重，又经先后两次饮食过量，肠胃受伤，再经感染发热，机体功能更趋严重衰竭。患者之病，虽经中西各方多次会诊治疗抢救，但始终不能挽回患者之生命，主要由于患者机体基础太差，衰竭过甚，毫无抗病能力，以致医药无效而死亡。

在对此种患有慢性疾患、体质衰竭患者之治疗，应注意尽力减轻治疗负担，包括饮食服用方法，宜用温养之法，首先照顾其机体，使体内慢慢增长抵抗力，以期逐渐好转，延长生命，再图治愈。

以上仅是自己的观察认识，可能是错的，提出请同志们批评指正。

5. 腹痛待诊病案讨论

（1）米老会诊经过

1974年11月9日下午4时25分，患者胃脘及左肋下胀痛，伴有头麻，口干苦，不欲饮食，放屁气臭，小便气臭，胃寒潮热，腰背痛。望诊：神志清晰，无痛苦病容，舌苔薄腻略黄。切诊：脉弦滑有力，胃脘及左肋下腹胀满，压痛拒按，是一种实证。从中医诊为气郁滞食腹痛证，与以往所见胰腺炎相似，但无呕吐，法当疏肝和胃，理气解郁，消食导滞，方用柴平饮加香附、郁金、神曲、山楂、麦芽、枳实，加水煎两次，共量400ml，分两次温服，6h服一次，连服两剂，并嘱其绝对禁食，如服药一剂，大便不解，可加生大黄10.5g。

处方：柴胡14g，生姜10.5g，姜半夏10.5g，党参10.5g，黄芩10.5g，苍术10.5g，厚朴10.5g，陈皮10.5g，大枣2枚，甘草10.5g，制香附14g，郁金14g，神曲10.5g，炒麦芽10.5g，山楂10.5g，枳实10.5g。

当晚11时，雷忠义医师约我二次会诊，询问给患者下午所开之柴平饮未服，又问病者是否曾进饮食，据家属讲：吃苹果1个，还吃点心，至于服用西药，我没有西医知识，很难提出问题，患者于晚10时30分开始腹部逐渐胀气，胸闷，气憋，腰背疼痛，全身出大汗，测血压下降至70/50mmHg，已给静脉滴注去甲肾上腺素，当我会诊时，患者神志已半昏迷，面色苍白，口唇发青，语声低微，舌苔灰腻，脉沉细而微，全身发凉，大汗淋漓，腹胀压痛拒按，未大小便，问话不能对答。从中医角度认识本症为气郁滞食导致气血逆乱发生之厥逆亡阳，内闭外脱证，法当回阳固脱，行气通闭，方用人参四逆汤、小承气汤合剂，急煎1剂，共量400ml，分两次温服，隔两个小时服一次，1时50分服一次，我亲自看其服下，3时30分服药一次。

方剂：人参14g，干姜35g，附子35g，甘草35g，枳实10.5g，生大黄17.5g，厚朴17.5g。

同时急请外科徐国梁医师会诊，认为肠梗阻不能排除，可能为绞窄性肠梗阻。血尿淀粉酶不支持胰腺炎诊断。曾作肛管排气，但未排出气体，又请放射科透视（床头卧位透视），左侧腹腔胀气明显，别无发现，拟做手术探查，但条件不具备。讨论中认为患者当前处于休克状态，不能挪动，决定无论中西医治疗，必先纠正休克、厥证为急，待厥愈身温，汗止神清，休克纠正后再考虑手术。徐大夫从西医角度认为是一种中毒性休克，腹腔炎症也难排除，在纠正休克的同时，应用青霉素抗感染。因患者家属谓患者有青霉素过敏史，故未用青霉素。我曾提出腹痛诊断难以确定，以往曾见一腹痛患者，经多种检查，包括剖腹探查，诊断不能确定，后经查尿为血卟啉病，是否可以考虑查尿诊断，讨论延至下半夜2时，测血压回升到130/90mmHg，症状也稍有稳定，未再急剧恶化。

11月10日7时，再去病房探视，患者神志清楚，语言回答流利，面色好转，大汗已止，手足转温，脉变有力，大小便已通，但大便气味臭甚，大便后腹胀痛较昨晚大减，但舌苔如故，口仍干苦，不欲饮食，腹部仍压痛拒按，但较昨晚柔软。认为本证虽然厥愈闭通，但气郁滞食未解，仍继用9日下午4时会诊方柴平饮加香附、郁金、麦芽、山楂、神曲、枳实，以达疏肝和胃，理气解郁，消食导滞，并加生大黄10.5g，使其缓下通便，继续观察调治。

同时，又请外科徐国梁医师会诊，认为大便已通，肠梗阻的可能性不存在，外科不再考虑手术。但是炎症难以排除，需补液观察，同志们认为急腹症难以排除，恐其错过手术机会，要求转外科治疗，便于观察，得到外科同意后，患者转住外科治疗观察。

11日我去外科询问郭茂儒医师，据云患者大便日泻3次，腹痛大减，但似有反跳痛，精神好转，血压稳定，别无变化。过五日后见患者在院内行走，做饭吃，问其情况，患者云：左肋下仅有轻微隐痛，别无不适。患者出院后曾来门诊就诊两次，仍给柴平饮、柴胡温胆汤、保和丸调治，又在门口见其领小孩玩耍，询问一切正常。

（2）病案分析

患者的发病过程，因生气，心情不畅，加之饮食不适，晚饭后发生腹痛，继之发生厥逆（低血压、出汗），在病房纠正血压后仍腹痛，至夜晚10时吃苹果一个、点心一块，腹痛又加剧，突变为重度厥逆（低血压）。血压纠正后仍腹痛，但逐渐减轻以至病证消除，看起来是一个腹痛（轻）—厥逆（重）—腹痛（轻）—重度厥逆（重）—腹痛逐渐减轻以至治愈的公式。对本病的分析，我认为从中医主要分析两个问题，一是腹痛，二是厥逆，把它总的概念弄清楚。

"腹痛"是指腹部发生疼痛的症状而言，在临床上较为常见，可出现于多种疾患中，在部位上中医分为大腹与小腹两个部位，包括胃脘以下，耻骨毛际以上的整个位置。凡在此一范围内出现疼痛症状者，均称为腹痛。肝、胆、脾、胰（散膏）（《难经》云：脾有散膏半斤，主裹血，温五脏，主藏意。脾气壮能消磨水谷，通行三焦，三焦者元气通会之处，腠理之也），胰尾达于脾门，胰脏的小叶呈块状，如同散乱之脂膏。胃、大肠、小肠、肾、膀胱、胞宫等脏腑，均位居此处；从经络循行的路线来看，足三阴、足少阳、足阳明、冲、任、带等经脉均循行腹部。此等脏腑经脉，或因外邪侵袭（包括腹部外伤），或因内有所伤，以至气血运行受阻，或气血不足以温养脏腑者，均能产生腹痛。

腹痛一症，牵涉的范围很广，临床辨证首应全面考虑，根据病因、疼痛部位、疼痛性质等，明确其主要的受病脏腑，病情之寒、热、虚、实等。大抵以病因而论，则不论外感风、寒、暑、湿，或因腹外伤，或内伤饮食、气滞、血瘀，以及虫病瘕闭、积滞、妇女经、带、胎、产有病等，均能导致腹痛。以疼痛之部位而言，则大腹痛者，多居脾、胃、大、小肠之病，右上腹近肋痛者多属肝胆疾患；左上腹痛者多属脾、胰疾患。小腹痛者，多属足厥阴肝经病、足少阴肾经、胞宫、膀胱之病。肾气虚寒，则多见脐中痛不可忍，喜按喜温。下焦受寒，肝气失于疏泄，则见少腹拘急痛。虫病则多见绕脐而痛。脐右下方疼痛者多属肠痈。脐左下方疼痛者多属痢疾。但结合其他证情，灵活看待。以疼痛的性质来说，则虚疼喜按，实痛拒按，痛在气分，攻注不定；痛在血分，刺痛不移；痛在腑者，脉多弦滑；痛在脏者，脉多沉弦。此外，尚需结合各个脏腑之功能特点，以及与腹痛同时出现的各个症状，需加鉴别，始能找出症结所在，而给予适当的治疗，其病机主要是痛则不通，通则不痛。痛则不通，气血瘀滞；通则不痛，气血调和。在治疗上用通的方法也是很多，高士宗云："通之之法，各有不同，调气以和血，调血以和气，通也。上逆者使之下行，中结者使之旁达，亦通也。虚者助之使通，寒者温之使通，无非通之之法也，若必以下泻为通则妄矣。"

中医所讲之腹痛，实包括西医所讲之许多急腹症，如胃及十二指肠溃疡、溃疡穿孔、急性胃扩张、上消化道出血、肠伤寒穿孔、急性肠梗阻、急性胆囊炎、胆结石、胆道蛔虫、肝脓肿、急性胰腺炎、膈下脓肿、急性阑尾炎、输尿管结石、宫外孕、血卟啉病、腹膜炎、腹部外伤等。

厥证是以突然昏倒，神志恍惚，四肢厥冷，颜面苍白，脉见沉细而弱或细微，移时逐渐苏醒，但发病严重时大汗淋漓，全身冰冷，口唇手指发青，口渴，或恶心呕吐，烦躁不安，精神错乱，谵语妄见，昏不知人，呼吸气短急促，痰涎壅滞，其声漉漉，或二便失禁，或二便闭塞，或兼见抽风发痉，脉见沉细而微，或无脉者，均属厥证，往往一厥不复，因而导致死亡。这在祖国医学中认为是疾病的重危表现。

本证在中医医学文献《内经》中早有论述。后世有气厥、血厥、痰厥、食厥、寒厥、热厥、暑厥、秽恶之厥、蛔厥、水逆之厥。

其机理一是气机运行突受外因过度刺激，或内在脏腑功能过度紊乱，导致气血逆乱，不能顺其生理自然运行，发生厥证，此多移时苏醒（可逆性）；一是由于疾病发展严重，脏腑功能过度损害，导致脏腑气血运行机能衰竭，或全身气血运行机能衰竭者，这种厥证往往经治不愈而导致死亡。正如《伤寒论》所说的"厥逆在经则生，在脏则死"，其实就是区别疾病损害机体程度而言。

在治疗上，发作时必须分别虚实进行抢救，实证以祛邪开闭为主，虚证以补正固脱为要，若虚实并见，寒热夹杂，内闭外脱之证出现者，当采用扶正祛邪，固脱通闭，标本并治之法积极抢救。

中医所讲之厥证，实包括西医所讲的各种休克和晕厥，如心源性休克、出血性休克、创伤性休克、中毒性休克等。

关于夏某某患者之腹痛，中医根据什么诊断为气郁滞食腹痛证？

患者入院前一日因家务劳累、生气致情志不畅，晚饭后即觉胃脘不适，憋痛，但不恶心呕吐，继之疼痛向胸部及肩背部发展，曾服木香顺气丸，一夜病情未能缓解，出现大汗淋漓，胸部憋痛，憋气加重，来门诊就诊，测血压 50/30mmHg，经注射 50% 葡萄糖，血压稍升，门诊以低血压、心绞痛、急性心肌梗死（？）收入住院。

按当时门诊病情，可能为气郁滞食，中焦痞塞，肝脾胃肠之脉络气血凝滞不通导致之腹痛，此则痛则不通之理，虽服木香顺气丸，但由于药轻病重，未能阻止病情发展，以至肝气横逆，更加侵犯脾胃，使脾胃运化气机受阻，气血不能顺其生理自然运行，气血紊乱，故疼痛加剧，痛剧则气机更逆，因而恶性循环，气血逆乱发展为厥证之气厥。由于当时我未亲见患者之病状，可能为气厥？经门诊病房同志们用西药抗生素、液体疗法，病情稳定缓和。以上仅是臆测。

当我第一次会诊时未见厥证表现，患者神气一般清晰，无痛苦病容。主诉：胃脘及左胁下腹胀痛，口干苦，不欲饮食，大便未解，放屁气臭，小便少，气臭，腰背痛，伴有头麻，轻微畏寒潮热。望诊舌苔薄腻略黄，切诊脉弦滑，脉律整齐有力，胃脘及左胁下腹胀满，压痛拒按。

按以上症状体征之表现，确系气郁滞食导致之腹痛。由于患者怒气伤肝，肝郁气逆不能畅达，影响胆气不能下降，反而上逆故见口苦，说明这是肝郁气逆之表现。肝胆互为表里，肝胆气逆，横犯脾胃，脾胃运化水谷之气机受阻，脾不能为胃行津液，故见胃脘胀满，不欲饮食，以至中焦痞塞。脾气郁结，无以化食，滞食化热，故见苔腻略黄，下而小肠。小肠受盛功能障碍，不能吸收，无以化物，使饮食浊物停滞，中焦食滞，郁而化热，移于膀胱，故见尿少气臭。大肠传导功能停滞，无以排泄渣滓，大便不解，浊物壅滞，故见放屁气臭，此滞食不化之证，极为明显。分析其滞食之因，主要为肝胆之气横逆犯脾胃，以致肝、脾、胃三脏之气郁结，上下不通，形成中焦痞塞，肝脾胃肠之脉络气血凝滞，故见腹痛。由于营行脉中，卫行脉外，营卫不和，营气不能上荣于头，故见头麻。表里不解，邪犯募原，故见畏寒潮热。脉象弦滑有力，此邪正斗争之象。此皆气郁滞食，中焦痞塞，脉络、血行受阻所致之腹痛，因之，诊为气郁滞食腹痛证。此证与以往所见胰腺炎相似但无呕吐，法当疏肝和胃，调气解郁，消食导滞，方用柴平饮加香附、郁金、神曲、麦芽、山楂、枳实两剂，每剂加水煎两次，共量400ml，分两次温服，6h服一次，并嘱其绝对禁食，以减轻胃肠消化负担，使其功能易于恢复，以达速愈之效。

当晚11时我二次会诊，患者病情与下午六时所见截然不同，询问下午所开之柴平饮未服，患者于10时30分开始腹部逐渐胀气，胸闷气

470

憋，腰背疼痛，全身大汗，血压下降至 70/50mmHg，已给静滴正肾素。此时患者神志已半昏迷，语声低微，问话不能对答，面色苍白，口唇发青，全身发凉，大汗淋漓，腹胀压痛拒按，大小便未见解下，有躁动不安之象，舌苔灰腻，脉象沉细而微。从中医认为本证为气郁滞食腹痛，再受其外因刺激，或内脏病变未能抑制，导致气血逆乱，机能虚衰，形成亡阳于外，阴闭于内之厥逆亡阳、内闭外脱证。

按以上症状，可能为外因刺激，加重脾胃负担，使气郁滞食加剧，肝脾胃肠运化水谷之气机更加停滞，导致气血受阻，循环不畅，代谢障碍，人身阳气不能运行气血上承于头面，外达于体表，脑神失养，故见神志不清，面色苍白。气亏血瘀，故见口唇发青。人身阳气势必与病邪斗争，但卫气失养，卫外功能不固，以致汗窍疏松，阴液不能内守，随阳气外越而排泄，因阳气不能行于内必越于外，导致亡阳，故见大汗淋漓，热随汗解。阳气亡极必虚，而内在气血无援以达体表，故见全身发凉，四肢厥冷，脉象沉细而微，此为阴随阳泄，阳随阴亡，表现外脱征象。腹胀疼痛，二便不解，此为中焦阻塞，运化无力，滞食内闭之证。因之，本病形成气血逆乱，生理机能衰竭而出现厥逆亡阳，内闭外脱，虚实并见之证。总之本病的病邪侵犯广泛，病在肝、胆、脾、胃、肠消化道，影响心肺肾诸脏也均受其累，应当回阳固脱，行气通闭，以达存津液、保胃气之目的。方用人参四逆汤、小承气汤合剂，急煎 1 剂，共煎出 400ml，分两次温服，隔 2h 服一次。

本方人参补气生津，干姜温脾助阳，化湿生津，附子温补命火，助阳扶脾，化湿生津，甘草益气和胃生津，厚朴健胃行气，宽胸除满，枳实消食导气，大黄导下排秽。两方合剂，正邪兼治，以达固脱通闭之效。方义主要贯穿了祖国医学存津液、保胃气的思想。此前人标本兼治，正邪兼顾，扶正祛邪之经验。古人云："胃藏津液，水谷之海，内灌脏腑，外着形骸，津多脉盛，津少脉衰，津结病至，津竭祸来。"可见津液在人身的重要性。此时如单纯用温剂回阳固脱之法，则积滞不去，予以通导，更伤中阳，法宜两顾，故予温补之中佐大黄导下积滞。患者 1 时 50 分服药一次，3 时 30 分服药一次，至 10 日早 7 时已解大小便。我去诊视，患者神志清楚，语言回答流利，面色好转，大汗已止，手足转温，脉变有力，大便后腹胀痛较昨晚大为减轻。此为脾胃已能行其津液之表现。但大便时气味甚臭，口仍干苦，不欲饮食，腹部仍压痛拒按，但较晚间柔软。本病虽然厥证缓解，但气郁滞食仍未解决，须用9日下午4时会诊处方，柴平饮加香附、郁金、神曲、山楂、麦芽、枳实，并加大黄10.5g，使其缓下通便，以达疏肝和胃、调气解郁、消食导滞之效。再以易于消化之淡味饮食调理。

总之，本病能迅速治疗，一是患者能及时就医，未能导致机体衰竭之极，一是中西医有机的结合，故而收效。

（3）学习体会

·通过病案讨论的学习，提高了自己对本病的治疗认识，由于自己缺乏西医知识，对西医的诊断谈不出自己的看法，听了同志们的发言，学到了不少的知识，丰富了自己的思路。

·自己学习中医虽然多年，但是水平很低，经验也不多，对本病的会诊处理以及病案分析，仅是一般感性认识，许多地方的提法不一定恰当，请同志们多作批评指正。

·通过治疗本病，认为毛主席指示走中西医结合的道路，中西医有机的结合，是我国医学发展的唯一道路和方向。

·本病的转变机理，体现了祖国医学表里分传，少阳与厥阴相表里的病理机转，两起两伏以及"存津液、保胃气"的治疗思想，说明前人许多宝贵经验是值得我们深思学习的。

6. 瘟毒发斑吐血案（流行性出血热吐血抢救无效死亡案）

王某某，男，41岁，干部。

于1969年秋患流行性出血热，因病情急剧，发现晚，未及时送往医院，夜半该院来人请先生及西安市传染病院张某某医师急往会诊抢救。症见患者颜面浮肿，全身弥漫性血斑。据该院医生谓患者发病急剧，高热几日不退，身痛尿少，全身出现血斑，诊为流行性出血热，本应及时住院，但既怕出危险，又怕传染别人，拖延不及住院，经中西医治疗无效，出现危证。先生至床前欲诊脉，不料患者急骤喷吐鲜血于先生身上，张医师急测血压不现，经用西药静脉滴注，中药用清瘟败毒饮未及服用患者即死亡。先生甚感痛心，虑此病为何与3年以前在西医二院急诊室抢救无效而死亡之出血热一样，故认为凡病发展至此严重阶段，皆因未能早期发现、早期诊断、早期治疗，或因误诊抢救不及时，长途搬运之故。先生强调出血热证现此凶象急证，应有发病过程或治疗过程。医生身居市内不下乡深入疫区，很难发现早期患者。总结出早诊断、早治疗、早预防为主的思想和抓住每一环节，这样就可治疗，这就是发扬救死扶伤，实行革命人道主义精神的医生应有的良心和愿望。有鉴于此，产生对该病发热期用银翘散加参、芍、葛、麻预防低血压期的出现，用当归四逆汤预防厥证的出现等等，都是三早思想的体现。这一病例不及时用药而亡，先生非常痛心！流行性出血热不是一个简单的疾患，不应轻视，必须严格贯彻三早一防，才能降低其发病率，减少死亡。否则，在医疗上仍是打被动仗。若不从预防研究着手，疫情扩延，不堪设想，后果难以预料。依据先生多年防治本病所见，本病死亡者多系中青年人，临证务必慎重。

本例患者系清瘟败毒饮证，若能早用，患者生命或能挽救。由于延误而致死亡。先生告诫学生说："清瘟败毒饮虽是背水一战之方剂，若辨证明确，用之得当，不失时机，即可转危为安。否则，可使病情恶化而致死亡。故医生临证必须审慎，若能悉知病情恶化之过程，及时采用治疗与预防变化同治之法，乃医者高明之处也"。

编者按：本书有些医案原用市制两、钱，我们大多依米老所主张的1钱＝3.5g，换算成公制"克（g）"。一些医案中所加的"按语"，是我们为了帮助初学者所加的，只反映我们对米老临床经验学习的结果，并不一定完全代表米老自己的医学思想。因我们学识浅薄，学养不厚，谬误在所难免，敬祈医林同仁指正。

第三章 医　事

第一节　建议书

一、对中医工作的 13 条建议（摘要）

（1）建议指示各地加强办好中医学院，提高中医学院的教学和医疗质量是当前中医工作的首要问题。因为中医学院是培养中医人才的教育机构，是发展中医人才的主要基地。中医学院培养出中医人才质量的好坏，与中医学院办的好坏是分不开的。要强调办好中医学院，首先是提高教学医疗质量，要强调教师亲上第一线，带领中层教师闯过医疗关，尤其是中医教学和西医教学不同，西医教学可做其他各种生化动物实验，中医则无此项实验。首先是决定医疗经验的丰富与否，如一个教师讲课讲得再好，缺乏医疗实际经验，内容必然空洞，如此培养出的学生质量就不会高，所以强调教学质量，必须首先强调医疗质量，由于医疗是与理论兑现的东西，很现实。如果医疗质量不高，教学质量也相应不高，科研、培干也就更是无从谈起。据反映，有些中医学院和中医医院的教学医疗都是靠青年教师、医师担任工作，老教师不愿担任医疗主治，不上第一线，为此，青年教师在医疗经验上得不到很快的提高，全靠摸索，医疗技术责任上没有人给撑腰，年轻人缩手缩脚，像这样的情况怎能谈到教学质量的提高？怎能谈到办好中医学院？我认为，老教师虽不如青年教师讲课口齿流利，但其医疗实际经验是肯定有的。我建议我们老教师不应抱有养尊处优，明哲保身的思想，为了维护党和祖国医学在人民群众中的威信，为了中医事业的迅速发展，应当不畏困难的大踏步走上第一线，培养中层教师尽快提高医疗经验，这是提高教学质量和科研质量的首要任务。此外，有些中医力量薄弱的省中医机构设的仍多，人才分散，不能充实中医学院的力量，在此情况下，应按照党的"调整、巩固、充实、提高"八字方针精神进行调整。

（2）建议在整理研究祖国医学文献工作中，当前除编印充实提高五院校编写的中医讲义和译释经典著作外，应积极由中医研究院召集全国有学识的名老中医研究定案，整理出一部《中医各科证治全书》，以供当前急需参考。因为我国医学发明最早，经数千年来圣作贤述，代有增益，但历年久远，卷帙浩繁，流派很多，纯驳不一，学此不惟望洋兴叹！而且无所适从。因此，在某一时期前把前一阶段医学的成果进行一次系统的整理和汇集，便成为当时医学上一项十分重要的工作。在宋代虽然整理有《圣济总录》200 卷，明代徐春圃撰《古今医统大全》100卷，王肯堂著《六科准绳》44 卷，清代陈梦雷撰《古今图书集成医部全录》520 卷。虽系大部类书，但因受历史条件的限制，其内容不免有杜撰、附会、遗漏、重复之处，并掺杂虚玄荒诞之说。以今目之，纲领条目尚欠精当，至今 200 年来尚无此系统整理之大部类书，为此建议将近 200 年来之医学成果及以往类书未能收入各家之学说进行整理，统一学术，融汇古今，便利学者适于应用，请求党政领导指示中医研究院召集全国专家研究定案，整理编纂《中医各科证治全书》。以《素问》《灵枢》《伤寒论》《金匮要略》《千金要方》5 书为主，《神农本草经》《难经》《中藏经》《脉经》《针灸甲乙经》《诸病源候论》《千金翼方》《外台秘要》《圣济总录》《古今医统大全》《六科准绳》《古今图书集成医部全录》《医宗金鉴》《本草纲目》为必要之参考书，分为内、妇、儿、疡、伤、五官各科，用现代科学整理方法，谱成系统，提纲挈领，分门别类，择精去芜。每病之下首先统一病名，详其证候，精述机理，附以鉴别诊断、各种治疗以及先兆、预后、护理诸法，并参考古今中外及近世各家医书，互相印证，补其阙略，正其讹谬。其中精要，皆当采录，要求辞不厌详，理论翔实，凡有效要方，皆当详列。其书以无杜撰、附会、遗漏、重复 4 者为主要条件，使学者临证而有从源到流之正确认识，并得到广博之治法，利济人群，当非浅鲜。

（3）建议加强以现代科学研究方法研究中医药的机构建设，攻克医学尖端。必须认真调查各地中医中对现代医学某些疑难大病治疗的苗头，将有经验的中医可以吸收到科研部门，从事配合专门研究工作。

（4）建议指示各省市加强办好中医进修高校，使城乡广大中医普遍轮训以提高中医医疗质量，并加强社会主义思想教育，支援农业建设。

因为中医在我国卫生战线上是占人数最多的一支队伍，对保证6亿人民健康是起了一定作用的。中医在旧社会没有政治地位，因而也就没有中医学校，大多数是由自学或从师学习，来源很复杂，文化程度不一，思想觉悟不等，学习中医理论深浅也不同，但是他们行医多年，都各有一套治疗经验，至于这些人究竟学得如何，在旧社会是从来无人过问的，因而就形成流派复杂，纯驳不一。自中华人民共和国成立后中医受到党的极大重视，中医事业有了巨大的发展，有些中医人才已经参加工作成为国家干部，有的还散在开业，尤其是在农村人数最多。我认为当前应将中医队伍进行一次很好的整顿，就是加强办好中医进修学校，组织中医进修，强调系统学习，全面掌握，下基本功，提高医疗质量，统一学说，并加强政治学习，提高政治觉悟，改造思想，全心全意为人民服务，支援农业建设，在卫生战线上很好地发挥这一批队伍的巨大力量。因而我建议办好中医进修学校，使城乡散在的广大中医和中医理论水平差的在职中医，都能得到轮训进修，使其更好地为人民服务。

（5）建议指示各地对中医师带徒工作，必须严格要求，切忌乱带。因为中医师带徒工作对中医事业有着承先启后的重大意义，老师是把自己毕生的经验和学术、心得，以及未竟之志毫不保留地交给下一代去完成，下一代一定要专诚地把老师的经验和学术心得接受下来去发展，最重要的是完成老师毕生未竟之志。这件事关系重大，必须彼此严格选择。我认为对徒弟的要求，首先是要有为人民服务的思想和继承发扬祖国医学的雄心壮志；要有勤俭朴实，刻苦钻研的精神毅力；要有高中文化程度或是能通顺的阅读中文书籍水平的初中生。对老师的要求，首先要品质端正，思想进步，要有真才实学，具有一定水平的医学理论和实践经验，并在群众中有较高的医疗信誉，年龄必须在40岁以上者，才能作为老师，否则会引起一些人以学中医为名而破坏中医信誉，有些借带徒弟为名乱搞不良活动，这样对中医事业都是不利的。为此，我建议对中医带徒弟必须强调严格要求。

（6）建议指示各地医院强调给老中医配备年资较高的青年医师，帮助老年医师整理总结治疗经验和学术心得，因为卫生部过去曾提出抢救老年中医经验的指示。我认为老年中医的经验确实是一份宝贵资料，因为他们确实有一定的实践经验。但是许多老中医因为受历史条件的限制，每个人的经历学历都不同，有的人能写能讲，有些人能讲不能写，加之年老力衰，手眼多不灵便，或者多病，对抄写工作感到困难，虽然有丰富的治疗经验，不能笔之于书总结传授下来，的确可惜。现在真正有学问的老中医也是寥寥无几，希对各地强调要认真做好这一工作。

（7）建议指示各省市县加强卫生工作者协会的工作，恢复中西医学会，使散在的中西医组织联合诊所加强集体观念，加强温课学习和政治学习，有计划地组织学术活动，交流经验，以便提高医疗质量和政治觉悟。同一些冒充医务人员、有招摇撞骗不法行为的坏分子作斗争，并打击消灭巫神在农村的活动。

（8）建议指示各地医药公司对中药供应，在当前国内生活形势好转的情况下，必须设法配合临床治疗的需要，并加强培养提高操作技术和鉴别药物真伪优劣的能力。此外，指示各地鼓励农村对培植生产中药的积极性，应当把药农当作技术人员看待，生产队在能抽出人力的情况下组织人员采药以保证中药供应。

（9）建议为中西医结合、为创造祖国新医药学派创造条件。对西医学习中医，无论是脱产学习或在职学习，都应强调继续坚持搞好，认真贯彻党的这一指示。

（10）建议指示各地的西医院校有些教研组或临床科室在制定科研题目上必须制定一些有关祖国医学的科研题目。因大多数科室均有短期脱产学习过中医的医师，应当发挥这些同志的作用，必须强调科主任带头指定专人认真研究，以便在科研上发现更多的苗头，使我国医学更快地发展。

（11）建议指示各地医院汇总自中华人民共和国成立以来中医参加医院会诊的治疗经验和中西医结合治疗的验案，实事求是的编写成册，呈报卫生部备存整理，以便审订编入我国现代医学教科书，丰富现代医学内容，提高我国医疗质量。因为中医在党的大力支持下参加医院工作，多系会诊治疗，多年来配合西医在各科解决了不少疑难杂症，这是我国一份最宝贵的实践经验资料，这也是党的中医政策光辉照耀的成果，是值得我们珍视的。

（12）建议西医院校学生学习中医课程。应召集专人研究制定全国统一教学大纲和统一教材。因为西医院校的中医课时只有 90 学时，以《中医学概论》作教材，受时间限制，学生学不完。由于中医课在西医院校是一个概括性的学科，若内容太少，使学生不能了解祖国医学理论体系的全貌，同时学生学完中医课，究竟最后达到什么目的和要求，为此建议召集专人研究制定全国统一教学大纲和统一教材。

（13）建议指示各地卫生部门强调各级党政领导同志和中西医务人员都应认真贯彻党的中医政策，才能使党的中医事业迅速发展。多年来我在工作中体会到大家都能认真贯彻党的中医政策，这的确是一件不容易的事情，靠一方面是不行的。如今年陕西汉中地区发现钩端螺旋体病的大流行，我向我院党委要求组织人员前往防治，我院党委非常重视，大力支持，同意我下去，经陕西省卫生厅写信介绍到达汉中，不料汉中市负责文卫工作的吴生白副市长认为西医能治此病，青霉素是特效药，不需中医中药治疗。经过四五日的商谈没有给我们安排工作，最后文卫局陈局长同我们一起向吴市长提出留一个防治点让中医治疗。吴市长说："办不到，去年汉中市的名医张西丞、王子俊治疗还有点效，我们今年都不搞，今年又有特效药青霉素，何必搞这一套。"陈局长说："让西安医学院中医教研组研究一下。"吴市长说："不能拿着人的生命在这里来研究。"同志们听了吴市长的讲话都很泄气，认为大家怀着满腔热情来防治疫情，不料碰到这样的事，真是料想不到。同时我们又访问了当地名医张西丞、王子俊老中医，他们说："吴市长亲自来他们医院指示，今年钩端螺旋体病不需要中医治疗，有特效药青霉素。"他们又说："有一股谣言说：死了的人都是中医治死的，今年政府不让死一个人，所以中医也都束手束脚地不敢治。"又说："谁要不用青霉素治疗，就要犯错误。"最后我向王季陶厅长汇报情况，总算给了我们一个防治点，在南郑县中所营。我们到达该地用10d的时间，严格选治了25例钩体病患者，其中初发病13例，复发病12例。我们观察到该病是祖国医学所讲的秋温时疫，表现的症状是温病范畴中的一些证候，有湿温、伏暑、秋燥、温毒等证，通过辨证论治获得满意效果。观察到用中药解热作用很明显，一般退热12~24h，其中有2例是4d退热的，因患者有合并症，全部自觉症状消除是3~4d。治疗前查血钩体阳性，经治疗后查血为阴性，证明了中医能治钩体病，肯定有疗效，最后总结了4点：①肯定中医治疗钩体病有效；②用中药在经济上较青霉素便宜；③在农村用中药治疗较用青霉素注射方便，用中药老乡在家自己可以煎服。用青霉素注射，医务人员少，乡村辽阔，不能按疗程及时去治，故此复发患者多，同时用青霉素注射多有反应，医务人员很担心，用中药没有这种反应；④陕南中医人员要占医务人员的 80%，又是广产药材的地区，建议开展中医治疗、中西医结合治疗，为广大农民健康服务，岂不更好？我们向王厅长做了总结汇报，指示我们做关于祖国医学对钩端螺旋体病的认识和 25 例钩体病治疗的分析报告，吴市长也莅临这次报告会，他说："听了这个报告会对我启发很大，等于给我头上开了个天窗，真是没有想到。从此证明中医肯定能治钩体病。并不是每个人都能治，过去说死的人是中医治死的，这不对，死的人也不是中医和西医治死的，而是水平低的医生治死的，明年一定要开展中医治疗。"最后在中医座谈会上有许多老中医说："这次用中医治疗钩体病，对中医界同志的鼓舞很大，中医也有了本钱，明年也敢治了。这次也纠正了有些人认为中医不能治钩体病的错误观点。"由此证明贯彻党的政策是有一定的困难。因而我建议强调各级党政领导同志和中西医务人员都必须认真贯彻党的中医政策，才能使党的中医事业得到迅速发展。

米伯让

1963 年全国医院工作会议发言

二、对西安医学院①第二附属医院中医科拟在农村建立"中医防治调研点"初步计划意见（草案）（摘要）

1. 目　的

为了响应党的号召，认真、积极贯彻执行党指示的"如何办好社会主义性质医院，医疗防治工作面向农村，为广大农民健康服务，支援农业建设"这一正确方针，我科拟在农村建立中医防治调研点。通过防治工作，结合科学研究，发挥中医中药作用，达到消灭危害人民健康的疾病，以利农业生产，使每个同志在人民群众中得到锻炼，成为又红又专的人民医生。

2. 办法与任务

必须根据陕西省卫生厅要求，在危害陕西地区广大劳动人民健康和妨碍生产的流行病（钩端螺旋体病、流行性出血热）或地方病（克山病）发病地区选点。通过参加防治工作，与当地公社医院搞好协作关系，建立中医防治调研点。我科有 1~2 人轮流下去，与当地干部一起生活，参加当地出诊、门诊、病房等工作，扩大医疗经验，有时也可参加农业生产劳动，学习当地医生勤俭朴素的优良作风，提高认识，锻炼自己。每至发病季节，我科组织一定的人力参加防治工作，总结经验，不断研究，提高医疗质量，探索祖国医学治疗这些疾病的有效规律，以消灭疾病。与此同时，虚心学习当地医务工作者的医疗经验，协助当地医生，根据农民的经济条件，处处便利患者，搞好防治工作。

3. 要　求

政治方面：请求院领导转呈卫生厅指示当地卫生局和公社在行政上予以大力支持，以利工作进行。

人力方面：结合科研工作需要，预计目前参加防治至少需 5~6 人。由科主任带领医师 4 人（西医学习中医者 3 人，青年中医 1 人），护士 1人，检验员 1 人。由于我科人员受编制条件的限制，如果这样安排，就会影响科内教学、医疗、病房、门诊等工作。请求院领导根据需要转呈卫生厅，给我科补充西医学习中医者 1 人，中医学院优秀毕业生 2 人，检验员 1 人，以便开展工作。

其他科室的协助：由于科研工作的开展必须依靠各方面大力协助才能成功。因此，我们初步研究，需要协助的科室有微生物、药理、病理、生理、生化、流行病各教研组，请求院领导大力支持，转呈各教研组，以便协商。

物资方面：中药供应和化验检查器械、办公用品等均请卫生厅大力支持，尤其是中药，请求尽量做到满足防治需要。因出血热在医疗上比较难以控制，在个别严重情况下急救时，须用人参、犀角、安宫牛黄丸、紫雪丹、至宝丹之类，此数种均为贵重药物。为了抢救农民生命，减轻农民经济负担，是否能予以照顾，廉价购买；无力负担医药费用者，或有过于贫苦者是否照顾予以欠费，望请斟酌。

以上是我科计划防治建点的初步意见，极不成熟，至于其他具体工作方法步骤，在实践中根据当地情况边建边改。是否妥当，请求党委批示为荷。

谨呈二院党委，转呈院部党委。

二院中医科米伯让

1963 年

注：①西安医学院：现西安交通大学医学部。

三、对陕西省中医研究所科研远景规划设想的建议（摘要）

为了我国 7 亿人民的需要和我国医学科学发展的需要，认真贯彻党的中医政策，继承发扬祖国医学和落实伟大领袖毛主席指示，运用现代科学知识和方法来整理、研究中医、中药，把中医中药的知识和西医西药的知识结合起来，创造中国统一的新医学、新药学，提出自己的设想和建议，供领导参考。

（1）根据目前国内外医学科学研究的发展形势，我省必须建设一所较具规模的中医药研究机构，开展对祖国医药学的研究工作。应设置临床治疗研究、基础理论研究、中药研究、文献整理研究等 4 个部分。在党委的领导下，首先培养一批能献身党的中医事业的中西医务人员，要由具备科学知识的西医和有经验、具有真才实学的中医人员，带领一批有雄心壮志的青壮年中西医务人员为研究所的核心骨干力量，承担科学研究工作，完成建设培养任务，为创造祖国新医学、新药学建立基础。

（2）临床治疗研究部设置

①应下设内、外、骨、皮肤外科、妇儿、五官、针灸、新疗法外治、放疗等科。

②辅助科室：应设置检验科、放射科、新技术检查科、医疗器材供应科、药房。

③床位设备：应配备设置 600 张病床的设备。

④人员编制：应设置两套编制——科研人员编制和医疗人员编制。

⑤编制比例：应为 1：1.1。

⑥床位分布：总分布——内科研究室 300 张，骨科 50 张，外科 50 张，皮肤外科 30 张，妇科 30 张，儿科 30 张，五官科 30 张，针灸科 50 张，新疗法外治科 30 张。

⑦内科研究室各组床位分布：肿瘤组 50 张（包括其他癌瘤），气管炎组 50 张（包括呼吸系统疾病 20 张），冠心病组 50 张（包括循环系统疾病 20 张），溃疡病组 40 张（包括消化系统疾病 10 张），肝病组 30 张（包括慢性肝炎 10 张），肾炎组 30 张（包括肾病 10 张），传染病组 50 张。

⑧人员要求：每组要有能承担科研工作的中西医青、老科研人员10 人左右。其中，要有较高水平 3～4 人（相当于医学院讲师、副教授级）。

⑨人员的培养：一是政治培养，一是业务培养。

政治培养　加强对工作人员的政治思想教育，要求认真读马列、毛主席的书，树立为党的中医政策负责，为祖先文化遗产负责，为我国医学科学研究发展负责的精神和全心全意为无产阶级政治服务，为中国人民服务和世界人民服务的思想，要有远大理想，为创造中国新医学、新药学做出贡献。

业务培养　加强业务学习，提倡为革命刻苦读书、钻研业务的精神，要以精益求精的精神达到精通中西医两套知识。首先，要学通祖国医学的理论和它的精微奥妙所在，同时也要学通西医学的理论和它的精微奥妙所在，并要了解现代世界自然科学发展的知识，达到会通古今中西医学，创造出新的医学理论体系。遵照毛主席指示，培养出几个高明的理论家，为党的中医政策争光。

此外，在语文知识培养方面，首先是汉语、文、史、哲学知识，如不学懂汉语、文、史、哲学知识，要弄通祖国医学，整理发掘是有一定困难的。如放弃不学这方面的知识，将来要形成中国人向外国人学习中医的趋势，甚至文化程度后人不及前人，这是一件大事。其次是外语知识的培养，有计划地掌握几国外文是有必要的，否则，没有外文知识，就很难直接了解国外文献及近代科学和自然科学的发展情况，不但学会，而且要达到掌握运用，能够把中国医学知识译成外文，传播出去，风行世界，这就是我们古为今用，洋为中用，必须掌握这门工具的目的。学习汉语、文、史、哲学，必须注意不要拘泥于研究辞章之学。

⑩人员来源：建议将我省已经培养的西医学习中医人员（2 年来参加学习约 160 人）统一抽调集中使用，按专长安排，并有计划地培养一批西医学习中医的人员和青年中医，希望在 3 ~ 5 年形成一批科研力量。其中需要医疗水平较高的西医，建议：一是争取吸收近年下放医务人员中年资较高且有科学知识、临床经验丰富的医务人员；二是有计划地分批送出培养进修，逐步提高；三是聘请医学院和其他医疗单位有专长的高级医务人员作顾问，定期指导，其中需要医疗水平较高的中医，主要是有计划地培养一批能掌握祖国医学理论，指导临床实践，能讲授中医古典著作的医务人员，必须创造条件使其理论结合实践，逐步丰富经验，达到精通祖国医学。另外聘请有专长并有真才实学，经验丰富的老

中医作为顾问，定期指导。

⑪所址筹建：建议中医研究所的所址重新筹建。西华门所址就目前已不能适应工作开展，只能作为门诊部使用，另在郊区选地修建附属医院，把临床治疗研究室和基础理论研究室、中药研究部、文献整理部、医疗仪器维修设计装置等均放在郊区所址。

（3）基础理论研究部的设置：应下设生理研究室、病理解剖研究室、生化研究室、微生物研究室等，每室按承担的科研任务设若干研究组。

（4）中药研究部的设置：应下设药物研究室、药化研究室、药理研究室、剂型改革研究室、药物炮制加工研究室、小型药品生产厂、生药标本、苗圃。

（5）文献整理研究部的设置：应下设古文献整理研究组、近代文献整理研究组、杂志报道编辑组、图书资料管理室。

（6）医疗仪器维修设计装置研究组：设在郊区所址。

以上工作人员应按承担的科研任务予以编制。实验室办公用房、药厂、苗圃用地，均按科研工作需要设计修建。

以上规划、设想、建议，在现有基础上 3~5 年实现，供领导参考采纳。

（7）科研方向：在临床、基础人员编制中，必须抽调一定数量的人员，组成地方流行病防治研究队，对严重危害我省广大劳动人民生命和危害农村山区建设的几种地方流行病进行防治研究，如陕西北部的克山病、大骨节病，陕西南部的钩端螺旋体病、乙型脑炎、流行性出血热、流行性感冒等。我所必须承担每年按季节组织医疗队下乡防治研究，为贫下中农防病治病，在短时间内收集一定数量的病例进行总结，开展科学研究，同时接受贫下中农再教育，增进同工农群众的思想感情，为陕西人民解除痛苦。

米伯让

1972 年

四、对陕西省中医研究所科研工作计划安排的几点建议（摘要）

党和毛主席对祖国医学极为重视，对中医工作做了很多重要指示，制定了中医政策。要做好中医科研工作，首先要依靠党的正确领导，要依靠党的方针政策，要依靠群众，群众的智慧是无穷的。我对中医研究

第三章 医事

所的科研工作方向、目的、任务、研究方法以及各科科研进展情况和科研安排，提出自己的意见，和同志们共同商量，互相交流，统一认识。错误之处，请批评指示。

1. 研究方向

我们的临床研究工作首先必须以防治研究危害广大劳动人民健康的地方病、多发病、常见病为主，总结中医中药疗效，探索治疗规律。凡是基础、药物、文献研究工作均必须结合临床进行研究，更好地为人民服务，工作上要搞大协作，要有为集体事业奋斗的观点，要有为创造我国新医学派努力的精神，要有全心全意为工农兵服务的思想，提高我们的医学科研水平。

2. 目的和任务

我们的目的就是以毛泽东思想指导我们的工作，运用祖国医学的理、法、方、药防治疾病，研究疾病，战胜疾病，消灭疾病。我们的任务就是通过防治、研究、总结经验，加以推广，使广大的医务工作者掌握。同时，继承发扬祖国医学，为创造我国新医药学派，丰富世界医学内容而奋斗。不断地总结防治经验，不断地提高医疗科研水平，做好防病治病工作，全心全意为人民服务。本着边治疗、边研究、边推广的精神，作到有所发现、有所发明、有所创造、有所前进。

3. 研究方法

我对中医研究的方法有以下几点看法：

·绝对不能以形而上学的观点研究整理中医中药，只能以毛主席思想"矛盾论""实践论"唯物辩证法的方法整理研究中医中药。

·必须本着毛主席提出的领导、群众、技术人员三结合的精神，以防治—研究—防治的程序开展科研工作。

·研究中医中药绝对不能脱离临床实践防病治病、总结中医中药的经验。

·绝对不能离开中医理论去研究中医中药。

·不能用脱离现代科学的方法去整理研究中医中药。

4. 各科科研课题进展概况

（1）临床各科的科研课题有以下 5 种情况

·开始设计治疗研究观察疗效的课题：有内科的肾盂肾炎，针灸科的口眼歪斜，按摩科的临床观察腰痛等。

·正在总结临床疗效，探索治疗规律的课题：有内科克山病的中医疗效观察，痰饮丸、三健膏对痰饮、哮喘适应证的疗效总结，骨科大骨节病的防治研究。

·改进治疗方法，继续观察疗效，总结经验的课题有外科淋巴结核的中医治疗研究。

·在临床已经初步探索出有效规律，取得比较成熟经验，有条件与有关基础科室协作解决改进剂型，进一步研究预防治疗和机制探讨的课题有西安医学院中医教研组和我所内科、微生物、药理、药化组先后开展的钩端螺旋体病防治研究。

·在临床已初步摸索出有效规律，必须继续积累资料，将要成为实践方案的研究课题有西安医学院中医教研组在 1964 年、1965 年防治研究的流行性出血热，因该病目前在尚未阐明病因，无特效疗法，死亡率相当高，危害广大劳动人民健康，影响农业生产的情况下，运用中医中药治疗，已经初步探索出有效规律。本病在临床表现的高热、低血压、血尿、少尿，以及合并肺水肿、呃逆等症，中医治疗效果显著，唯对延误治疗为时过长的严重低血压和治疗不当出现的肺水肿治疗，未完全突破，必须继续积累资料，才能说明问题。中医在我省对急性传染病进行防治研究这还是首例。

以上是临床科的科研进展情况，我的意见是，如果同志们认为有成熟的经验，就应当提出加以推广；如果经验尚未成熟，就应当以严肃的态度，对本科室所执行的科研课题严格要求，严密观察，认真总结经验，加以研究、整理提高，以便推广应用。关于各科室所提的课题，都是我所的研究重点，而不是谁重谁轻的问题，但是重点中必须还有重点，这个重点主要是根据当时的实际情况，根据课题进展的条件，根据疾病危害人群大小的需要安排的，这就是重点中的重点。我所的重点研究课题，应当是以危害陕西广大劳动人民的健康，危及生命，极大地影响农业生产的疾病为主，如克山病、大骨节病、钩端螺旋体病、小儿乙型脑炎、流行性出血热、流行性感冒等，作为我所面向农村防治研究的中心任务。因钩体病流行地区同时又有乙型脑炎流行，钩体病脑膜炎型多发病于小儿，小儿科可与钩体病防治研究组协作，同时总结中医防治乙型脑炎的疗效经验。出血热流行季节同时有流行性感冒流行，为了观察流感与出血热的治疗，同时可以总结防治流感的经验。针灸科可与大骨节病防治研究组协作，总结针灸对大骨节病的疗效经验。这样做既可保证完成医务人员 1/3 下农村的任务，又能总结中医中药对地方病和热性病的防治经验。此外，痰饮丸、三健膏治疗痰饮、哮喘的经验，一方面可以总结它的适应证，介绍推广；另一方面，对患者随访观察，严密观察 50～100 例患者足可说明问题。痰饮丸剂型可以考虑改进，应缩小丸药体积，以便患者服用，继续严格总结疗效经验。中医临床治疗研究工作，首先要总结中医中药临床疗效，探索治疗规律，不宜过早要求所有基础科室全面配合进行研究，即微生物、生化、化验、放射结合临床工作，首先要求帮助解决临床诊断问题，临床疗效肯定之后，再要求基础科室进行机制研究，改进剂型为时不晚。因此，要求临床科在中医治疗上要多下功夫，基本功要过硬，理法方药要严谨，辨证明确，规律性强，疗效高，死亡率低，这是做好中医临床研究工作的基本要求。

（2）基础科室的科研工作进展情况

我来所后，大部分同志参加米脂巡回医疗工作。微生物学组进行痰饮的真菌检查工作；生化组对痰饮病、克山病、风湿性关节炎做了肾上腺功能检查；药化组对克山病做生脉散的注射液，其效用结果如何？下一步如何研究？8 月份微生物学组才同药化组对钩端螺旋体病进行动物实验治疗，改进剂型，初步做出银翘合剂，尚未在疫区与银翘散、汤剂做对照观察。微生物学组结合临床下乡进行钩体病防治研究工作，作镜检、培养，配合临床诊断，其结果如何？下一步如何研究？尚须讨论安排。现在米脂医疗队的同志也都回来了，生理、病理的研究课题怎样定？怎样和临床结合？请你们提出安排意见，共同商量。

我的意见，中医研究工作基础结合临床是件新事情，由近年来的经验看，有的地方基础与临床结合得好，就会出成果，结合得不好，就会走弯路。在基础研究工作方面，无论是研究机制，还是改进剂型、药物炮制等研究工作必须先抓临床治疗资料，在决定临床疗效的基础上，进行逐步研究，这样就不会无的放矢。否则，花费很大人力、物力，造成浪费，或者形成为科研而科研，就不是"防治—研究—防治"的精神。

此外，基础与临床结合搞协作，但是不一定每一个病都要各科室齐来大协作，而是根据临床要求逐步结合。首先是在诊断方面对临床能说明问题就行，同时结合临床遇到的问题，可以改进提高自己的诊断检验方法，作到简、便、验、廉，更好地为防治服务，这就是协作，这就是基础为防治服务。

（3）中药研究工作

我所由三原药物研究所带来的"附子根腐病的防治研究"和"抑制当归早期抽薹"研究课题，我认为很好，应当把它坚持研究下去。此外，三原标本园的问题，你们很好的讨论一下，根据你们的力量，是否能兼顾过来？并且能否把它搞好？如何安排？请提出意见。

（4）生药研究方面

提出的研究课题，有挖掘我省民间土方草药的整理研究，这是一个很重要的研究课题，怎样与临床结合，必须认真研究。此外《陕西中药志》的审校工作，还有天麻栽培研究、陕西大黄研究、陕西山楂研究等，以上很多课题你们准备怎样研究？达到什么目的？根据现在的人力物质条件，写出科研长期计划和短期工作安排意见。

（5）文献室研究工作

你们提出的克山病（1949—1966）中医文献资料整编，淋巴结核（1949—1966）的中医治疗资料文摘，这样做是结合临床工作的，我认为很好。淋巴结核是属于中医瘰疬范畴的疾患，是否能坚持将理论与治疗从源到流的整理出瘰疬专辑，这样就给全国研究此病者提供了更丰富的参考资料，价值就更大。请你们考虑研究。此外，《本草纲目》方剂整编，整理的如何？实用价值如何？是否还要进行整理？请你们写出计划和工作安排意见。

各科室所提出的研究课题，必须经过科室群众充分讨论，要落实到具体人，如何组织研究？如何与协作科室商讨？定出科研课题的周密计划和工作安排意见，包括人员配备、措施方案、奋斗目标，并提出研究需要的物质条件，尽快送交医疗科研办公室，作出科研预算，上报卫生厅，汇总定案执行。

米伯让

1978 年

第三章 医事

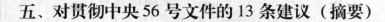

五、对贯彻中央56号文件的13条建议（摘要）

（1）建议卫生部及有关领导要努力解决好中西医团结问题。中医工作中存在问题很多，主要问题是领导上重西轻中的思想和做法没有得到改变，中西医之间的团结问题没有得到很好的解决，因而影响祖国医学的继承和发扬。

（2）建议国务院认真检查中央56号文件的落实情况。今后中医工作能不能搞好，与这个文件落实有很大关系。要求卫生部首先作出落实的典范，并在全国抓几个典型，作出榜样。

（3）加强领导，建立健全中医工作的管理制度。要求卫生部部长分管中医工作，且有一位熟悉中医业务的领导担任副部长，各省、市、自治区卫生局局长分管中医工作，并设立中医处。要制定一套中医工作和中西医工作条例，以便各地贯彻执行。

（4）办好中医学院，提高教学质量。全国应办好几所相当规模的中医学院，成为培养造就高水平中医的重点。要扩大学生的知识面，除文、史、哲以外，应加天文、地理、历象、生物、数、理、化、外文等课程。要提高教师的业务水平，附属医院要设相当数量的床位，创造提高临床业务水平的条件。

（5）加快中西医结合的步伐，充分发挥中医和西学中人员的作用。建议对脱产学习2年以上的西学中人员进行调查摸底，将愿意献身于中西医结合事业的人员集中培养使用。中医和西学中人员学习成绩好的，可以派出国外学习和考察。

（6）认真贯彻"双百"方针。中医和西学中人员的论文、科研成果，完全按西医标准来评定，不符合"双百"方针。对中医药研究机构所写的学术论文、科研成果的鉴定，应结合祖国医学的特点，历史地、客观地、辩证地、实事求是地进行鉴定。

（7）对全国各地几个重点科研、教学、医疗基地的建设，必须由地方省委书记亲自过问，卫生局局长负责来抓，按期完成。

（8）积极引进国外先进科学技术，首先用于中西医结合工作，促进早出成果。过去对引进国外先进科学技术用于解决中西医结合，创造中国统一的新药学重视不够，闭关自守。

（9）解决中医后继乏人的问题，必须是以扩建中医学院和中医学校招生培养为主，保证质量，不应借故扩建学校困难，完全以中医带徒的方式取而代之。

（10）加强对中药生产和管理制度的研究。多年来，中药种植技术研究和制药器械的改进都没有得到很好解决。中药厂还停留在小生产的作坊形式。医院的中药房管理制度和操作规程，有的还不如旧式的中药店，不讲究质量，数量不准确，影响疗效。

（11）积极组织人力，继承、整理、研究中医药学。建议卫生部召集全国有学识的医家，对中医文献进行整理，编写《中医各科证治全书》，然后在此基础上抽出有关部分编入《医学百科全书》。

（12）加强对中医理论的研究。研究中医中药，不能脱离中医理论体系。这方面的研究，应由中医中药、西医、西学中及掌握现代先进技术的多学科人员参加，这样才能出成果。

（13）对中医处方用药计量改制的意见。目前，中医处方用药计量单位采用米制计量单位，废除 16 两为 1 斤的旧制，这是非常正确的，但规定 1 钱改为 3g，尾数不计。我查阅古今有关书籍，证明现代中药处方用量已较汉、明、清时为小，今将 1 钱改为 3g，尾数不计，其量更小，难以达到有效治疗量。经推算，1 钱应相当于 3.731 25g，可保留 1 位小数为 3.7g 或 3.5g。建议国家计量总局召集有关单位进行研究，定出接近实际数值的克制用量。

米伯让
1979 年全国中西医结合座谈会大会发言

六、关于中医政策问题的意见（摘要）

中医政策提出的依据是什么？

国民党反动政府一贯执行企图扼杀、消灭中医的方针。中华人民共和国成立后，在 1950 年召开的全国第一次卫生工作会议上，余云岫仍提出要消灭中医，当时周总理驳斥了余云岫的意见。这次会上，提出了团结中西医的政策，广大中医药人员兴高采烈。中医政策是在中医受摧残、受歧视的历史背景下产生的。党的中医政策的依据有两条：一是我国广大人民需要中医；二是我国医学科学发展也需要中医。两个"需要"，就是我党制定中医政策的重要依据。

崔部长的报告在阐述党的中医政策的要点之前，没能说明政策产生的依据。今天重申党的中医政策，正是由于社会上仍然存在着某些对中医的轻视、歧视，以及中西医之间、中医和西学中之间存在着团结问题，回避这一点，是不合乎实际情况的。

1. 存在的问题

（1）要全面地贯彻党的政策。我们要总结过去的经验教训，上边掌握政策差之毫厘，下边谬之千里。我国有西医、中医和少数民族医，不要偏重哪一方，偏重一方，其他就会不服气，有意见，部领导在执行政策上要坚定。这次看到卫生部党组决心如此之大，我感到有信心。

（2）对待中医、西医不能一视同仁。如对中医的科研成果，要用西医标准衡量和要求，影响了很多中医的积极性，应当贯彻科技大会提出的"同行评议"。

（3）没有认真贯彻中央（78）56 号文件中提出的要为中医创造良好的发展与提高的条件的指示。中医如何深造培养提高，是关系到中医队伍兴旺发达的问题。有人问几十年来中医有何突破？我反问：下了多大力气？花了多大本钱？不下功夫，不花本钱，谈何突破！现在中医教学、科研、医疗的配备和条件都很差，中医一定要有实践的基地，发展中医事业需要有一定的经费。

（4）继承发扬祖国医学是中西医共同的任务，中西医都有责任。提中医需要"保护"，使人听起来很"气"。中医的存在是人民的需要，建议把"保护"改为"鼓励"，应当提鼓励中医发奋图强，为四化积极作贡献。

2. 几点建议

（1）加强中医进修教育，培养一批高水平的中医接老中医的班，这个问题要下大决心，有一定措施，加强管理。

（2）科研工作不能一下子全面铺开，要集中使用人力、物力，重点突破。

（3）中医院校要加强思想教育工作，扩大中医药队伍的建设，提倡在当地培养人才，就地分配。

（4）西学中要选拔那些真正愿意献身中西医结合事业的人来学习。

要讲实效，不要搞什么"运动"，学了就用，不愿用的就不要学，以免浪费人力、物力。

（5）要保障中医有参加抢救危重患者，治疗传染病和急诊值班的机会。《伤寒论》《温病条辨》等书就是中医同急危热性病做斗争所产生的伟大著作，中医完全能治危重病，只不过中医的抢救和治疗方法和西医不同罢了。

（6）中、西医两大学派，存在着事实上的不平等，要加强团结，平等相待，不能用一个学派去改造另一个学派，一个学派去领导另一个学派。中西医结合不能依靠行政命令，愿意搞的人，不让他搞不成；不愿搞的人，强迫命令他搞，也搞不出来。

米伯让
1980 年全国中医和中西医结合工作会议发言

七、对陕西省委《关于加强科学技术工作若干问题的决定》的几点建议

省科委领导同志：

4 月 25 日，崔中主任召集顾问组同志讨论中共陕西省委《关于加强科学技术工作若干问题的决定》。根据决定精神，结合本系统、本单位的具体情况，提出自己的建议和我所存在的问题陈述于后，请科委研究解决，予以明确规定。

（1）为了顺利地实现和完成我省科研规划，保护人民健康，应将"中西医药卫生防病治病关键技术的研究"列入决定，写在前言中。

（2）关于积极解决科技人员工作和生活上的几个问题

·住房问题无法解决，建议省委对科技人员住房问题的经费应统一解决，每年应拨给一定的科技人员住房经费。

·设备条件差，无科研医疗仪器器械购置费。建议对底子薄、经费少的单位适当照顾，尤其是中医单位更应予以照顾。

（3）科技干部管理问题

·科技干部的晋升问题，1979 年 6 月底报局后，直至现在没有批，造成岗位责任制落不实，群众意见很大，建议责成省卫生局尽快落实。

·科技单位的干部，应该相应稳定，但也应能进能出，对于不适合搞科研的人员，上级组织应该外调适当单位，要求省委应有明确规定。

·主管科技管理的干部，应该懂得科学，热爱科学。

（4）培训科技干部和科技管理干部

·委办局内的科技管理干部由科委统一轮训，研究所的管理干部到哪里轮训？建议省属科研单位的领导也应列为省科委轮训的对象。

·有些科技成果经济效益大，有些科研成果经济效果不大，但又必须研究，如中医基础理论，不研究不成，要研究。像这些研究经费怎样解决？建议省科委拨给专项经费，保证科研顺利完成。

（5）科研基地建设问题

中央 56 号文件下达后，我所现为全国中医研究中心之一，未见列入决定内，建议将陕西省中医药研究中心列入决定。

以上建议，是否妥当，请酌情采纳为荷。

陕西省中医研究所米伯让

1980 年 4 月 27 日

八、关于陕西省中医药研究院由省科委和省卫生局双重领导提案（摘要）

陕西省中医药研究院是根据中发（78）56 号文件在全国建立 6 个中医药研究基地的建议，经陕西省人民政府以陕政发（1980）281 号文件批准，在原陕西省中医研究所基础上成立的，为地厅级单位，由省卫生局主管。

长期以来，由于对祖国医药学认识不够，各级卫生行政部门不同程度地存在着忽视和轻视中医药问题。建国三十几年来，中医事业曾有几个大的波折，在"四人帮"横行的十年里，中医事业更受到严重的摧残，造成了中医药队伍青黄不接，后继乏人及仪器设备极为落后的局面。打倒"四人帮"之后，特别是中央（78）56 号文件下达后，中医药事业重新获得了重视和发展。卫生部钱信忠部长在 1980 年 2 月全国中医和中西医结合工作会议上讲话指出：今后"要给中医创造一些提高、发展的条件。""虽然国家经济困难，但中医和中西医结合还是要搞""要加强对中医和中西医结合工作的支持，要充分发挥中央和地方两个积极性，要经常地给予支持。"《人民日报》1980年2月27日社论中指出："各级卫生行政部门在贯彻'调整、改革、整顿、提高'八字方针时，要特别关心中医事业机构的充实和中西医结合基地建设，积极地、有步骤地采取切实可行的措施，为中医及中西医结合事业创造良好的发展与提高的物质技术条件，使它日趋完善，更好地为祖国四个现代化建设服务。"

但是中医事业目前的状况仍然与人民群众的需要、与四化建设的要求相差甚远。仅以原省中医研究所为例，自1956年建所到现在，中间经过3次大的分合，备受折腾摧残之苦。二十余年来，地面未扩大一分，反而因城建之需要，不得不缩小一些。没有建过一栋职工住宿楼，用了7年时间建起一栋8层楼，但因人员增加，尚有两层用作住宿和办公，只有一层开设病床。中研所全部仪器设备总值仅135万元，不及我省某医院一部进口大型X线机的价值。近年来虽然上级拨款逐年有所上升，但因人员增长，公用部分却相对下降。1977—1981年公用部分占总支出的百分比1977年为74%，1978年为72%，1979年为62%，1980年为56%，1981年为64%。上述事实说明，我院不仅基础很差，而且近几年上级的拨款很难适应科研、医疗事业发展之需要。省卫生局卫生事业经费困难，本身没有科研经费，尽管从卫生事业费中拿出一部分来作研究用，仍然无法达到我们的需求。照此下去，省中医药研究院很难建设发展成为中医药研究基地。

目前，省中医药研究院已确定是以中医中药科研为中心，以医疗为基础，科、医、教三结合的体制，这些都同卫生局所属的以医疗为主的医疗单位不尽相同，要求卫生局以较大人力、物力、财力照顾中医药科研事业的特点亦难办到，这样势必影响党的中医科研事业的发展，而发展党的中医事业，又是中央大声疾呼，刻不容缓的迫切任务。

因此，我建议省中医药研究院由省科委和省卫生局双重领导，请审议。

陕西省五届人大提案米伯让

1981年12月26日

九、关于组织群众讨论陕西省中医药研究院办院方向任务的意见

根据现有人力、物力条件，如何发挥优势，有计划地开展科研工作，出成果，出人才以及今后如何开展我院工作。为了上下统一认识，统一行动，使工作得以顺利进行，特提出讨论提纲如下：

（1）我院名为中医药研究院，如何做到名副其实？不要挂羊头不卖羊肉，引起社会讥舆！不好向党的中医政策交差！

（2）按照中医自身发展的规律，如何搞中医现代化？

（3）中西医结合，如何结合？

（4）中医基础理论研究工作，如何开展研究？

（5）现代化实验研究工作与中医基础理论和中医临床治疗研究工作，如何结合研究？

（6）现在实验室的条件设备，哪些是属于西医发明的？哪些是属于国外工业发展发明而被西医应用的？根据我院现有人员的知识水平，还需要哪些设备在中医药研究工作上发挥它的作用（实验仪器设备，必须由懂得的人把它分开造册注明）？不少研究手段、工具或仪器，它既是为工农业服务，为西医服务，亦是为中医服务的，例如古代阴阳五行学说产生后，无论是政治、军事、文化、经济、工农业生产都用它，不单独是中医理论的工具和理论基础。

（7）根据我院目前人力、物质条件，各科（临床各科、各实验室、中药、针灸、文献医史、图书、情报资料、政治、后勤各处室）在现有力量和条件下，3年内能作出哪些科研成果？

（8）讨论制订科研项目时，必须提出有把握性的东西，要有科学实用价值，不要空谈，切忌盲目性。

（9）目前如何发挥我院优势，作出成果带动一切工作？我院优势（或人力，或物力）都有哪些？主要是人。大家明确提出，切忌空谈，亦可毛遂自荐，必须说到做到。

（10）我院的医务人员大多提升为主治医师，奉卫生厅指示，要求我们举办中医提高班，大家讨论如何办好这一提高班，如何举办？讲何内容？如何组织？选对象、师资等工作如何安排？取得、达到什么程度

和目的？一定要有效果。

以上意见由各处、科室负责人组织群众讨论，少说空话，珍惜时间，提出的具体意见，认真记录，归纳条文，限期交院办公室，供领导班子安排组织各职能处、科室负责同志认真讨论。根据中央政策统一认识，今后如何分步骤努力完成任务，将我院办成一个名副其实的中医药研究院。回顾过去，总结经验，制订发展任务，上报省级领导单位及中央卫生部，要向全院群众大会报告，使全院同志都知道来此工作干什么！

米伯让
1982 年 4 月

十、对编纂《中华大典·医药卫生典·医学分典》的几点建议（摘要）

（1）惠寄《中华大典·医学分典》编纂试点工作有关材料共 7 种，已初读一遍，对上述要求所提各项问题，我基本同意。因本书是《中华大典》中《医药卫生典》的一个分典，《中华大典》是继承清代《古今图书集成》后 400 年来的一部大型类书，从数量计收集的内容要比前书不知多好几倍。整理继承祖国文化遗产是我们这一代人责无旁贷之事，此书工程浩大，若能完成，对我国社会主义两个文明建设定有很大的促进作用，对全世界文明和文化，对我们中华民族也是一大贡献，我衷心赞同和拥护。

（2）对"大典编纂工作总则"（草案）提出按照国务院指示先做几个试点工作，我认为此意见很好。《古今图书集成》体例结构，全书分 6 个汇编，每一汇编中分设若干典，每典中又分若干部，每部又分若干门，总合若干卷。该书共计 32 典，5748 部，每部中有汇考、总论、图表、列传、艺文、外编，总一万卷，今天继此工作，必须先有试点。

（3）《大典》中的经目，未见提及理学典，而《古今图书集成》中"理学汇编"是 6 个经目汇编之一，是否将"理学典"包括在《哲学典·儒家分典》之中？文学典（共 7 个分典），中国儒家理学应与历代各种文学区别，单独并列分典，不能混同收入"文学典"中。理学学术是我国儒家的正统学说，经历代先儒先贤修补积累了极为丰富的内容，包括了格、致、诚、正、修、齐、治、平之大经大法。学术争论也很多，自五代丧乱之后，周、程、张、朱为了促进社会文明的发展，提出新兴学术名词曰"理学"，这一学术思想与其他文学不同，文学是文学，理学自是理学。但其他文学中包括有言讲理学思想者亦不少，理学著作中也有不少具文学色彩的，以寓理于诗词、歌赋、文章，但内容侧重不同，应当是独立的一个典，与其他典并列，不应包括在文学典中。

（4）在《大典》试典工作简报中有同志提出增补《经籍典》，《民族典》应与其他典并列，应是独立的一个典，我同意这种意见。有人提出归入《文化教育体育典》内，我不同意，详情不赘述。

（5）《大典·医学分典》工作总结汇报中，成都中医学院《医学分典》编委会汇报的"基本情况和初步经验""存在的问题和一些建议"，我阅后基本同意。因本书是继《古今图书集成医部全录》之作，《医部全录》为《集成》"博物汇编"之四典中"艺术典"中之《医部汇考》，该部共五百二十卷，分240门。今仅就《医学分典》编纂的医学引用书目提以下几点建议：

·《医学引用书目表》对分类的编号、朝代、公元纪年、作者、书名（全称和简称）、版本、藏书地馆、篇名（或卷次）、标署格式示列、备注等栏，建议为了便于编者检阅，取材有序，按次序应先是书名（全称和简称）、作者、时代纪年。医学书除经典收录原文，以善本、别本校勘外，若是注本应按作者成书时代、年、月次序编排，且用本校、他校、对校方法校勘，以便编者对材料的取舍不至先后颠倒、重复。

·引用书目中所收集的书籍还是不足，且《医部全录》书成距今400余年，应收集内容材料较前不知多好几倍，建议应博采收集。

·尤其是各省地方志（通志、省、市、县志、乡土志）的收集编排，应按每省所辖市县次序编目，以便检阅。

·针灸和推拿部设2个分部，应别设外治法部或门。

·选定引用书目中有"道藏"，而无"释典"，应补入。

·对断简残编、古本、别本及或有假托神仙著作，或有被人认为是伪作之书，均可慎重鉴别收录，吸取精华，剔去糟粕。

·有关各民族医药学是不可缺少的，应设民族医学部。各民族积累的医学知识和经验理论是祖国医学内容中不可分割的一部分，急需整理。

·有关中药计量问题，在编著方剂时，对历代计量换算这一大问题，应考虑在内。

·收录书目范围中提出，对用西洋医学解释中医之典籍者概不收录，我认为不应千篇一律。本书如收录范围下限以中华人民共和国成立为止，中华人民共和国成立前至清代鸦片战争以来的医籍，如唐容川《中西汇通医经精义》，由此至中华人民共和国成立前夕的此类书籍，应认真研究，是抄袭、附会，还是生搬硬套，抑或是探索追求达到会通，都要区别取舍。

总之，该书总体设计比较合理，具有先进性、可行性。

本人对编纂《大典》如此浩大的工程无实践经验，且学识浅陋，鄙见所及是否妥当，仅供参考。

米伯让

1991 年 3 月 31 日

十一、对编纂《陕西中药志》的几点建议（摘要）

如何很好地完善编纂《陕西中药志》这项工作，是我们当前的一件大事。我认为需要编委会及全体同志努力奋斗，大开思路，从深度、广度打好基础，一定要具有科学的预见性和远见性，以实事求是的精神制定好规划，力争早日完成这一光荣而艰巨之任务，为充实编纂《陕西中药志》做好工作，这是我的愿望！在此，我有一些管见，陈述于后，仅作参考。

1. 编纂《陕西中药志》的指导思想

编纂《陕西中药志》的指导思想主要有两点：一是依靠党的中医政策，继承发扬祖国医学遗产，挖掘中国医药学这一伟大宝库，使之不断丰富提高，为四化建设服务，为人类造福。二是必须要有坚强的组织力量和取得社会各学科、各方面力量共同协作才能很好地完成任务，使《中药志》既有实用性，又有科学性，并要培训修志的后备力量，推动我省中医药科学事业不断向前发展。

2. 编纂《陕西中药志》的目的和任务

"志"的含义，志者，记也。"志"属信史。修志的目的即通过志书的可靠记载，反映事物发展的规律，总结历史事物成败之经验教训，不断总结经验，科学地反映我省中药事业在各个历史时期的发展脉络和特点。不仅在总的编写大纲上应明确，而且在每章每节都应明确，通过总结推动我省中药事业向前发展。

当前的任务有两点：一是陕西省中医药研究院将要分建中药研究所，《陕西中药志》将是该所今后开展科研工作的重要参考资料。不了解陕西中药发展历史情况，怎么去开展中药研究工作？二是陕西省委关于今年召开编纂《陕西省地方志》工作会议，要求各部门要写本部门的专业志。《陕西中药志》《陕西中医发展史料》都是《陕西省地方志·卫生志》中的一个部分。所以，我们承担这两部史志就要积极抓紧时间，限期完成此项任务，以供充实《省志》采用。因此项工作不仅对当前工作有着现实意义，而且从长远看，对我省中医药事业发展有着承先启后的战略意义。

3. 中药学简况及陕西中药在药学中的地位

中国地大物博，药材丰富。远自我国最早的药典《神农本草经》包括植物药、动物药、矿物药、金作药、虫类药、人体附属物等共有365种。梁·陶隐居（弘景）作《神农本草经集注》，又增补药物365种，共730种。到晋代就出现了人工合成升华药，为化学合成药之先声。汉、唐、宋、元、明、清以来又增添了不少品种，如唐代《新修本草》为世界最早之国家药典，宋代的《开宝本草》《经史证类备急本草》。明代李时珍《本草纲目》仅收载药物就1892种，其中374种是李时珍新增，还收入药方一万多个，附图一千余幅，参考书籍800余种，全书共五十二卷，其分类方法按照药物的自然属性，把药物分为16部（水、火、土、金石、草、谷、菜、果、木、服器、虫、鳞、介、禽、兽、人）62类。这种科学分类法，眉目分明，便利了后人的学习和研究，比之西方植物分类创始人林奈的《自然系统》一书要早100多年，是我国科技史上极其辉煌的硕果，它对世界药物学、动物学、植物学等自然科学的发展有很大的影响。继李时珍之后，清代杰出医家赵学敏作《本草纲目拾遗》，又新增添药物716种，该书关于药物形态的描述和功效用法等记载，都较翔实可靠，对补充《本草纲目》，充实中药学内容有很大贡献。此外，还有其他许多《本草》，有以地方得名的如《滇南本草》《南方草木状》《海药本草》，以药物性质而辑成的有《食疗本草》

《救荒本草》。自鸦片战争以后的近百年间，由于我国遭受帝国主义的武装侵略和文化侵略，以及反动统治阶级崇洋媚外，对祖国医药学歧视和打击，致使祖国医药学停滞不前。特别是1929年国民党反动政府竟狂妄地抛出了"废止旧医以扫除医药卫生之障碍案"，使祖国医药事业遭受严重摧残，濒于被消灭的境地。

中华人民共和国成立后，党和国家非常重视祖国医药学，使中医药事业获得了新生，并得到了发展。政府鼓励各地编纂《地方中药志》，有些省写了，有些省未写，有些省中途而废。如省中医研究所"文革"前曾编过《陕西中药志》一册，以后中断，从内容来看，该书虽以"志"命名，但实际是一部药用植物手册，缺这短那。有些是以汇编形式而写成的，未见一本理想的《中药志》。很奇怪的是各地《中药志》未见修成而《全国中药志》已经出版，这怎能反映出《全国中药志》的真实面貌？我认为要编纂《全国中药志》，首先要把各地《中药志》编好，有了第一手资料，汇集成编，才能编纂《全国中药志》。我们这次所编的《陕西中药志》，就是将陕西有关中药方面的资料如实记录，收集整理，不牵涉外省的中药资料。

陕西素有"秦地无闲草"之誉。据1970年陕西中草药展览会调查统计，中草药共有1535种，中药620种，草药915种。陕西药用植物目录收集2315种。中医研究所收集动物药115种，矿物药50种。据地质矿物来说，我省地质局副总工程师阎廉泉（见1980年2月17日《陕西日报》）说：陕西资源丰富，大有作为。到目前为止，全世界已知的有用矿产约140多种，我省就发现了86种，我省的钼矿，居世界前列，汞、煤等资源居世界前列，磷、铁、石棉等在西北地区也占有相当位置。一些稀有矿产也有远景，其中供药用的矿物药为数不少，这些都是四化建设的宝藏。关于动物药的资料，非常丰富，在此不一一陈述。总之，《陕西中药志》亦即是陕西中药的一部百科全书，从广度来说，它的内容在全国占有相当的地位。

4. 编纂《陕西中药志》的范围

如何确定《中药志》的范围，这是一个较为重要的问题，其中主要范围应包括：①动物、植物、矿物、金作物、虫作物、人工合成升华药；②药用植物农业生产技术；③防治病虫害的进展情况；④药用动物的繁殖饲养情况；⑤药用矿物的开采加工进展情况；⑥生药炮制加工操作技术的特点；⑦保护储存管理方法；⑧药物采集季节；⑨收购品种、积压品种的销路情况；⑩陕西旧药店特产的名牌中成药；⑪药源分布情况；⑫真伪优劣的鉴别经验方法；⑬近代药理、药化的进展情况；⑭近代剂型改革的种类，中药性味、归经、功能主治、临床应用研究情况；⑮其中有上升为理论的药，也有临床治疗有效而未上升为理论的各种民间药。我们一定要全面挖掘，记录无遗，整理编辑成一部名副其实的《陕西中药志》，供我们回顾研究陕西中药发展的历史情况，借鉴前人创造过程中的成败经验教训，发扬陕西中药各方面的特色和优势，为今后中医药学者发掘研究创造条件，这是我们这一代人的重要任务。

5. 其他方面

（1）该书不要局限药用植物志、药用理化志的范围，对虽未经现代研究的药物也应纳入，必须做好清仓查库的摸底工作，使之成为陕西中药的百科全书。

（2）省卫生厅、药政局从行政领导角度上、经费来源上，要予以大力支持。

（3）应邀请中国科学院陕西分院所属的植物研究所、动物研究所、地质矿产研究所以及省药材公司、陕西国药厂、西安美术学院、西安摄影研究部、省出版局为协作单位参与，并希以上单位的领导予以大力支持和诚恳的帮助。

（4）编写本书的态度，要实事求是，不浮夸，不虚美，不卑不亢。因志属信史，所载录之事物要有出处来源，言之有据，分工协作的同志要对本书负责到底，不能草率了事。内容上的详略问题要根据具体情况，详略得当，不能千篇一律、画蛇添足或削足适履。

（5）书前首先应写我省自然环境、地形地貌、地理气候的概况，药源分布的调查概况。

（6）书后要写几个索引，如各种科属分类索引、同类异名、同名异类索引等。

（7）编委会必须制定一个工作协作条例，因书成之后将要出版，出版后的稿费报酬和名誉报酬，应按工作量的大小分配，以免将来争议，不欢而散。

（8）我们应建立一个良好的编纂工作作风，加强社会主义两个文明的建设，树立知识分子的优良学风，完成历史赋予我们的使命。通过这次工作，为培养我们的接班人打好基础。

以上鄙见，是否妥当，仅供参考。谬误之处，在所难免，敬请同志们批评指正。

米伯让

1982 年《陕西中药志》成立协作编纂委员会发言

十二、对编纂《经方古今实用类编》的几点建议（节录）

1. 编撰之目的与意义

本书之编撰是为了解除广大患者疾苦，研究仲景学术思想，广开思路，推陈出新，便于广大医务工作者查阅《伤寒杂病论》所载之方论及古今中外医学家对仲景学说临证实用经方之研究经验，供医疗、教学、科研应用参考，进一步发展仲景学说及经方之妙用。为继承发扬祖国医学，振兴中华，振兴中医，建设社会主义物质文明、精神文明而服务。

2. 命 名

顾名思义，本书名为《经方古今实用类编》，即是以类书的体例形式而编撰的一部专著方药类书，其内容是组织古今中外对经方实用研究之论述资料，分类编撰，其要求是以突出阐发仲景学说，古今实用为主。

3. 编撰体例与内容要求

本书编撰体例特点是以《伤寒论》《金匮要略方论》二书所载之方合为一帙，分类编撰，有总论、各论，各论中有分类之总纲，总纲下有提要，纲中有条目，目后有验例，验例后有评述，书后有各类索引共 8 部分。

4. 资料来源依据

本书编撰之资料，原文应以黄竹斋先生撰述之《伤寒杂病论会通》大字原文为主要依据。因黄老撰述会通时，虽以桂林本为蓝本，但已将宋本《伤寒论》《金匮要略方论》二书以及历代发现之伤寒诸本汇总于内，互补不足。分类编撰时可取宋本及诸本与会通本校对，有无遗漏？有则补之，若无即用此本分类编撰。关于古今参考资料：应上考《黄帝内经》《难经》《神农本草经》《名医别录》《脉经》《甲乙经》《肘后方》《千金要方》《千金翼方》《外台秘要》《诸病源候论》《圣济总录》，历代本草、方书、各科专著、古今医案、中外期刊，以及宋、元、明、清及近代现代诸家学说。凡有关本书参考需用之资料尽量收集择录选用。

5. 方剂分类与归类

关于方剂的分类与归类，可借鉴前人之经验，如徐灵胎以方类证，编著《伤寒论类编》，将《伤寒论》112 方，共分 12 类。柯韵伯编著《伤寒来苏集》，以证类方，分 429 条。以上两书均为我们编撰本书分类的主要参考学习之书。因经方有以药物专主治疗名方者，如桂枝汤、麻黄汤、甘草汤、甘桔汤、炙甘草汤、甘草泻心汤之类；有以方剂治疗功效性能名方者，如白虎汤、承气汤、理中汤、四逆汤、泻心汤之类；有以主方加减名方者，如桂枝新加汤、桂枝加杏仁厚朴汤、麻杏甘石汤、麻黄加术汤、大小青龙汤之类；有以方剂治疗杂病功效卓著，而不能归类者，如宋本《金匮要略方论》有杂疗方，徐灵胎《伤寒论类编》有杂疗方类；尚有存疑待考者。对分类与归类问题，我认为能分几类即分几类，不受局限，有不能分类者，可归入杂疗方类，必须按方剂实际情况分类与归类，不必牵强附会。这是一项细致的工作，要认真设计研究。

6. 对有关资料的取舍

凡对各家论述必须是择其精要者录取之，其宗旨是删其重复，取精去粗，正其错讹，去伪存真。如论著中有甲、乙、丙、丁 4 者对某一问题均有阐发，若甲对此已早做论述，乙与甲论同，两相比较，择其精者取之；若丙与甲、与乙论述均同，此为雷同可不录取；但丙论论述上虽与甲、乙论同，若增添有点滴新的见解内容者亦可录取；如丁对此持相反论述，亦可录取，作为经验借鉴之用。对治疗实践经验之资料越多越好，对实践经验和现代实验研究报道资料的取舍是去伪存真，必须注意区分。

7. 古方计量换算今量之问题

方剂中汉代用药计量换算今量是关系中医计量规范化和提高中医疗效的一件大事，中医若不重视研究计量即无规范化可言。若方剂用量颠倒主次，故临证寡效是其原因之一。前人已为我们作出规范，而我们不做，反惹一些无知之辈诋毁中医用药不计量、无规范化可循，说明非是古人未做，而是后人不学，使中医学之不振不能与今之继承者我辈无关。

古人云：不以规矩，不能成方圆；不以六律，不能成五音。可见任何时期、任何事物都有个准则，无准则，就无规范化。因而本书对方中所用汉代计量，如铢、分、两、斤、升、合以及药升、水升用量，均应换算为今之计量，可于原方药量下加括弧注明今之折合量，以便学者临证开卷即可索得应用，为此再作叮咛。

8. 各条方后语中之若干注意问题

关于本书各条方后语中所属药物之炮制加工、方剂组成、用量、煎服方法以及护理宜忌、病情观察事项等，均应严格要求校对研究，不得疏忽遗漏，或有错讹予以改正，若有疑义予以笺注。

9. 古字、僻字、疑义等笺注问题

本书各类条目中，若遇有古字、僻字、声音及疑义者，可于此处即时注释，不能注释者可于此处加脚注号码分段笺注，如无此注释者，可存疑待考，要求本书必须做到无疑不释，无义不晰。

10. 前言、序文及封面设计

本书前应有前言、序文，封面设计要雅致、协调，具有古朴风格。书面题为：陕西省中医药研究院文献医史室《经方古今实用类编》编撰小组编撰。

11. 各类索引

本书后应编撰各类索引，如方名索引、药名索引、中医病证索引、西医病证索引、实验研究课题索引，以笔画编排，以便读者查阅。

12. 参与工作人员的署名问题

本书后应编排参与编撰工作人员署名。为了对本书的编撰工作负责起见，应注明本书某类或某一部分由某人编撰校对，将来发生质疑，应由编撰校对负责者予以解答。

13. 编撰约计字数与工作时间估计安排

本书完成约计字数将近 80 万字或 100 万字，或者亦可能低于以上数字，时间约计 3 年。编撰人员需 4～6 人，其中必须要有撰写水平高的 1～2 人负责编撰总论及各类提要、分类评述，其他人协助负责收集资料、编排、清抄、校对、换算计量工作。以上分工必须依据实际工作情况进行调整。

14. 完成定稿问题

本书初稿脱稿后，必须组织大家逐章、逐节、逐句、逐字的认真讨论，讨论修正后，清抄一遍，再组织大家从全书角度认真讨论几次，语气、文气、规格是否一气贯通，能否体现出本书的精神面貌，否则，再加工，再修改，达到比较完善为止。三稿能否定案，就看大家的努力情况了。

以上粗浅意见是同志们对我提出的期望，要求我谈谈对编撰本书的意见，我即应邀做了这一极不成熟的琐碎语言，仅供同志们参考指正！借以抛砖引玉。我年已衰朽，加之多病，不能与同志们并肩作战，共同前进，是为遗憾！力不从心，深感痛恨。惟望有志者完成此业，是我之厚望焉！

米伯让

1984 年

十三、对东周伟大医学科学家秦越人扁鹊纪念馆陈列安排的几点建议（节录）

临潼县文物局：

关于扁鹊纪念馆的陈列安排，函复如下：

1. 享　殿

正中：东周伟大医学科学家秦越人扁鹊石刻画像（站像）、塑像要全身（坐像）。

两侧排列石刻经文：

左侧：石刻白云阁藏本《难经》原文及书序

右侧：石刻《秦越人事迹考》《难经注家考》

2. 展　室

（1）文物史料

收集全国各地有关扁鹊墓、庙与卢医庙的遗迹（包括山西、山东、河北、河南、湖北、陕西等地）照片资料。

（2）版画史料

扁鹊行医图（按《史记》记载排列）、汉画像石上的针灸图、神医像、美国沙森克大学的扁鹊像、陕西扁鹊墓的修复前后照片等资料及国内外有关扁鹊遗迹资料。

（3）实物资料

①《难经》版本（木刻、石印、铅印），历代注释本、语译本、手抄本、少数民族译本、国内至近代、国外日本、朝鲜等国译本。

②关于历代医家对脉学研究的图表及近现代对脉学研究的进展情况和成就，如脉象仪等研究成果可取资料或照片。

3．碑　廊

从古至今历代名人评赞题词。

附几点说明：

·享殿石刻《难经》，如碑林唐开成石经一样，格式可仿耀县药王山《海上方》《千金宝要》体例，石拓可作活页订本成书，便于交流。

·展室内容除各省外，可参考北京博物馆有关资料。

·碑廊可参考各地纪念馆，如南阳医圣祠。

·陈列内容必须超过各地馆所展存资料。

·享殿楹联、匾额，必须反映出一位科学家的医德医术思想。

·扁鹊塑像或石刻画像，其面形、神气、姿态都必须反映出一位伟大医学科学家的精神风度，或坐或站，手足位置或手执书简，冠、履、服饰不能脱离周秦时代服装，请大家要很好研究设计。

以上鄙见，尚请各方人士精心研究设计，以达渐臻完善之目的，仅供参考，并请临潼县文物局王治安局长及诸位领导审阅。

米伯让谨复

1991 年 7 月 17 日

第二节　报　告

一、请求维修临潼秦越人扁鹊墓纪念馆的报告

秦越人扁鹊，是我国东周时期著名的医学科学家，对我国医学科学发展作出了承前启后的重大贡献，在医学史上留下了不可磨灭之功绩。我国史学家司马迁首在《史记》中为他作传（《扁鹊·仓公列传》），其事具有翔实记载。随着历史的发展，对国外医学之发展亦有很大影响。

他主要是继承了我国古代医学家的诊治经验和理论，为阐发《素问》《灵枢》的蕴奥而著有许多著作。现仅存《难经》一书，详论脏腑、经络、针法，奠定了中医望、闻、问、切四诊的基础，尤其对诊断学的脉诊、望诊和针灸学的研究作出了卓越贡献。脉诊方面首先是对古代繁难复杂的诊脉法进行改革，创立了寸口诊脉法的脉学理论，以执简驭繁的方法方便医生诊病，积累了极为丰富的经验和理论，为后世医家奉为圭臬，故《史记》载"天下言脉者由扁鹊也"，中国医学科学院将脉诊作为专题研究。扁鹊对望诊提出了大胆设想，饮上池之水可以隔垣见一方人，以此视病，尽见五脏癥结（即医生肉眼隔躯壳能见脏腑，隔墙能见彼边人）。这为后世发明爱克斯光和电视机倡导了先声，为后世医学科学的发展开辟了新的思想方法，因之他在医学科学的发展上起到了承先启后的作用，对此我们应当感到自豪。

在治疗学上，扁鹊精通内、儿、妇、外各科，治病能随俗应变，适应群众需要。在治法上掌握针灸、汤药、按摩、导引、熨帖等多种治疗方法，尤其对针灸学更为精深，被公认为中国第一位针灸学家，颇受群众的尊敬和爱戴。其学术思想不仅对中国医学的发展有深远的影响，而且在日本、朝鲜、英、法、美、阿拉伯等国医界中亦有盛誉，故有医学祖师之称。最近从资料中还看到扁鹊木刻像藏于美国 SASNAK 大学医史部，阿拉伯医圣阿维森纳在他的著作中收载了《难经》有关脉学的论述。扁鹊在医疗工作上提出了六不治的主张，"信巫不信医者不治"即是其中之一。他的一生为医务工作者树立了光辉典范，他的著作至今仍指导我们的临床诊治研究和理论研究。

秦越人晚年归秦，由于医术高明，名闻天下，被秦太医令李醯妒忌，李自知技不如扁鹊，遂使人刺杀扁鹊于陕西临潼，可惜这位高明的医学科学家遭受妒忌，被人刺杀而死，天下闻之者，莫不恻然，因而群众到处建立扁鹊墓为之纪念。据《陕西通志》《临潼县志》记载，其真墓在我省临潼县东北 30 里马额南陈村，数千年来，墓址一直为当地群众所保护。我于 1961 年亲往临潼调查，见墓侧尚有古柏一棵，其树之苍老，约为元代所种植，墓后尚有冬青树一株，枝干尚青，为该队兽医、本队社员陈德惠之父陈老先生所种植，其墓高约五市尺，墓址占地一分多，惜墓前无有碑文传记，但在《陕西通志》《临潼县志》中均有记述。当时我曾向临潼县副县长肖德同志、省委书记赵守一同志、卫生厅厅长李经纶同志汇报，幸赖领导贤明，得以重视支持这一正义事业，拟将维修该墓为之纪念。不幸遭受"文革"冲击，竟将保护数千年之历史古迹破坏无遗，令人非常痛心！鉴于此情，若有中华民族自尊心者决不能坐视不理，我想我省领导同志若知定能过问，绝不至袖手旁观。

根据国务院关于保护历史文物古迹的文件精神，我特向省上领导同志报告，请求责成有关文管部门，负责规划，限期将此墓维修完整，以在科学界树彰政府之威信，促进我国科学之发展，以利四化之建设，并达群众之愿望。

维修临潼秦越人扁鹊墓之意义，不仅只是保存古迹，更重要的是表彰先哲，鼓励后人，继承发扬祖国医学，落实党的中医政策，激励卫生战线及各条战线的科学家，同时对当前社会主义建设，实现四化，宣传教育有着重大的政治意义和深远的历史意义。树立为科学事业奋斗一生并做出重大贡献的科学家的光辉形象，以增强民族自尊心和爱国主义思想，是我们宣传部门当前之重要任务，诚望上级领导同志能重视督促责成落实此事，早日维修完善，以供国内外医学团体参观瞻仰拜谒，从事纪念活动，并作文化交流，这不仅为我省之光荣，实为祖国之光荣也。

我省为开放城市，长安古城名闻世界。当前外宾旅游云集，临潼华清池、秦俑为外宾必游之地，而秦越人扁鹊之墓位于南陈村，与始皇陵对峙约十华里，为一旅游之路线，一旦建立开放，而国内外医学团体必将云涌而来，从事纪念活动，所以希望宣传部、科教部共同从速责成文管部门早日进行维修，不胜感盼之至！

报告请求者米伯让，陕西泾阳人，现年 62 岁。因遭受父母早丧，立志学习祖国医学，今已 44 年。中华人民共和国成立前从先师黄竹斋迁居农村，从事祖国医学之整理研究工作和医疗工作。中华人民共和国成立后，承蒙党和政府重视，被邀参加西北医学院工作，1966 年省委又调我至中医研究所工作，在党的领导下，积极参加医疗、教学和科研工作，今已 32 年，又蒙党和政府对我多方培养照顾，授予许多政治和学术荣誉，其感激我党和政府之心情可想而知，真是无功受禄，寝食不安！如何为社会主义建设和党的中医事业作贡献，以报答党和人民培育之恩，并尽自己应尽之职责，是我数十年来时刻未能忘者也。回顾自己不学无术，垂老无成，对党和人民卫生事业未能作出显著贡献，殊感惭愧！但只要对党和人民有益之事，若有见闻，必尽早向党和政府汇报建议，愿效野人献曝之心以尽己责，聊表微忱。诚望能将此事早日落实，付诸行动，以彰政府贤明，并使人民早日受益，其功诚非浅鲜哉！并望批复！

以下按 3 部分汇报，请领导及有关同志择阅：

·秦越人扁鹊在医学上的重大贡献和生平事迹之简介。

·请求维修扁鹊墓的思想活动和调查情况及其修墓之意义。

·请求维修扁鹊墓的粗略设计要求和开展秦越人扁鹊史迹宣传活动的建议。

（编者注：以上 3 部分汇报从略）

谨呈中共陕西省委、陕西省人民政府、陕西省卫生厅及有关部门。

陕西省中医研究所米伯让
1981 年 6 月 26 日

注：①1982 年，省委陈元方书记接到报告后，立即通知文化局负责同志当场亲自批示，令其拨款维修，一定完成任务。

②前临潼县县长井苏民同志、文化局局长杨国祯同志、南陈公社书记及全体同志均非常热情支持，立即征地动工，指派专人督修。

③1984 年，我去临潼为秦越人扁鹊墓植树时，围墙用砖已砌成，县上已正式成立秦越人扁鹊纪念馆，该馆印章对外已正式启用，但至今尚未完工。

④1991 年 4 月 5 日，秦越人扁鹊墓与医德纪念碑、纪念馆落成，并进行了揭碑仪式及学术研讨会。

（编者注：米伯让先生曾于 1958 年、1961 年、1979 年、1980 年、1981 年、1984 年、1990 年、1991 年先后 8 次考察扁鹊墓）

二、请求维修眉县我国唐代伟大医学家王焘墓纪念馆的报告

王焘，陕西眉县人，生卒年月不详，是我国唐代伟大的医学科学家。《新唐书》载"焘性至孝，母有疾，弥年衣不解带，躬视汤剂，并数从高医游，遂穷其术，因以所学著书，号《外台秘要》论绎精明世宝焉。焘初为徐州司马，历给事中迁至邺郡太守，治闻于时"。《旧唐书·艺文志》载王焘《外台秘要》四十卷，又《外台要略》十卷。今《要略》久失，惟《秘要》尚传。《四库》著录本为宋治平四年孙兆所校，

明·程衍道所重刻，前有天宝十一载焘自序。由此可知王焘生活活动时期大约在唐高宗至唐玄宗时期，约公元 682 年～752 年之间。王焘居馆阁 20 余年，负责管理当时国家图书馆—弘文馆，多见弘文馆医籍方书，并见《巢氏诸病源候论》有论无方。而晋唐以来的方书，又多相矛盾，篇目重杂，他便埋头伏案，先后苦心钻研数十年，对唐以前和他当时所能看到的医学著作，做了一次比较系统的整理，于公元 752 年写成《外台秘要》四十卷。全书分 1104 门，每门先论后方，其论多以《巢氏诸病源候论》为主，次叙各家之方，共载方 6000 余首。在医学方面，不仅采撷古方，并且较广泛的吸取了当代流传和民间单、验、秘方等。所以说，此书集唐以前诸方之大成（按：焘其作是编，则成于守邺时，其官衔称节邺郡诸军事事守刺史，故曰外台。《书录解题》作《外台秘要方》，自序亦同。《唐书》及孙兆序中皆无方字。盖相沿省其文耳）。

王焘撰《外台秘要》时，除了参考大量流传较广、影响较大、现在尚存的医学著作外，还广泛地参阅了至宋代已经散失的晋唐医家著作，如《范汪方》《小品方》《深师方》《崔氏方》《许仁则方》《张文仲方》等等。《外台秘要》的特点，每段引文，必一一指明出处，并详注原文所载之卷数，世传引书注卷第，因此，它非但对整理校勘现存医书有着较大的帮助，而且保存了部分失传的医书，对辑复已失文献提供了十分有利的条件。王焘整理研究医学文献的认真态度和严谨的工作方法，可以说是前无古人的，至今仍是值得我们学习的。

《外台秘要》的内容非常丰富，它包括伤寒、天行、温病以及内、外、妇、儿、五官、灸法等等，对伤寒、天行、温病等尤有详尽的论述。书中所载医疗方法也很丰富，除主要为药物处方外，并有各式各样的外治法、人工急救法和对疾病的护理方法等，直到现在，还有着指导临证治疗的价值。

《外台秘要》是一部很实用的参考书，因为它的内容丰富，编次又很有条理，不仅在国内为历代医家所重视和引证，而且为国外医家所推崇。如朝鲜的《医方类聚》、日本的《医心方》等，都是采用本书的体裁和以它为主的参考文献。

王焘在整理文献方面，不但继承保存了唐代以前的医学文献，给唐代以后整理文献工作开创了科学范例，而且由于唐"安史之乱"，弘文馆被焚毁，幸赖王焘私人所作的《外台秘要》得以保存，因而成为我们现在考证唐以前医学著作的旁证材料。我们今天在党和政府的领导下，应对历史上作出贡献的科学家进行发掘表彰，鼓励后人在实现四化的工作中做出更大贡献，这是我们的目的。我认为这样做不是崇拜泥木偶像，而是在崇拜科学事实的同时对其人予以表彰。因之，我提出建议维修王焘墓纪念馆，纪念王焘，表彰先哲，以彰我党和政府之英明，望请省委、省政府领导批示，责成省文管局负责落实此项有益于人民的工作，并指示该县调查筹建此项光荣任务。王焘墓纪念馆的落实维修，不但是我省之光荣，实为我国之光荣也。况西安开放城市，中外人士往来之地，陕西又为周秦汉唐的文化古都，中外人士对我省各文物尤为重视，来省莫不访问医药发展情况。王焘为中外驰名的医学科学家，若在我省寂焉无闻，乃为憾事，非为光荣。若王焘墓纪念馆告成，并能在附近建立中医学校或中医医院，则又可作中外医学家纪念王焘文化交流之所，亦为游人瞻仰之地，扩大我省光荣，鼓励后人，培养又红又专的医学人才，为建设祖国的物质文明、精神文明作出更多更大的贡献，是我之殷切盼望。请组织采纳，谨具奉闻，敬望批复。

谨呈

陕西省中医药研究院米伯让敬上

1984 年 11 月 18 日

三、关于重修西安鼓楼"声闻于天"匾额的报告

安启元书记

程安东省长　钧鉴：

首先敬问二位领导近好！工作辛劳！

兹因有关西安古城鼓楼原"文武盛地""声闻于天"两大匾额，反映陕西省及西安市的文化风貌，中华人民共和国成立后，人民政府重新修缮，蓝底金字，龙凤镶边，蔚为壮观，"文革"中不幸被毁，至今未能恢复。为此我特呈请省领导责成文物、文化部门，于香港回归之年，恢复其原貌。

陕西为我中华民族发祥地，伏羲氏画八卦，明阴阳之消息，始创文字、文化肇端，制男女嫁娶之礼，以别群婚劣俗，为中华民族优生学之

先声，为我国人文始祖；炎帝神农氏尝百草，变物性以疗民疾，播五谷以为民食；仓颉造字，以易结绳记事；后稷教民稼穑，大兴农业生产，以养民生；黄帝轩辕氏开国建立中华民族基地，文物人事制度具备，开物成务，促进历史发展，源远流长，且咨岐伯而作《内经》，为兴医学，保障中华民族繁衍健康事业作出巨大贡献，又命元妃嫘祖教民育蚕制丝茧以供衣服而天下无皴瘃之患。至今，炎黄二帝遗迹已成华夏儿女寻根问祖之胜地。及至近代，延安又是中国革命的圣地。

西安为周文、周武吊民伐罪之基地，十三朝古都，人才辈出，济济多士，西安（长安）为世界文化名城。钟鼓楼为振聋发聩，报时报警而设，为西安市中心建筑，国内外来西安观光者甚多。鼓楼除去其建筑高大精美外，过去尤为人称道者即其上悬的"声闻于天""文武盛地"二匾额，不但笔力刚劲雄健，字迹高大端庄，且用典妥帖，非大手笔不能为之，惜在"文革""破四旧"时被毁。每当人们走到鼓楼下，再也看不到这两个高大雄伟的匾额，总感到鼓楼缺少了其往日深厚古老优美的文化蕴涵，使人望之怅然。

我多次与友人谈及此事，据一位朋友说："原匾额已毁，找不到当年实物照片借以恢复，时下虽有一些书法家，但笔力纤弱，无人能写出与之相媲美的字来，即使勉为其难地写上，也是'新古董'，无足珍贵。"

这位朋友所说的时下无人能写出与之匹敌的字，这是实在话。每个时代都有其文化特色，我少年师事或拜谒者多为秀才、举人、拔贡等，他们书法之精美，功力之深厚，确非书法界时贤所能追比。盖昔人终日砚田笔耕以为生活，磨炼积久，功力自深，精于书法者如过江之鲫。鼓楼为南北"两院"交通要枢，人文荟萃之地，非德高望重、书法绝伦于一代者不能延之书匾。原匾字体硕大端庄，笔力雄健刚美，用典得体，与鼓楼建筑浑然融为一体，珠联璧合，相得益彰，使人仰望肃穆起敬，为西安增色不少。

我无意中保存了1960年前省委宣传部米振民同志所赠之一张贺年片，恰是当年鼓楼的照片，上有"声闻于天"四个字，字迹虽小，若借助放大镜仍依稀可辨识。如果我省政府有恢复原匾额之意，可否让专家用现代放大技术手段加以放大，重摹镌刻，悬挂在鼓楼上，不仅恢复其昔日风采，亦为开拓西安旅游观光资源添砖增瓦。

"文武盛地"是颂扬周文王演《周易》，为政以德；周武王吊民伐罪；周公制礼作乐，光百工之技艺，开发民智，教民以礼义；召公辅政以德，周南雅化，甘棠存荫的发祥地，敦促封疆大吏以之为式。"声闻于天"典出于《诗经·小雅·鹤鸣篇》，不仅喻鼓楼之高，鼓声之大，也敦促历代为政者思贤若渴，可谓用心良苦，善于用典矣。

清代毕源任陕西巡抚仅数年，不仅主编《陕西通志》，且为关中诸多古陵冢树碑立碣。于右任先生主陕政时，保护孔庙碑林未毁于一旦。邵力子先生主陕政重新修缮孔庙碑林。中华人民共和国成立后，西北军政委员会统战部部长汪锋同志，接先师黄竹斋先生函请，指示保护西安孔庙大成殿孔子及东西两庑历代先贤牌位，与陕西乡贤名宦祠牌位，用芦席做围墙保护维修。四公德政，陕人至今传颂，公等恢复鼓楼原匾额，可比踪前贤矣。

这张贺年片在我手头存有近 37 年未弃，殆亦有缘数存焉！我年已78 岁，右目完全失明，左目仅能微视，来日有限，在我身后，我的家人也许将此宵小之物弃之如敝履。值 1997 年为香港回归之年，我又受柯受良先生飞越黄河壮举之激励，为西安古城计，为教诲后人计，谨将此贺年片献给政府，以备采用。我是陕西省中医药研究院一名老中医，刍荛之言，仅供采纳，不胜感盼之至！

  谨致

敬礼

关中愚叟米伯让敬呈

1997 年 6 月 3 日

四、关于整理《中医解剖生理史料系统新论》的计划报告

所党委：

为继承发扬祖国医学，实现四个现代化，运用现代科学知识和方法，整理和研究我国旧有的中医和中药，以及把中医中药的知识和西医西药的知识结合起来，创造中国统一的新医学新药学。我作为一名老中医，应当更加努力完成这一任务。关于中西医如何结合？为何搞中西医结合？这是一个新课题，自己没有经验，并且缺乏近代科学知识，思之再三，只有做些整理工作，为促进中西医早日结合以尽己责。拟整理一部

《中医解剖生理史料系统新论》，限 3～5 年完成，这已在我省文办卫生系统大会上表了态，所里也印发了我的发言材料，已成众所周知的事情。

但是，这一任务的完成是非常艰巨的。由于祖国医学几千年来受封建社会历史条件的限制，中医学的解剖生理是自发的散在的论述记载，从医学史来看，古今尚无人着手整理此项工作，但是从文献来看，古代医学家们在这方面是作了大量工作。究竟有多少内容，我们心中无数。因此，有必要对此进行系统整理。整理的目的：一是为了继承发扬古代医家的劳动贡献和认识；二是为了西医学中医，了解祖国医学有解剖生理学的知识和理论；三是为了当前研究祖国医学的脏腑、经络学说理论提供资料；四是为了促进中西医从理论上结合，创造中国统一的新医学新药学；五是为了试图把中西医的知识力求融合在一起，达到说明几个问题；六是整理的过程也是自己学习的过程，为了学习进行整理以提高自己中医理论水平。我计划按 16 个系统进行整理：①呼吸系统；②循环系统；③消化系统；④泌尿系统；⑤神经系统；⑥生殖系统；⑦内分泌系统；⑧运动系统（骨骼、肌肉、皮肤）；⑨感觉器官；⑩经络系统；⑪古代医家对生命起源的认识；⑫对人体基本结构的认识（人体内的化学物质、人体的新陈代谢）；⑬人与自然的关系；⑭人体与疾病的关系；⑮人体生理与遗传关系的认识；⑯其他。以上任务完成需要 3～5 年。

初稿形成后，拟在全国各大图书馆查阅有关资料进行补充修改。初稿完成，再请西安医学院解剖生理教研组的同志进行审阅，提出修改，经过 4 次修改定稿后，呈报所党委审阅，报送卫生部交中医研究院有关同志审阅，可交出版部门出版发行。

上述任务我已开始着手进行。如能将李景荣医生调回，再给一名刻苦好学的青年医生，或能给我再寻找一处比较安静的地方进行工作，能使这一任务顺利完成，亦算我晚年为党做了一点微不足道的工作。请求组织批准，不胜感激之至。

上述任务完成之后，如我的生理条件允许的话，再做别的工作计划安排。

谨呈

米伯让

1977 年 12 月 9 日

五、关于重印桂林秘本木刻版《伤寒杂病论》的请示报告

所党委：

桂林秘本木刻版《伤寒杂病论》，是已故全国著名中医学家、老中医、陕西黄竹斋先生于 30 年代发现并刊印的珍贵版本。抗日战争前，竹斋先生在浙江宁波天一阁访书期间，经宁波名医家周歧隐先生介绍，得识桂林名医罗哲初先生，发现其师桂林左盛德先生所藏其师张绍祖（系张仲景 46 世孙）所授家藏《伤寒杂病论》手抄本 4 册，为张仲景《伤寒杂病论》第十二稿。其书内容较通行本《伤寒论》多 1/3，且纠正通行本错误之处不遑枚举，认为该书为研究张仲景《伤寒论》之珍贵资料。时当抗日战争爆发，竹斋先生虑其失传，遂商同罗哲初先生得亲手抄写副稿一部，带回陕西向前教育厅提请刊印，但反动政府根本不予重视，后请辛亥革命陕西将领张钫（伯英）先生捐资、刻置木版印行公世，同时还刊印了竹斋先生所著之《医事丛刊》，拟待战争结束，将书版送往河南南阳医圣祠（今张仲景纪念馆）保存，因国难当头，未能如愿，当时又受经济条件限制，该书先后只印出过 250 部，直至中华人民共和国成立后于 1958 年在党的中医政策光辉照耀下，西安医学院大搞中西医合流运动，到处采风中医药书籍。在此感召下，我商同竹斋先生将此书版献出，由西安医学院印行公世，以供广大中西医务人员研究，但由于种种原因，搁置至今已 23 年，不但未能印行，而书版现已丢失 3 页，书籍盖也已丢失。

关于此书公世问题，我曾向省上卫生部门领导同志多次提出，领导同志对此事亦很关心，尤其是现省卫生局局长李经纶同志，经常询问落实情况，但事与愿违。今年我参加全国中医、中西医结合工作会议，桂林卫生局局长吴祥元同志在会上赠发该书预约订购单，我问及此事经过，据云：由罗哲初先生之儿媳手中得到罗先生之手抄本，拟付印公世。我谈及此书发现经过，吴局长说，他们询问许多人不知详情，要求我给此书写一评述。我考虑此书在西安医学院既不能印，若搁置下去损失更大，甚至完全损失，若如此，我无法对起竹斋先生之辛勤努力与他临终之嘱咐。回忆竹斋先生在旧社会以个人奋斗精神，南北奔波，历经艰难困苦，为继承发扬祖国医学，从事祖国医学的研究做出了贡献。竹

斋先生所著的天文、算数、历法、中医药、针灸诸书，出版与未印者有50 余种。他还不遗余力地发掘此书，整理校刊并筹资刻置木版印行公世，同时对此书做了注释，名曰《伤寒杂病论会通》，共计十六卷，分订 8 册。在中华人民共和国成立前自撰、自写、自印完成该书任务，实非易事。他搜集古今中外诸注，删繁去芜，取精去粗，撰有《伤寒杂病论集注》十八卷，约 70 万言，分订 12 册。对仲景三阴三阳学说，以中西学理撰《六经提纲》6 篇，可称以自辟蹊径，务去陈言。又著有《伤寒杂病论新释》十六卷。通过对仲景史料研究考察，著有《医圣张仲景传》1 册，附于《伤寒杂病论集注》卷端。当时《中国医学大辞典》主编谢利恒先生为《伤寒杂病论集注》作序，称赞说："西安黄竹斋先生重订《伤寒杂病论集注》十八卷，约 70 万言，据生理之新说，释六经之病源，贯穿中西，精纯渊博，可谓集伤寒学说之大成，诚医林之鸿宝也。"又载于《中国医学源流论》中称"为近今之杰作"，并收载《陕西通志》中。先生将经方所载之药物，逐条考证。对各药之性质、诸方之制义进行研究，著有《经方药性辩》四卷。又以宋本《伤寒论》《金匮要略方论》二书的诸家不同版本为之校订，合成一书，为《伤寒杂病论读本》十六卷，分订 4 册，又将该书分类编纂，撰有《伤寒杂病论类编》八卷、《类证录》三卷、《经方类编》一卷、《六经提纲歌》一卷。先生毕生不仅从事伤寒学说研究，对针灸学说的研究，成绩亦很卓著，他以十二经为纲，365 穴为目，搜集国内外针灸诸书，著有《针灸经穴图考》八卷，分订 8 册，早已印行，为国内外所重视，中华人民共和国成立后印度尼西亚医学界曾来函要求购买此书。又以病症为纲，著有《针灸治疗会通》八卷。又重订宋代王惟一《铜人腧穴图经》一卷。还著有《中医生理学》三卷、《内经类编》四卷。在桂林罗哲初先生处又得到白云阁藏本《难经》手抄本一册，于 1940 年整理校订，刻木版印行公世，于 1945 年为之注释，著有《难经会通》一卷。并著有《秦越人事迹考》一卷、《历代难经注家考》一卷。又对唐代医学家孙思邈生平事迹进行考察，著有《孙真人传》一卷。著《医学源流歌》一卷。他又研究长寿医学，对历代寿命在百岁以上人的资料进行收集，著有《寿考》一卷。对药物的研究，亲自采集标本，考证古书所载药物之真伪混同，撰有《本草考证》八卷。对常用方剂，以十剂分类，著有

《方剂类编》二卷。又拟整理《中医各科证治全书》一百卷，已脱稿二十卷，中华人民共和国成立后因参加工作中断未能完成。先生于 1960 年 5 月 16 日因病在北京逝世，享年 75 岁，葬于八宝山公墓。他生前在哲学方面著有《周易会通》四卷，分订 4 册；《老子道德经会通》一卷。天文学方面著有《五纪衍义》二卷、创制"北纬三十四度恒星平面仪"一副、《修订国历刍言》一册。数学方面著有《求圆周率十术》一卷、《微积分提要》一卷。其他著作积稿盈尺，另在先生传中叙述。先生毕生致力于祖国医学研究，可自成一家，其治学之殷勤，实为我辈后学之楷模，真不愧为承前启后者也。他临终时再三嘱咐我说："此书（指桂林秘本《伤寒杂病论》）若无人印行，你一定要亲送南阳医圣祠保存，以备来者研究。"并说："中华古医学，世界将风行。"先生之嘱，使我多年来耿耿于怀，时未或释。回顾此书传授经过：为仲景 46 世孙张绍祖授于桂林左盛德，左先生珍藏 40 余年未尝轻以示人，于清光绪二十年授于门人桂林罗哲初，罗先生又珍藏 30 余年，于 1934 年初示竹斋先生，次年方得手抄一部带回陕西，于 1939 年请求张钫捐资刊置木版印行公世。当时受经济条件所限，先后只印过 250 部，再未印行。1958 年将该书印版献给西安医学院，在图书馆搁置 23 年，不但未印，而且印版损失 3 页。做一件正义之事难度竟如此之大，令人无限感慨！此书为我省之人所做之工作，呼吁多年，但我省未能实现，甚为遗憾！现在桂林印行公世，这也是党的中医政策在广西的照耀，使这一宝贵文献不致湮没，今日能与广大医务工作人员见面，将对国内外研究中国医药学有一定的促进作用，我内心深感庆幸！

现在将该书印版从西安医学院取回，暂存我所文献医史研究组办公室，且不说该书价值，就现在补刻之 3 页印版工本计算，需要 250 元，全书 3 箱共有 149 页印版（为两面刊印版），其价值约 12 367 元，为国内珍贵之文物，亦理应珍惜爱护，妥善保管。鉴于近年国外医药界研究中医古籍之风盛行，而相应的亦在国内引起重视、有所研究。我出国考察团多次听到友邦提出要我国有关研究张仲景学说《伤寒论》之资料，但目前国内很少有人研究。如前来我省进行考察的日本医学博士武藤达洁，竟将我国武汉中医学院所编《金匮要略方论讲义》译成日文本赠送我们，我们反无此类资料馈赠友人，殊觉惭愧。况我市为开放城市，各国医药界代表团体纷纷来我市观光，我所又为中医药研究基地之一，不免有接待任务。借此能将此书按古线装书规格印 200 部或 1000 部，一方面可馈赠国际友人，以便促进国际医药学交流，另一方面与全国各大医药院校作资料交流，使这久湮人间之秘籍得以流通，仲景之学得以发扬光大，并体现我所贯彻党的中医政策，继承发扬祖国医学，大力发掘医学文献之实际行动，不仅为我省之荣幸，亦我国之荣幸也！

拟将该书缺版补刻完整，觅工印刷，暂印 200 部，备存文献医史研究组，向有关单位交流，或做接待外宾馈赠之用。如国内中医院校有关研究单位或私人需要者，可酌收工本费。

初步预算，印 200 部共需经费 1319 元 2 角，每部 5 册（见附表）。每部价约 6 元 6 角。为此，请示所党委，如同意印刷，文献医史组同志拟于 8 月初备料，中旬开工，月底前出书。全组同志情绪高涨，愿以勤俭节约的精神，大家动手，在老印刷技工的指导下，完成任务。

此书印成后，我拟亲自将该书护送河南南阳医圣祠张仲景纪念馆保存，以了先师黄竹斋先生临终对我之嘱咐，使物归原主，并减去我多年来思想负担之任务。

谨呈所党委批示，并请转呈省卫生局党组。

米伯让谨呈
1980 年 6 月 20 日

附件：

初拟重印桂林秘本《伤寒杂病论》200 部（每部 5 册）。其中白皮纸的 50 部，毛边黄纸的 150 部。所需经费：

（1）补刻木版 4 页，共刻字 1020 个，每个字 0.25 元，合计 255 元。

（2）封皮纸 200 张，单价 0.25 元，合计 50 元。

（3）白皮纸 2000 张，单价 0.21 元，合计 420 元。

（4）毛边黄纸 6000 张，单价 0.09 元，合计 540 元。

（5）墨 1 斤，胶半斤，冰糖 1 斤，合计 15 元。

（6）装订线、锥子 2 把，蓝绫子半市尺，刷子 2 把，合计 15 元。

（7）印刷技工 1 人，日工资 2.42 元，预计 10 天，合计 24.40 元。

以上总计为 1319.20 元。

六、关于文献医史研究组科研基本建设经费的请示报告

所党委：

文献医史研究组是我所党委领导下的科室建制之一。成立 3 个月来，在所党委、所领导和各有关科室的大力支持下，现已由筹备阶段开始转入正常工作。该组承担的任务主要是研究整理祖国医学的基础理论与临床防病治病的有关文献，以及医史资料的科研工作，同时还结合临床，总结规律，整理一些名老中医的实践经验和学术思想，并将尽可能开展一些实验研究。其工作范围比较广泛，任务比较繁重，仅就今年计划而言，现已开始着手进行第一部基础理论的科研整理工作，即编写《中医解剖生理史料系统新论》一书。该书是祖国医学有史以来未有之作，预计 80 余万字，分 17 个系统进行整理。第二部是《陕西中医药发展史料》，现已开始收集资料，预计书成后亦为巨著，可供全国编著中国医学史提供资料，有承先启后，继往开来的作用。对应用科学的研究，拟整理一部《经方古今实用类编》，该书可供中外医学家研究经方参考，并可供临床防病治病应用，有重要的价值，该组正在准备拟定体例，进行安排，如人员充足，大约需时半年即可完成。此外，还拟整理、编写一部大型的临床医学巨著—《中医各科证治全书》，预计 150~200 卷，此为明清以来未有之作。

以上任务相当艰巨，尚须一定的人力、物力条件才能完成。该组人员现只有 8 人，由所内以后陆续配备。目前急需的是文献医史工具书、参考书，其他还有打字机、复印机、缩微阅读器、照相机、录音机、卡片柜、外文人员等，今年暂时都可不要，惟文献医史工具书、参考书非要不可，这是日常工作不可缺少的最基本的条件，若无这个基本条件就很难完成任务。从我所图书馆来看，这些书籍馆藏不多，况工具书概不外借，只有自备。该组工作人员工资低，无法自备，况且这是所内一项科研任务，也无须工作人员自备，因而需要部分经费得以周转才能开展工作。这些书每种至少得 2 到 3 部，仅就工具书和专业参考书两项，每种只购 2 部而言，约需 2800 余元。在这些同志克服困难的情况下，希今年内能拨给 2000 元，以备筹备科研基本建设之用。若财政困难，请领导研究酌情批示，以应急需（参见附件）。

今后，对该组科研经费，请求按财政计划列入户头，按时拨给，以利工作进行。

谨呈所党委批示，并请转报省卫生厅党组。

米伯让谨呈

1980 年 7 月 28 日

附：

1. 急需工具书目

《康熙字典》《新华字典》《中华大字典》《辞源》《辞海》《新名词大辞典》《古汉语字典》《现代汉语词典》《中国人名大辞典》《中国医学大辞典》《中国药学大辞典》《中国古今地名大辞典》《动物学大辞典》《植物学大辞典》《地质矿物学大辞典》《简明科技词典》。

2. 参考书目

《文献通考》《续通考》《皇朝通考》《通志》《续通志》《皇朝通志》《通典》《续通典》《皇朝通典》《十三经注疏》《百子全书》《御批通鉴辑览》《四库提要》及二十四史。

3. 急需专业参考书目

《内经》（素问、灵枢）以及诸家注本，《难经》《伤寒杂病论》及各家注本，《针灸甲乙经》《千金要方》《千金翼方》《外台秘要》《诸病源候论》《圣济总录》《太平圣惠方》《和剂局方》《古今医统正脉全书》《六科准绳》《本草纲目》《本草纲目拾遗》《神农本草经》《洗冤录》及各家注本，《古今图书集成医部全录》《沈氏尊生书》《皇汉医学全书》《东医宝鉴》《类经》（包括图翼），《医心方》，李濂《医史》《中国哲学史》《中国史纲要》《中国医学人名志》《中国医籍考》《宋以前医籍考》，及有关西医解剖、生理诸书。

七、关于重印《伤寒杂病论会通》的报告

为申请重印先师黄竹斋先生所注《伤寒杂病论会通》一书，为应参加明年卫生部在河南召开全国"仲景学说研究会"，据中华医学会通知，日本东洋医学会要参加这次会议，会前要做充分准备，通知我于本月16 日去北京参加筹备会议。我们拟将此书重印 10 000 部，以供国内外

同道交流。此外，日本东亚医学会会长、医学博士矢数道明邀请我出国讲学，如果要去，此书可作中日文化交流之用。

该书为我国已故著名中医学家、先师黄竹斋先生对白云阁藏本《伤寒杂病论》所作的整理、校勘、注释本。先生在中华人民共和国成立前处于外侮内患、艰难困苦时期，不辞劳瘁，致力祖国医学研究，著述约50余种，此其中之一。该书以中西学理撰解三阴三阳，写出六经提纲，并采辑古今诸注之精华，结合自己心得休会，注成此书，名曰《伤寒杂病论会通》，共分8册，约70万言，在经济困难情况下自注、自写、自印、自己装订，只印200部，该书为国内罕见版本，流行国内外，共赞珍贵。

在"文革"前，我曾向卫生厅申请印行此书，以广流传，得到卫生厅党委和李经纶厅长的大力支持，并已批款于中研所，责成我整理印行，不料当时"文革"开始，此项工作无奈停止。

适逢今年接卫生部在河南南阳召开"仲景学说交流会"，并有外国代表团参加，我省必须将此书印出，以作交流之资，并表达我省卫生局在贯彻党的中医政策，重视党的中医事业，整理祖国医学文献，促进国内外文化交流之表现，此种义举不仅为我省之光荣，亦为我国之光荣矣。

本书整理是将繁体字改为简化字，竖排版改为横排版。现在文献医史室正在着手整理，预计印出每册3元，拟印10 000册，需3万元。为此提交党委会，请求党委研究决定批示，署名以陕西省中医药研究院印，请求组织批准。

由于会议时间紧迫，不能延误，诚望早日研究决定批复。

谨呈

米伯让

1981 年 10 月 4 日

八、请求解决西安市盲哑学校盲童教学组有关教育培养盲童成才的呼吁报告

西安市委董继昌书记：

西安市人民政府袁正中市长、陈怀孝副市长兼教委主任：

首先敬问你们近好！我有一件要事向诸位反映，即为"请求解决西安市盲哑学校盲童教学组有关教育培养盲童成才，达到残而不废，减轻国家社会负担和盲童家庭负担，以彰我国社会主义之优越性及党和政府之仁慈大义、关心民疾的呼吁报告"。

呼吁请求者：米伯让，现年68岁，中共党员，老中医。现为陕西省中医药研究院名誉院长、研究员。近年来患青光眼病，突然右目失明，左目仅能弱视，但仍在努力工作。我的眼病，据目前医学发展情况，加之自己年龄、生理条件，医疗上仅能维持现状，推迟左目失明，并且推迟失明时间也很难肯定，思之再三，总之失明总有时日，一旦失明，不能为人民服务，为党和国家工作，坐吃等死，生活不能自理，增加社会和家庭的负担，那就更为苦恼！我想，古有"左丘失明，厥有国语"，左丘人也，我亦人也，人要活着，就是双目失明，也要想办法做些有益于人民的工作，以尽人生职责，虽死无憾！若是坐吃等死，我是不甘心的！想到盲人学按摩工作，为人民服务要有文化，必先学习盲文，所以我去西安市盲哑学校了解情况，求教学习。持我单位介绍信到该校办公室，由副校长赵德顺同志接待。该同志带我到盲教组请该组长给我介绍具体情况，先见到第一位盲教老师周建利同志接待我，适逢盲教组组长卫淑艳老师刚下课，周老师给我介绍并请卫老师详谈。我又向卫老师谈了来意，并请教是问：①学校收容学生对象？②教学内容和教学方法？③学生毕业后如何达到学以致用，残而不废？工作就业是怎样安排的？盲文是怎样学习的？我要求学习盲文发挥我晚年失明的余热。

卫老师看到我须发苍白，年老体弱多病之人能来求教，很受感动！就将该校盲教工作情况给我作了具体而详细的介绍。该校分两个组，一是聋哑教学组，二是盲童教学组。盲教组收容的学生尽是10～16岁双目失明的儿童，只有两个班，一个班50人，现共有26名学生，授课老师只有3名，且是高小文化课，且比外边高小浅。因为双目失明的盲童学习上较聋哑组学生困难得多，聋哑学生在课堂上有眼睛能看课文和直观教材，听觉差的可以戴助听器听，说话困难可用手势代语言，但盲童就没有这些条件，所以，学习就差一些。教学主要依靠老师口讲，把住手摸，做些模型，如马、牛、羊动物之类的模型令盲童用手摸辨，否则学生很难辨别出4条腿的不同动物特征。关于人体则作人体解剖模型，一面讲解，一面教学生用手摸辨，分辨人的形体特征和脏腑部位。其他如音乐、唱歌、美术、劳作、体育、语文、算术，都是通过先学盲文，从1、2、3、4、5起，教师一直是手把手、口对口地教，直到学会以上文化课结业为止。毕业后，国家不管分配，令家长将学生领回，学生报考中专职业学校和按摩学校无初中文化程度资历，无报考资格。从事社会工作又无出路，由于一无所能，学无专长，仍是社会和家庭的负担！卫老师说，她自己从事盲教工作已25年了，盲童生活不能自理，食宿大小便等均要教师照看抚养，在管教上也有许多困难。这个学校是盲童与聋哑学生合在一起的，学生长到10岁左右都有好奇喜欢活动的特点，往往聋哑学生和盲童学生玩耍时，一旦发生斗殴，盲童看不见人只是挨打受气，看上去真是可怜可气！教师只有拖开聋哑生批评一顿了事，盲童受气痛哭流涕，我们很看不下去，也不忍心！但无法。又说：米伯让先生你要来学盲文，我认为大可不必了，你已经经过半个世纪，什么都见过。即或将来完全失明可用口讲述就行了。我们所收的盲童，有的是没见过天日，不知昼夜是什么？有的没见过父母亲的相貌，只能是从小时候听声，通过听声方能辨别出他们的父母、兄弟、姐妹，真叫人想起来伤心！家长带孩子入学时，痛哭流涕地说："我为孩子治疗眼睛病花费的钞票要比孩子的身子还要高，现在唯一的希望就是请学校老师费神教育，毕业能有个谋生之路，更希望能长大成才，这是我们做家长的恳切希望。如果能如愿以偿，我们全家人感恩不尽！感谢党、感激学校。"当我们听了家长的话，心中非常难受！叫人没法回答，只能说尽职尽力地教吧！毕业后要有谋生之路，我们学校就是这个条件，只教一般小学文化课，不管分配。关于孩子长大成才，这是我们当教师的唯一希望！但是要有一定的条件，就是出了我们学校再去上按摩学校，还要有初中文化的学历，我们学校没有初中班，这就难了。我就问卫老师，你为这些盲童的前途出路做过设想没有，卫老师说：我曾想过多次，我们学校若能给盲教组设一个两年课程的初中班，另外再设一个两年制的医疗按摩班，或各职业班。给学生多教一些在社会上能干的技能知识，使学生毕业后能得到政府部门承认的中专学历，能形成一条龙的盲教系统那就好了，这时可由民政、教育、卫生、小手工业厂家择优录用；或发给开业执照，自己开业自谋生路也好。这样不枉我们学校培养教育出来的盲童达到残而不废，为社会和盲童家庭减轻负担，这是我多年来的衷心愿望！但是我们学校限于经费，侧重聋哑班，对盲教组仍停留在保持两个盲童小学班的水平上。年复一年地教，我已经教了25年，尽力培养教育了一些不能开花、不能结果的苗子，达不到残而不废，我很伤心！像这样的班办下去，实在收获不大。我们一个小小的教师再着急又有什么办法？米伯让先生你说该怎么办？我想请你能否为我们盲教组工作存在的问题呼吁一下？如果能得到上级领导重视并过问解决问题，我们当教师的也就心安理得了！

我听了卫淑艳老师的这一番话，很受感动，不由我心酸落泪。这样一位忠诚于人民教育工作25年的老师，辛勤劳动，培养教育着一批又一批不开花、不结果、不能成才的苗子，究竟是为什么？而盲哑学校办这个盲教班，究竟是为什么？我们的盲校虽是福利事业，但仍应讲经济效益。如果只搞个盲童小学班，达不到残而不废、为社会所用的目的，办盲童班的必要性又何在？是为我们共产党领导的社会主义国家粉饰门面呢？还是为照顾这几位老师的工作和生活出路呢？盲教班办了30多年了，究竟起到了什么作用？不知上级有关部门讨论研究过这事没有？我认为这是一件大事，是体现我们社会主义国家优越性的问题，是领导关心不关心盲童达到残而不废、为社会服务的问题。为此，我请求上级领导同志召集教育、民政、卫生、工商、文艺各部门共同商讨认真研究一下，给社会上的盲童多想些谋生之路，这是我们的责任。

我建议：在这个学校盲童小学班的基础上，增设一个两年制的初中班，再添设一个职业班（包括医疗按摩班），甚至请多方面的技艺师，帮助建校办工厂，教习盲童学习技艺（如手工编织等），或因材施教，发挥专长，培养歌唱、音乐等方面的专才。请给拨添一定的经费，侧重加强盲教班的教学建设工作。我想只要上级领导关心此事，下级领导能多想办法，发挥群众智慧，听取多学科人士的意见，我相信一定能办到，也能办好，为今后盲教工作的发展打下好的基础。我要求卫淑艳老师给我写个情况材料，我向上级领导同志反映呼吁，或者可能办到。我说，可怜天下父母心，谁都想生一个聪明伶俐，将来能成大才的孩子。谁都不想要一个盲人娃，恐怕都受不了，都会不知烦恼成什么样子？加重家庭负担，必然影响每个人的工作。我想上级领导若要知情必能设法解决，如果坐视不理，知而不管，听之任之，这样是否合适？是否是一个真正的中国共产党员应有的态度？中国共产党是我们国家的执政党，盲哑学校是我们省市政府教育局领导下的机构，如果知而不管，若不过问解决，是否对党、对残疾人的教育康复政策负责？是否是对成千上万的失明的盲童负责？我们是否为今后万代子孙中的盲童患者设想？我今已年近七旬，不惜衰朽残年，特别向我党政府部门呼吁，请求领导责成有关部门重视过问，商讨研究，尽快予以解决，切勿等闲视之，应考虑社会舆论。如果解决了这一问题，不但是社会之幸！万民之幸！千载万世之幸！而盲童和家长对党和政府感激心情可想而知。如能解决我省盲童存在的问题，我相信对全民大家也是很好的教育，在国际上也会利于扩大我们社会主义优越性的影响。

以上鄙见，望请采纳，不胜感盼之至！

此外，建议与省市各领导研究，对盲哑人协会有计划地组织加强建设，充分发挥盲协作用，调动社会各方面的人力，为盲人献计献策，开辟更多的谋生之路和技能技术，成立研究中心，发挥盲人作用，达到残而不废，为全世界盲童开创范例，造福人类是我之殷望，并请采纳。

接我呼吁请求报告，如能重视解决，其德政可流芳百世，永垂青史！

　　　谨致
敬礼！

陕西省中医药研究院米伯让敬上
1987 年 12 月 24 日

附：卫淑艳老师日记一篇，请阅。

1987 年 9 月 24 日　　　　　　　　　　星期四　　　　　　　　　　　晴

我在盲哑学校任教整整 25 年了。已记不清迎接了多少盲童欢欢喜喜地入学，又送走了多少个毕业生难分难舍地离校。今年，我又教一年级，家长们对学校充满了无限地感激，对老师寄予了无限的希望，他们都盼望着自己的盲童也能长大成才。但能不能成才呢？我也说不清楚。因为我们学校是盲童的启蒙学校，却又是他们的最高学府，因为它也只不过是一所五年制的小学，要想去报考省按摩学校还不够资格呢。

这几天，我连续接待了几位毕业生的家长，他们都伸出了求援的手，希望老师能给孩子找条生活的出路，以去掉他们精神的压力和生活的负担。毕业生也不断来校向老师说说他们的心里话：爸爸训斥声越来越大了，弟弟帮助我也不像以前那样热情了，我该怎么办？多少张忧愁的脸，多少行委屈的眼泪，时时浮现在我的眼前，我享受过校友们来校欢聚一堂看望老师的喜悦，也更为那些没有出路的盲童们而感到苦恼。我常常为这些再没有学上，又没有生活出路的盲童心急如焚，彻夜难眠，然而一个小小教师又有什么能耐去扭转这个乾坤呢！

我经常想，学校都成立30多年了，总是保持着两个盲童小学班，为什么就不能发展呢？在这大好的改革年代里，还等待、观望什么呢？校领导常为这件事着急，但他们又没有钱，办学总得要有经费呀！

我这样想：假如我校盲生部能施行九年制普通教育与职业教育一条龙系列，根据盲童的生理缺陷和盲校教学特点，学校设小学5年、初中2年、按摩职业教育2年，宗旨是培养学生在德、智、体诸方面都得到发展，成为具有中等按摩技术的合格按摩医生，毕业后由民政、卫生、教育部门择优录用。同时，在办好学校的基础上，成立西安市盲人按摩医疗中心，请医务界和知名人士担任领导和指导员，任务是研究、指导和全面提高我市按摩医疗水平，那该有多好！假如上级有关领导部门能尽快解决批准我校的学历规格问题，使这些盲人从事按摩工作有相当的学历和个人开业的资格，让他们学有所长，学有所用，这才算是真正达到了"残而不废"的教育目的。假如民政部门和教育部门密切合作，每年固定拨给一定数量的教育经费资助办学，全面关心和解决盲人的教育和就业问题，使残疾人也能成为有用之人。那么，我这个当教师的也就心安理得了。

摘自一个教师的日记

九、请求辞去陕西省中医药研究院领导小组组长等职务的报告

陕西省中医药研究院党委：

为请求上报批准我退休，并辞去院领导小组组长职务及陕西中医学会副会长、基础理论研究学组组长、《陕西新医药》《陕西中医》编辑部副主编、陕西省卫生局顾问、中华医学会陕西分会常务理事、中西医结合研究会顾问、中医技术干部晋升考核成员、中医组长等职务。1981年，我积极响应党和国家发出老年干部退休让贤的号召，曾写报告向组

织送上请求批准，至今未见批示。当前党和国家为加速祖国四化建设，已发出改革机构，调整干部选贤与能力的通知。我今将已 64 岁，加之身体多病，学识浅陋，不能适应以上工作。

为此，请求组织上报上级领导，批准我的辞职报告，免去我院领导小组组长职务及其他等职，另选贤能担任，是为感盼之至！

　　　谨致

敬礼

米伯让敬上
1982 年 6 月 4 日

十、请求辞去陕西医史学会名誉主任委员的报告

中华医学会陕西分会负责同志：

6 月 8 日来函敬悉。承蒙聘我为中华医学会陕西分会医史学会名誉主任委员和顾问，甚感荣幸！自愧素无西医医史学知识，不能胜任此职，有负众望，希谅解之。敬请另聘贤能是为殷盼！

　　　谨致

敬礼

米伯让敬上
1982 年 6 月 10 日

十一、请求辞去中华全国中医学会第一届常务理事的报告

中华全国中医学会会长暨诸位副会长、常务理事、理事同志们：

因我多年虽侧身于中医之林，但对党的中医事业毫无建树，学术上亦无成就，对以往学会委托的工作亦未尽到自己应尽职责。为此辞去常务理事职务，请另选贤能，以利工作顺利进展，是为殷盼！有负众望，并请谅解。

　　　谨致

敬礼

米伯让敬复
1983 年 10 月 16 日

十二、请求辞去光明中医函授大学顾问的报告

光明中医函授大学办公室负责同志:

1984 年 11 月 20 日,接到贵校惠寄聘书一函,聘我为光明中医函授大学顾问,我度德量力,实不敢当,望请谅解。

光明日报社、光明科学技术服务公司创办的"光明中医函授大学"已成立,全国各地开展振兴中医、培养中医人才的事业,我感到非常高兴!首先表示祝贺。有坚强的领导如崔月犁、姜一真、吕炳奎诸位老领导的大力支持,其他领导同志我虽不认识,但有他们的大力相助,相信这个学校一定能办好。我虽力不胜任顾问之职,但为振兴中医事业贡献余热余光是我义不容辞之事。至于所聘顾问一职望请免去,不胜感盼之至!

    谨致

敬礼

米伯让敬复

1984 年 12 月 12 日

十三、请求辞去陕西中医学会第一届副会长职务的报告

陕西中医学会诸位会长、常务理事、理事、会员们:

敬问您们近好!

昨接学会转来"陕西省中医学会第二届理事会候选人推荐表"两份,命我填写。去年中华全国中医学会召开第二届理事会,我省学会推荐我为候选代表,当时,我已向学会上书请求辞去我候选人资格。我虽侧身于中医之林数十年,实为滥竽充数,不学无术之人,才德浅薄,虚占学会副会长席位,名不副实,且碍学会工作进展,深感有愧!故请求辞去第二届理事会候选人资格及我省学会副会长职务。今我省学会拟召开第二届理事会,又送来"候选人推荐表",我再次向理事会声明,请求辞去候选人资格及学会副会长职务及其他职务,不再参加候选。望请谅解!专此奉闻。

    谨致

敬礼

米伯让敬呈

1985 年 6 月 25 日

第三章 医事

527

十四、请求辞去《陕西省名老中医荟萃》编委会副主任的报告

陕西省卫生厅：

近接中研院转来厅（85）陕卫中函47号文件，通知我为《陕西省名老中医荟萃》编委会副主任委员。因该书对我省中医界人文荟萃关系甚大，我虽忝列中医之林，但不学无术，才德浅薄，对该书褒贬难以胜任，故向组织请求辞去副主任委员职务，望请谅解。不胜感盼之至！

　　　　谨致

　　敬礼

　　　　　　　　　　　　　　　　　　　　　　米伯让敬复

　　　　　　　　　　　　　　　　　　　　　　1985 年 9 月 16 日

十五、请求辞去中华全国中医学会第二届理事、陕西分会副会长职务的报告

中华全国中医学会，陕西分会各位会长、常务理事、理事同志们：

昨接学会通知，内容主要讨论确定第三届理事会候选人资格，学会届时改选调整人事，促进学会工作发展，我极表赞同。因我老病交加，右目失明，加之德薄才浅，力不胜任，多占席位，有碍工作前进。于第二届会议改选时，我即书面报请学会辞去我副会长、总会常务理事及其他学科职务名义，但同志们又连选我担任副会长，总会虽退去常务理事，又推选我连任理事。数年来对学会工作未能尽力，殊感惭愧！今逢第三届会议改选，我再次诚请辞去总会理事、分会副会长职务及候选人资格，将年富力强、品学兼优、精明强干、有志献身中医事业的同志选为副会长，为开拓发展陕西中医事业、振兴陕西中医奋勇前进是为感盼！

　　　　谨致

　　敬礼

　　　　　　　　　　　　　　　　　　　　　　米伯让谨呈

　　　　　　　　　　　　　　　　　　　　　　1990 年 7 月 9 日

第三节　书　信

一、致国家科委聂荣臻主任信

聂荣臻主任：

敬问您近好！

于 1964 年 12 月 16 日接到国家科委寄来聘书和国家科委中医中药组名单一份，因我外出下乡防治钩端螺旋体病，未几归又去防治流行性出血热，未能及时复函致谢，甚为抱歉，敬请原谅！

我一不学无术之人，深蒙党和国家器重，赐寄聘书，列于科学研究者之林，感到无限荣幸！我深知在党和毛主席领导下，把平凡的工作做好，积极完成组织交给的任务，并愿将自己的一生贡献给党的卫生事业，以尽己责，效忠人民。惟质钝才弱，努力不够，在继承发扬祖国医学方面因而无所建树，非常惭愧！

1963 年，学习了党的八届十中全会公报。党中央指出以农业为基础，以工业为主导的发展国民经济总方针，各行各业支援农业建设，以利生产发展，我积极响应号召，要求下乡防治疾病，为广大农民健康服务，得到我院党委的大力支持。当年 10 月，陕南钩端螺旋体病流行，危害着十余县的广大劳动人民健康，我带领同志们深入疫区，运用祖国医学这一理论武器进行防治，当时受到很大的阻力，经过斗争，在一地区采取送医上门，巡回医疗，设家庭病房，不但治愈 25 例钩体病患者，而且通过查血钩体由阳转阴，作补体结合试验均为阳性，初步肯定了中医中药疗效。从经济上核算，中药价值低廉，25 例患者共花药费 37 元多，较用西药治疗相比，中医药治疗既经济又简便。

1964 年 10 月，我又去陕南防治该病，共治 94 例钩体患者，发高热者 58 例，不发热者 14 例，经西医治疗不完全者 22 例，其疗效与 1963 年相同，就药费而言，以 78 例统计，共用 140 元 9 角 8 分，每人平均 1 元 8 角 6 分。总结经验，以此方法是符合多快好省的，同时观察中药

第三章 医事

529

治疗有其特点，其中有三种不同证型，用三种不同治方，但三方无共性而均有抑菌作用，这一同病异治的机理问题是很值得注意研究的课题。接着 12 月，陕西周至发现流行性出血热，我又带领同志们前往防治，因该病散发，采用了送医上门，巡回医疗，设家庭病房和设抢救点相结合的方式进行防治，共治 25 例，其中用中西药结合治疗 6 例，死亡 4 例，均死于低血压晚期，其余皆用中药全部治愈。初步总结出中药对流行性出血热早期治疗效果很好，对低血压、血尿、少尿、多尿亦有明显效果，但例数不多，尚不能作出肯定结论。由于我们今年对该病防治也是初步探索，从经济上核算，中药费用较西药仍是便宜，在家庭病房治疗平均每例花 2 元 4 角 3 分，住院治疗平均 9 元 6 角 3 分。我们准备今后继续研究，找出更为有效的规律，积累科学资料，不断总结经验，以便将来推广应用，更好地为保护劳动人民的健康而奋斗！直到消灭该病为止。

以上工作的进行并不是一帆风顺，而是经过许多的斗争。我们所做的工作很少，即便取得的微小成绩也应归功于党和毛主席的正确领导，归功于党的卫生方针及中医政策的光辉照耀。我们今后要再接再厉，不断努力，克服困难，在国家科委的指导下，一定要在医学科学事业上做出更大贡献，以报答党和国家对我的关怀。

我的体会是，凡事只要认真贯彻党的方针政策，按照中央指示办事，在工作上可以说是无往不胜。这仅是我近年的工作概况，简为汇报，并表示衷心的感谢，以后请多函示指导为盼！

　　谨致

敬礼

西安医学院第二附属医院

米伯让敬复

1964 年 12 月 30 日

二、致卫生部郭子化副部长信

郭老：

我首先问候您身体健康！

您老来信问我近年有无总结中医临床经验的著作，可见您老对党的中医工作还是非常关心！我是 1966 年 3 月由西安医学院第二附属医院调陕西省中医研究所担任所长的。不久，由于客观原因，一切学术工作也就停止，我正搞的热性病防治研究工作也随之中断，甚为可惜，因而亦无什么新的经验总结向您汇报。以往对钩端螺旋体病应用中医中药防治总结病例已有657例，是足能说明带有规律性问题的材料，但是未能发表出去；还有防治流行性出血热82例，也都是有苗头的材料，亦未正式发表。看来流行性出血热这一传染病，较钩体病厉害，严重地危害着广大贫下中农的健康和生命。总之，在卫生战线上，重西轻中的思想还未解决，虽然前进阻力很大，但是我在宣传党的中医政策方面，精神上毫未松懈，逢场合就讲，遇到关键原则就斗，看来要贯彻执行毛主席指出中西医结合，创造中国统一的新医学新药学这一问题，阻力还是很大。中央卫生工作会议传达精神要求，到20世纪末要实现中国统一的新医学、新药学，看来任务相当艰巨，这就要我们必须加倍努力才能完成。

最近，我省流行性出血热发病严重，省卫生厅组织医疗队下乡防治，指名要我参加，可能是要搞些中西医结合吧！明天我就下去，到医疗区和同志们一道工作，待疫情结束回来后，再向您老详细汇报，知您老关心，及时汇报到这里。

　　谨致
　　敬礼
　　并祝您老身体健康

米伯让
1975 年 12 月 7 日

三、致卫生部中医司吕炳奎司长信

卫生部中医司吕炳奎司长：

首先问候您近来身体健康，工作顺利！

今年在京召开全国医药卫生科学大会，我去参加会议，得见您的身体尚健，感到非常高兴！由于您和郭老数十年来忠心耿耿于党的中医事业，在曲折艰难的斗争中能坚决捍卫党的中医政策，这是一件极不容易的事情，深感敬佩！我从事中医工作40年来，深深体会到党的中医政策是一直在斗争中贯彻。今年在京会议期间，看到您的工作很忙，未能找您汇报我的工作情况。由于"四人帮"多年的干扰破坏，以致党的中医政策不能落实，全国中医工作情况您已尽知，我们亲身感受都是一样的，不必再说。

会后回陕，于 8 月 14 日见陕西省中医处方用药计量单位改革办公室遵照国务院批转国家标准计量局等单位关于改革中医处方用药计量单位的请示报告，决定从 1979 年 1 月 1 日起全国一律采用米制计量单位，废除现行的 16 两为 1 斤的旧制。为了推行这一决定，将我所作为试点，通过试点应用获得经验推广全省，这标志着祖国医学中西医结合工作已进入新时期的光明美景，我认为这是一件大事！因为中医用药计量改革是统一我国计量制度的内容之一，是关系到我们子孙万代用药治病计量的问题，关系到中外文化交流、国际影响问题，而不是单纯的业务技术问题。首先是对促进中外文化经验交流，有效的应用于防病治病，解除中外广大劳动人民疾苦，验证祖国医学方药的经验疗效，对贯彻党的中医政策，继承发扬祖国医学是有着重大的政治意义和深远的历史意义。因为要实行中医处方用药计量单位改革，必定是先要对中医传统用药有效量的实际数值进行探讨，研究制定出符合中医传统用药有效量实际数值，再定出符合中医传统用药有效量的米制用量，才能有效地推广应用。可以说这是对中医用药计量的一次整顿，我认为非常重要、非常及时。由于近多年"四人帮"对中医政策的干扰破坏，以致中医用药计量混乱、失去准则，造成大量药材严重浪费和不能合理应用中药传统计量治病的现象。实行中医处方用药计量单位改革，我认为既是对中药计量的一次改制，也是贯彻党的中医政策和中西医结合，创造中国统一的新医学新药学的内容之一，我衷心表示坚决拥护，坚决支持，坚决贯彻！

因之，我对陕西省中医处方用药计量单位改革办公室印发的材料《中医处方用药计量单位改革宣传提纲》《公制与市制计量单位换算表说明》，陕西省标准计量局印发的《中医处方用药计量单位改革材料汇编》等进行了认真学习。在"宣传提纲"中改革的具体内容有 4 条，其中对我们医疗科研关系最为重要的有两条：一是中药计量单位的换算，按 10 两为 1 斤的市制的"1 钱"等于"5g"；16 两为 1 斤的旧制的"1 钱"等于"3g"，尾数不计。二是新出版和修订再版的中医中药书刊、药典规范和教材，应一律采用米制计量单位。鉴于以上两条要求，我作为中医研究所的一名成员、中共党员、老中医，对此应当实事求是地认真探讨，考查祖国医学用药计量的来历，回顾历史的用药计量法度要求，以及计量的演变，在改革计量之前中医在用药计量方面存在着哪些问题，计量改革之后还存在哪些问题，应作历史的回顾，总结经验，提出建议向组织汇报，一旦成为法制，自己坚决带头贯彻，这是我责无旁贷的事。自试点动员改革之日起，我即查阅古今有关记载中医药计量的书籍资料，并将我以往数十年来对历代中医用药计量方面存在问题所作的笔记进行了翻阅整理，初步整理写出《中药计量沿革与中药计改之我见》一文，其内容：前言中提出这次对中医处方计量改革的重大政治意义和深远的历史意义与自己的态度。以下作为 5 个分题讨论：①历代计量制度演变与中药计量的关系（附：历代衡量与市秤的对照表）；②进行中医处方计量单位改革，为什么要对《伤寒杂病论》的方药计量进行探讨？③《伤寒杂病论》桂枝汤方例的计量法度要求（附：桂枝汤方证治原文）；④举桂枝汤方例对古今中医处方用药计量的换算探讨（附：桂枝汤方古今药用量、煎药加水量、煎次、煎出量、服用量之折算比较表）；⑤对中医处方计量改革与中药煎剂研究的几点建议。其探讨结果：

1. 关于中医用药量的法度要求

由于在旧社会国民党反动政府对中医药的摧残歧视，政府从不过问，更无法制要求，形成用药计量混乱，医生各凭经验失去准则。中华人民共和国成立后，虽然制定了中医政策，但对中医药的用药计量亦未组织探讨及整顿，以致中医用药计量仍混乱，其传统的计量法度要求，年轻一代医生更是陌生。故举出我国第一部临床医学著作《伤寒杂病论》方药计量为例进行探讨，以明中医用药计量法度要求。

2. 关于历代计量单位与今旧市制折计的数值

南京药学院于 1960 年编写出版的《药剂学》中已将历代计量单位的衡量容量与今旧市制的数值作了对照，上自秦汉，下至明清，用对照表说明其数值。我又查阅了《神农本草经集注》《文献通考》《药治通义》以及明·李时珍《本草纲目》、清·徐灵胎《医学源流论》、清·陈修园《长沙方歌括》、近人黄竹斋《伤寒杂病论集注》等医家与近代有关计量论著。概括言之，中药计量制度经秦代统一之后，东汉时期我国第一部临床医学著作《伤寒杂病论》问世，为后世制定出方剂用药量、药味制作要求、煎药加水量、煎法、煎出量、服用量、护理、饮食宜忌、观察注意事项等的具体严格要求，从此，为我国医学用药计量奠定了科学基础。历代度量衡虽迭有变更，而医家用药计量都是依据《伤寒杂病论》的用药计量法度损益使用的。古代的计量单位，自秦、汉、魏、晋至唐，只有斤、两、钱、分之名，而无钱、分、厘、毫之目。自宋代遂折1两为10钱，始有钱、分、厘、毫、丝计量单位之目。我们现在用药以钱计量是从宋代沿用而来。

3. 中医用药计量存在的问题

从汉代《伤寒杂病论》来看，古人处方用药量较大，因一剂药只煎煮1次，分3次服用。例如《伤寒杂病论》桂枝汤方，桂枝三两（去皮），芍药三两，甘草二两（炙），生姜三两（切），大枣十二枚（擘）。右五味㕮咀三味，加水七升，日二服，夜一服。其药一剂总量除大枣十二枚另计外，前四味药共重为十一两。以今日市制量折计，实际数值为六两一钱零五毫，加水七升，折今旧市制为十四合，等于1400ml，煎一次，煎出量三升，折今六合等于600ml，每服一升，折今二合等于200ml，一剂药分3次观察服用，其计量法度要求严格而且具体，沿至魏、晋医家们。随着社会的发展，认识事物的思想不断深刻，在治疗过程中发现药物煎煮一次，不能煎尽药物的有效质量，药煎二次，其味尚浓，药煎三次，其味方淡，因之在处方用量上减少了用药数量，用煎煮两次的方法，取用煎出的有效药液数量治病来取代古方原用药物数量大。这是人们在治病实践中观察药量、功效方面的一个很大的变革。在减少药物剂量、增加煎煮次数、保证疗效的基础上，医家们遂采用原方1/3服为一剂量，此处所用一剂量，即相当于《伤寒杂病论》原著一剂药分三次服用的一次服量。例如：按东汉时一两，折合今之旧市制为四钱四分五厘五毫，折算汉代桂枝汤1/3量，即今一剂量折合今旧市制为二两零三分三厘五毫，药煎二次，每次加水四合等于400ml，共计煎出三合，等于300ml，每服一合五勺，等于150ml。

沿至明代李时珍提出"古之一两，今用一钱，古之一升，即今二合半也"，"桂枝汤"桂枝仍用三钱，其一剂量为一两三钱，但明代计量单位较今旧市制的实际数值量大。如明代用桂枝三钱，即等于现在旧市制的三钱五分八厘二毫；桂枝汤一剂，明代为一两四钱，折今旧市制则为一两六钱七分一厘五毫二丝。清代用药计量沿用明制，如"桂枝汤"桂枝实际用量仍用三钱，桂枝汤一剂，仍共量为一两四钱，由于清代计量单位的实际数值与明代微有差别，故清代用桂枝汤一剂实际数量，为现在旧市制的一两六钱七分一厘六毫，说明明、清两代用药计量的实际数值差别不大。但是我们现在所用桂枝汤一剂，桂枝仍用三钱，桂枝汤一剂总量仍为一两四钱，但与明、清用药计量数值比较，现用桂枝三钱，实际等于明、清计量实际值的二钱四分一厘八毫；桂枝汤一剂总量为一两一钱二分九厘四毫，与明、清两代一剂量一两六钱七分一厘六毫比较，要少用五钱四分二厘二毫。由此可见，现代与明、清两代桂枝汤实际用量比较，则差别就比较大了。处方虽开桂枝三钱，实际数量只有二钱四分一厘八毫，其量不符合实际用药有效量的要求。由于今旧市制是由国民党反动政府未按权度法规定的计量单位（清·营造尺库平制）或在某时改变数值而造成的，可见中医用药计量在中华人民共和国成立前就存在以上的问题。

4. 将16两为1斤的旧市制1钱改用米制为3.125g

再按计量局规定，尾数不计，1钱等于3g，其量则更小。因此，对临床治疗效果和肯定古方疗效都有很大影响。如何补上有效治疗量的实际数值，我建议用药1钱应换算克制，定为3.73125g或3.5g，比较接近实际数值，是否可行？建议中央在近期召开一次全国性有关中药计量改革探讨的会议，并召集对计量有研究的老中医参加会议，对中药计量改革问题认真、慎重地进行一次讨论。首先回顾历史，明确中医传统的用药计量法度要求，统一认识，在前人用药的经验基础上，制定出中医用药接近明、清用量实际数值的米制计量换算数值作为中药计量准则，以便于1979年1月1日在全国实行推广，这是一件大事，不宜等闲视之。若不抓紧时间进行认真讨论，按现在所提出的1钱等于3g，尾数不计，推广下去，若在人们思想上形成概念之后，发现其中存在隐患的话，再去纠正就必然要走弯路，到那时，纠正的困难就会更大，恳请您能借在全国尚未实行推广之前抓紧时间，将我在这次计量改革试点工作中所发现问题，向国家标准计量局与卫生部中医处方用药计量单位改革办公室反映，事关重大，力争中央认真讨论后，再在全国范围内推广，

第三章 医事

535

不胜感激之至！

5. 新出版和修订再版的中医中药书刊、药典规范和教材应一律采用米制计量单位

如我们现在实践应用过的计量改用米制问题不大。惟对编著书刊、引用古典书中的方药，或再版的中医中药古典著作，必先查清引用古典书中的方药的来源出处是何时代的作品，再版的中医中药古典著作也是同样，如引用宋代书，或唐代书，或唐代书中又引用的是汉代书方药，这就得对宋代、唐代、汉代计量单位与今旧市制折计的实际数值量要有所了解，才能再换算为米制。否则，如按当时书面上的用量换算，不是换大，便是换小，一旦印发出去必定会发生很多的问题，尤其是书刊要中外交流。一旦发生问题，势必造成国际影响，如在国内发行，广大医务人员必定按此换算之量用于治疗，一旦不慎发生事故，将要追责于作者之单位与作者，甚至涉及审稿人的一系列责任，所以这是一件更为复杂的问题。望请您将此问题一并反映研究，对此慎重讨论，不宜简单从事。

关于中药计量，在这次改革前已存在问题，今应藉计量改革之际解决过去存在的问题，不应使以往存在的问题继续存在甚至掩盖下去。

以上建议，不一定完全正确。经过讨论如果还有很多充分理论依据，只要是对人民有利的，将我的建议全部推翻否定，我也赞成，不作任何个人得失计较，即是我写的这本对《中药计量沿革与计量改革之我见》的小册子，也是为了抛砖引玉，从对党负责，对人民负责的思想出发的，并不是个人借此射名邀誉，更不是对计改有抵触情绪，希望能探讨出有理论根据的合理的米制用量，有利于防病治病，有利于中外文化交流，有利于中西医结合工作，这是我的愿望。为此向您汇报并请审阅批示！

最近，所党委传达了中共中央（56）号文件，令人感到非常振奋，这是党的中医政策的又一伟大胜利。今年在全国医药卫生科技大会上我们提的很多建议，党中央采纳了，过去多年没有解决的问题今天解决了，形势喜人。我决心为继承发扬祖国医学的伟大事业贡献自己的毕生精力。

谨致

敬礼

米伯让敬上

1978 年 10 月 19 日

此外，关于中医处方计量单位改革问题，我又学习了国务院于 1959 年 6 月 25 日发布的《关于统一我国计量制度的命令》。命令指出："中医处方用药，为了防止计算差错，可以使用原有的计量单位，不予改革。"这充分说明中药计量方面存在的问题相当复杂。今应借这次计量改革之际，必须先解决过去存在的问题，再为实行推广，不应简单从事，而使已有问题继续存在甚至掩盖下去。

中华人民共和国成立以来，虽说中医工作有了很大发展，但党的中医政策未能得到很好的认真贯彻落实。由于中医教学、科研、医疗机构的不健全，普通学习中医的情况多停留在一般应用上，许多学术问题都未能得到很好的解决，尤其是中医的用药计量方面比较混乱，年老一代的医生对中医计量沿革法度要求都比较陌生。有的人认为现今中药计量改革 1 钱等于 3g，尾数不计的换算与中医治疗关系不大。我想如果关系不大，为什么国务院于 1959 年发布《关于统一我国计量制度的命令》时，要特别指出："中医处方用药，为了防止计算差错，可以使用原有的计算单位，不予改革。"说明药用计量不同于商品货物计量，必须慎重考虑研究，才能推广实行改革。前年在中央召开中药计改会议，您是否参加会议？我认为这样的换算方法，作为简单的数值单位的换算是没有疑义的，作为中医传统有效量实际数值的换算，有很多问题需要认真研究。我想请您在百忙中耐心地将我这份拙文审阅一遍，提出修改意见，供大家参考研究，并请您在这次全国计改经验交流会上，要特别强调对中医药的换算定量要作历史的回顾，研究讨论在改革之前中医用药计量方面存在哪些问题？改革之后还会出现哪些问题？如何解决这些问题？千万不应简单从事，是为至要！

米伯让再启

附：国家计量局局长李乐山致吕炳奎司长函

炳奎同志：

你转给我的西安老中医米伯让同志对中药计量单位改革的意见和来信，已经收到了。我们这里的同志看了以后，认为他的意见应该重视和研究。但是，他提出的问题和列举的桂枝汤处方药量的演变情况，属于医药学方面的问题，我们的同志都很不熟悉，难于处理，因此将米伯让

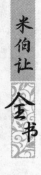

同志的来信和意见书，一并转请你部药政局研究去了。你有方便时，请询问他们研究的情况。

　　　　此致
敬礼

乐山

1978 年 12 月 7 日

四、复卫生部崔月犁部长信

　　崔月犁部长钧鉴：

　　首先敬问您身体健康，工作顺利，是为至祝！

　　春节前您来陕调查中医工作，承蒙您亲来疗养院殷意慰问，使我深受感动，表示衷心的感谢！

　　年前，中华全国中医学会召开常务理事会，我因病请假未去参加。后由陕西分会带回会议简报和您的重要讲话，以及最近卫生部在湖南衡阳召开的全国中医医院工作会议精神，充分体现了您对党的中医事业的重视和关怀，认真贯彻党的中医政策的决心，纠正旧中国遗留下重西轻中的思想习惯势力，解决我国中西医发展由于学术偏见所造成的平衡比例失调的问题。这次会议，我认为您召开的很及时，这对当前教育社会青年加强民族自尊心、爱国主义思想有着重大的政治意义和深远的历史意义，会议上所提出的措施非常振奋人心，我表示衷心的拥护和敬佩。但是，会议开了，就看将来的实际行动如何？

　　前接省卫生局转来您写给我的一封信，主要是您阅读了我院文献医史研究室自印的先师黄竹斋先生在抗日战争前访求所得之仲景佚书，此书是浙江宁波张仲景 46 世孙张绍祖将家藏仲景《伤寒杂病论》第十二稿手抄本，计 4 册，名白云阁藏本，于清同治三年授于门人桂林左盛德，左氏于清光绪二十年将该书又授于门人桂林罗哲初，罗氏于 1935 年授于先师长安黄竹斋先生。先师商同罗君乃手抄副本一部返陕，请求伪教育厅印行公世，但反动政府置之不理，先师为此书经过许多艰难曲折，始筹资刻置木版校刊印行公世（于 1939 年刻印）。因观其书内容较通行翻刻宋本《伤寒论》多 1/3，又与 1912 年以来国内外发现各本大异，较湖南刘昆湘所得之古本伤寒例后多杂病例一篇；六经篇前有温病、伤暑、湿病、热病、伤燥、伤风、寒病脉证并治七篇；六经后无可与不可与诸条，而有《金匮》诸篇，其余文字亦有小异；又列黄疸、宿食、下利、吐逆、呕哕、寒疝、消渴等证于阳明、少阴、厥阴诸篇；平脉法较宋本辨脉法条理精密。此外，订正诸本《伤寒论》脱讹之处亦多，例如：太阳病下176条，宋本《伤寒论》及涪古本同作"伤寒脉浮滑，表有热，里有寒，白虎汤主之"。按脉证乖违与方不合，其理难通。湘古本作"表有热，里无寒，白虎汤主之"。其说似较为胜。本书作"里有热，表无寒，白虎汤主之"，较之确切不移。日本康平本《伤寒论》只言"伤寒脉浮滑，白虎汤主之"。以上6字，足见本书与诸本截然不同，对研究《伤寒论》《金匮要略》有重要参考价值，该书有划时代之意义。当时因受经济条件限制，加之国难当头，先后只印过250部。中华人民共和国成立后，在党的中医政策的感召下，曾商同竹斋先生将此书献出印行公世，以供大家研习先睹为快。由于出版部门有重西轻中之思想，压置3年未印。我于1962年冬专程诣南阳拜谒医圣张仲景祠墓，与南阳当地卫生界谈及仲景祠墓发现经过及黄老发现此书经过，大家很为惊奇，欲睹此书不得。我于1980年向上级领导写报告，得到省卫生局和我所党委的大力支持并拨款重印。由于印刷线装书的技术工人乏人接印，找到中华人民共和国成立前给我印过书的一位退休老工人指导，我所文献医史研究室同志积极热情，自印、自订，终于将书印成，只印200部，分赠全国中医院校图书馆保存以备爱好者学习，并馈赠来陕作医药文化交流的外宾代表团播送海外以作交流，收到国内外各地来信共赞珍贵，日本学者争先研讨，载于日本"新医时报"。春节前2月15日，河南南阳成立仲景学说研究会，我已将此版本补刻完整无缺，送往南阳医圣祠（张仲景医史文献馆）保存，嘱其印行以广流传，供国内外医务人员研习，以发挥该书之作用。

您阅是书，提出卷一、二、三所载之"本脉法"上下两卷内容非常丰富，确属事实，不愧您为识家。来函要求我根据本书一、二、三卷之原意译成白话文，供大家学习参考，对中西医务人员研究脉象有更大的帮助。关于此事，由于我院文献医史研究室正在整理校点先师黄竹斋先生对此书的注释本，《伤寒杂病论会通》一书集古今诸注之精华，荟萃中西学理，为供广大中西医务人员临证应用和实验研究选题之用，并拟在今年召开全国仲景学说讨论会交流，书若印出即将您所提重译之问题解决，不拟再做重复工作，为此汇报，如印出您看了注释还不易晓，再作重译工作亦可。

关于中医的脉诊研究确是一个重要问题。几千年来我们祖先和疾病做斗争，为我们积累了极为丰富的经验和理论，至今科学发达时期，我们尚不能阐明机理，揭示其本质，创造出统一标准和符合中医临证诊断统一标准应用的有科学实用价值的"脉象仪"。诊脉还停留在三个指头、一个枕头的应用上，这对医疗、教学很难达到统一的诊断标准，各说其是，对此，我们是有责任的。中医脉诊的研究，早在《内经》中已记载了古代医学许多极其繁难复杂的诊脉方法和脉象、脉理。公元前五世纪，由东周医学科学家秦越人扁鹊始将古代繁难复杂的诊脉法进行改革，通过自己的实践经验从理论上予以总结，归纳为寸口诊脉法，以执简驭繁的方法，方便了医生的诊病，后世奉为圭臬，这是一次革新，故史学家司马迁在《史记》中为秦越人扁鹊作传说："至今天下言脉者由扁鹊也！"

公元196—204年，汉代张仲景著《伤寒杂病论》十六卷，又搜集周秦以来医家诊脉经验，结合自己的实践撰成理论，"平脉法"载于卷首，以示学者诊病首先掌握诊断方法。如平脉法上、下两卷，包括：说明脉诊的意义、脉诊部位与配合脏腑、脉诊的方法，以及各种脉象的生理和病理变化的机理，与脉象主病等。故在六经中，每篇前言题：辨太阳病脉证并治，为后世奠定了脉诊的标准，统一脉象，说明脉诊在四诊中的重要性。所以《伤寒杂病论》自序首云："余每览越人入虢之诊，望齐侯之色，未尝不慨然叹其才秀也。"可见张仲景对医生的要求，诊病首先是要精心钻研诊断。

至公元3世纪，西晋太医令王叔和广泛搜集各家有关脉诊的经验方法和理论，结合自己的实践经验，著成《脉经》十卷。王氏首先阐明了脉理，说明诊脉部位和脉象的辨别方法，并归纳各种脉象为24种（浮、芤、洪、滑、数、促、弦、紧、沉、伏、革、实、微、涩、细、软、弱、虚、散、缓、迟、结、代、动），同时还将类似的脉象排列在一起，加以对比，使人便于掌握。其次，围绕着脉理，分别阐述各种脉象的形状及所主证候，并结合望诊、闻诊等加以研究。此外，还将扁鹊、华佗、张仲景等人有关脉诊的论述，分别加以整理，保存了许多珍贵的医学文献，对于医生诊脉时应注意的问题，也有明确的记载。因此，后世医家多推崇此书为脉学方面早期总结性著作。

五代时，有高阳生编的《王叔和脉诀》，因为简明易诵，故流传很广。

宋、元时期，医家很重视诊断经验的总结和文献的探讨，崔嘉彦的《脉诀》（1189）是以《难经》所论述的浮、沉、迟、数为纲，将《脉经》的24脉，《脉诀》的长、短脉等隶属其下，并一一加以论述，实为研究脉学由博而约的开始，脉书论革、牢二脉者，以此为最早。

施发的《察病指南》（1241）参阅历代脉法，创造脉图33种，以图示脉，帮助学习，也为脉学研究提供了宝贵的资料。其次，滑伯仁的《诊家枢要》（1395）是增删崔氏而成的，所不同者是以浮、沉、迟、数、滑、涩六脉为纲。

明清时期，关于诊法方面，对脉学的研究和著作层出不穷。如明代吴昆的《脉语》（1584）、李时珍的《濒湖脉学》（1564）、清·黄宫绣的《脉理求真》（1769）、周学霆的《三指禅》（1827）等都有不同程度的临证经验插入其中。在脉诊方面，明代人王绍隆所传、由清代潘楫增注的《医灯续焰》（1750）一书乃引申《四言脉诀》而成，理法方药盛备，内容充实，颇有启发性，这是一部为临证服务的脉诀专著。

此外，有全面论四诊的，如林云翰的《四诊抉微》、《医宗金鉴·四诊心法要诀》、陈修园的《四诊易知》等，简明易懂，皆为学医入门之书。由于中国医家著书多为综合性的医书，每家书中必结合自己的实践经验充实脉学论述，这就要我们发掘整理。

中华人民共和国成立后，1964年全国教材会议审定的《中医诊断学》脉诊部分，其分目为：（1）脉诊的意义；（2）脉诊部位与配合脏腑（①遍诊法，②三部诊法，③寸口诊法）；（3）诊脉方法（①时间，②平臂，③布指，④平息，⑤举、按、寻，⑥五十动）；（4）正常脉象（①胃、神、根，②脉与内外因素的关系）；（5）脉象主病（①二十八脉与主病，②相兼脉象与主病，③寸、关、尺独异脉象主病，④辨脉象的纲领，⑤脉证顺逆，⑥舍脉从证或舍证从脉，⑦败脉诊法，⑧诊妇人脉，⑨诊小儿脉）。以上整理了古人各家经验，编为教材供教学之用，颇切合实用。总之，此不过是教材而已，中医之脉诊经验研究散见于历代各家医书中不少，尚须继续发掘整理提高。

我国脉学传入阿拉伯是在公元 10 世纪以前，阿维森纳（公元 980—103 年）的《医典》中已有详细的记载，其中许多脉象是来自我国《脉经》中的资料。脉学的运用对阿拉伯诊断学的发展有很大的作用，甚至法国、日本、朝鲜、越南等国家都在运用和研究。尤其是近年来五洲交通，中外文化交流，引起世界各国对中国医药学这一伟大宝库的竞相研究，掀起世界上有名的中医热。据传说，美国还要办中医学院，是否事实？先师黄竹斋先生的"中华古医学，世界将风行"的科学预言现已实现，相应的也引起我国有些单位对脉学的研究。据资料报道来看，尚属零碎片段不能系统地进行研究，还是解决不了几千年来用三个指头、一个枕头诊脉的原地踏步状态。有些医疗器械厂所创制之脉象仪，均不实用，达不到中医诊断疾病的要求，只能显示几个单脉象，不能显示相兼脉象，例如，浮脉兼见细、数、虚、促等的二合脉，三合脉，四、五合脉，不能说明问题，无科学实用价值，真是花钱不少，买来无用，造成积压浪费，实在令人非常痛心！请部领导了解，如果我们不积极组织力量运用现代自然科学的声、光、电、化等研究手段，结合中医临证实践经验理论去研究它，将被外国人拿去研究，研制出中医脉诊统一诊断标准现代化的脉诊仪器，我们实在是有愧于心！亦有辱国体！中国共产党领导中国人民制定的中医政策，我们要贯彻就是要解决继承、发掘、整理、提高中国医药学所存在的问题和旧中国遗留下来重西轻中的思想习惯势力问题。我们的任务就是要继承前人未竟之志，解决前人受历史条件限制不能解决的事业，这是历史赋予我们的光荣任务，要完成这一任务，必须付出一定的劳动代价，要有一定的科研人力和物质条件设备才能完成。

陕西省中医药研究院是在原陕西中医研究所的基础上，响应党中央 56 号文件精神，克服重重困难，积极筹建起来的，目前初具小型研究机构的规模。由于原来基础差，加之社会风气不正，经济受限，基建任务跟不上，究其原因：一是名为中医科研单位，但无科研经费户头，仅靠省卫生局的卫生事业费难以保证科研进行。基建经费主要是依靠中央鼓励性基建经费，每年 100 万元，今年只拨付了 50 万元。去年我向陕西省五届人大会提案，要求我院由卫生局、省科委双重领导，至今尚未正式讨论。二是院址仅占 20 亩地大的面积，无扩大建设科研基地的土地，以致群众工作没有场所，职工家属宿舍无法解决。目前，动物饲养尚无场所，积极向省上呼吁请求解决。三是中医药研究院虽名为地市级单位，但无人事调动、晋升权。

在这种困难条件下，我们党政领导同志研究分析了当前国家经济困难形势和我院存在的困难问题，决心一定要咬紧牙关，克服重重困难，努力完成党交给我们的光荣任务。既名为中医药研究院，其任务就是要首先贯彻党的中医政策，要为中医事业做出贡献，解决中医事业上得不到解决的几个问题，才能向党的中医政策交差，才能对起党对起人民，对起前人和后人。由于中国共产党是我们国家的执政党，所制定的决策都是从人民的需要出发的，从我国医学科学发展需要出发的。回顾我们的任务是非常艰巨的，要做的工作很多，但是要有主攻任务。院党政班子研究，决定主攻以下 3 个课题：①继承发掘整理中国医药学的文献医史研究。文献医史研究室前年已经成立，整理研究项目包括《经方古今实用类编》《中医解剖生理史料系统新论》《伤寒杂病论会通》《难经会通》《孙思邈传》《医圣张仲景传》《陕西中医药发展史料》《陕西名中医经验汇编》等。②中国医学诊断现代化的脉诊研究，将组织临床脉象、脉象生理、脉象病理、脉象仪器改进研究组等。③中国药学研究，解决中药剂型改革的研究，包括临床有效方剂筛选、剂型改革、药理药化实验、制剂研究，达到有效的方便患者治疗等。整理《陕西中药志》续编，正在准备集中调整人力、物力、设备条件进行此项研究工作。其他医疗科研应时工作不在此类，估计此项工作在 3～5 年内，甚至时间长些可能完成。即或我们受年龄大、条件差的限制，如看不到这一任务的完成，也要求接班人一定要完成党交给我们的这项光荣任务。我们虽然条件差，但我们有决心、有勇气，首先相信有党的领导，有卫生部领导的大力支持，一定能做出成绩。但是我们虽然有决心、有勇气，物质条件很差，希望卫生部领导予以大力支持，可能我们的步伐要缩短几年。为此，我先写信向您作一简单汇报，诚望您多加指导，或将陕西省中医药研究院直属卫生部领导，能否办到？请求考虑，不胜感盼之至！

关于表彰先哲、鼓励后人、继承发扬祖国医学、促进实现四化、落

第三章 医事

543

实党的中医政策方面，我去年已向省委写了"为请求维修临潼秦越人扁鹊墓，保护历史文物古迹，表彰先哲，鼓励后人，继承发扬祖国医学，促进实现四化，落实党的中医政策而发扬国光的报告"，得到陕西省委负责宣传工作的书记陈元方同志的大力支持，责成陕西省文物管理局负责维修秦越人扁鹊墓，已经落实任务。待将来修成时提议中华全国中医学会在陕西召开一次纪念秦越人扁鹊学术活动经验交流讨论会，对祖国医学定有促进发展作用，到时还可通知亚洲中医界参加，届时请您主持指导。我将此报告给您寄上一份，请审阅以便了解情况。如果这次会议能如愿召开，将对促进祖国医学发展，鼓励后人有着重大的现实政治意义和深远的历史意义。为此汇报，真是书不尽言，言不尽意，不妥之处，望请指正是幸！

此外，中医学会郭天录同志来函云：您曾指示，要回赠日本东洋医学会两套中医线装书，一以中医学会名义回赠，一以崔月犁会长名义回赠，征问我院前年自印的白云阁藏本《伤寒杂病论》一书，当时因受经济条件限制，只印了 200 部，已分赠中医各大院校图书馆及来陕外宾医药团体，所存无几，为此寄上两部供您需要，以后再有需要可向河南南阳医圣祠函索即可，因我将书版已送南阳医圣祠保存，我已嘱他们印行以供大家研习，不知是否印行？望请字会函促。

　　　　谨致

敬礼

并请代我致意敬问王伟部长及吕炳奎局长近好！

米伯让敬上

1981 年 5 月 14 日

五、致卫生部中医司吕炳奎司长信

炳奎司长同志：

许久未见，甚为想念。敬问起居康泰，工作顺利是为至祝！

前奉手示，并调查提纲一份，知部党组为总结 30 多年中医药工作、中西医结合工作的经验教训，研究今后如何搞好中医药工作问题，要求我将熟悉的情况和掌握的材料对提纲中有关题目写成有说服力的总结材料，于 7 月中旬寄上。

拜读之后，不由我心潮澎湃，多日未能宁静！深感贯彻落实党的中医政策难度如此之大。从提纲所提之问题来看，中医工作真可谓矛盾交织，盘根错节，复杂至极！而众所周知，您为党的中医事业多年来确是呕心沥血，竭尽全力，可谓劳矣！

接到手示本应及时复函，但因春节前我由京返陕，不料素患绿风内障暴发，头目疼痛，视力骤减，加之痰饮喘咳病犯剧，心肺功能降低，精神极度衰疲，足跟疼痛，履地困难，脑力反应非常迟钝，无法工作，当即住院治疗，至今尚未恢复。目前眼病不但没有好转，反而加剧，视力检查为 0.3 和 0.4，因之未能及时致函汇报情况，并对提纲不能做出答复，望请原谅！

关于调查提纲所提之 13 条问题，多为旧事重提。中医、中西医结合工作，在卫生部曾召开过多次会议，部长、司局长亦曾下到各省、市、地县都做过调查研究，对当前状况和存在问题，部党组难道不知？我仅根据中医事业的建设问题，提供几点建议如下：

（1）加强中医教育事业的建设是目前当务之急。由于中医教学研究机构与中医医院所需之人才皆由此出，若无相当规模之学校、高水平之师资、健全之设备、名副其实之中医附属医院，解决中医后继乏术、乏人，培养人才之事则成问题。

（2）课程内容一定要使学生所学之知识既能从事临床医疗研究，还要能做现代实验研究工作，以及中医基础理论、文献医史之整理研究工作。否则，培养出的学生很难达到适应祖国医学在现代发展之要求。

（3）对各地中医医院要加强建设，在原有的基础上要扩建规模，进行科学管理，充实设备，培养提高医护人员的医疗水平，为广大劳动人民服务，承担中医学院学生实习任务及中医各种学习班的临床实习工作。作为继承发扬祖国医学的治疗研究基地，一定要按照中医的理论指导实践，系统地总结经验，探索中医辨证施治的规律、诊断标准、用药规范、操作规程，必须建立统一的严密制度。

自中央 56 号文件下达后，各地区所报建立之中医医院是否健全？中央应认真检查，督促落实，做到名实相符。

（4）对中医科研机构之建设，无论是名为中医研究院（所），或名为中西医结合研究院（所），应根据承担国家不同的科研任务，按各自固有的科学研究规律发展，而不同的研究方法所需要的人力、设备、规模，要求能做到名实相符，不要形成在科研上互相"踢球"，互相排挤，似是而非，这对中、西医务人员之积极性和出成果、出人才都有影响，阻碍发展，卫生部应做出明确规定。

（5）对广大中青年中医的培训提高是当前一项重要任务。他们都担负着一定的医疗工作，如不培训提高，将会降低中医药之威信。最好采取限期轮训的办法，以 3～6 年为期，将 35～45 岁的中医师轮训完毕，通过举办中医提高班、专科进修班、研究生班，以逐步提高广大中医的理论和临床医疗水平，更好地为人民服务。并根据上进的程度还可以充实中医的教学、科研、医疗机构的需要。

（6）对西学中人员应继续办好西医脱产学习中医班，以 3 年为期。对以往学过 2 年为期的，应给举办中医提高班，或研究班，以加深对中医基础理论与临床治疗规律的研究，从深度广度去认识它，以便提高中西医结合的中医水平。

（7）对未加入国家机构的中医药人员，应加强组织管理，由卫生局考试，准其开业行医。及格者发给中医师考试及格证，要由组织上管理，年终审核一次，制定奖惩制度，医德、医术优良者奖之，否则，依据情节轻重给予惩处。

（8）对在职工作的中医、西学中人员，每至年终也应进行一次考核，按医德、医术优劣鉴定之，予以奖惩。

（9）鉴于多年来中医书籍许多成为奇缺，读者欲求不得，以往印过的亦应继续出版供读者学习，或罕见版本之书未印者，或牵涉研究中国医学参考之用的各种哲学、养生之书亦应出版。建议卫生部成立中医古籍整理审查委员会，设专人工作，负责审查，逐步出版。

（10）现在出版刊物品类增多，出版局供不应求，惟中医书籍仍缺，旧的未印，需要的买不到，不需要的上市，中医书籍在出版部门以往也是很不受重视的。为此，建议卫生部建立一所中医书籍出版局，以供广大中、西医务人员学习之需，并可供国际市场交流。

（11）建议解决多年来中西医在诊治疾病，对患者死亡评论上不平等的舆论问题。众所周知，西医治病无效（不用中药），患者死亡认为是合理的，中医治病未用西药，患者死亡就成问题，是旧社会反动政府为消灭中医所制定的一条"不平等条约"，已造成不良影响。但是，这一状况至今尚未得到纠正，望能予以合理解决！否则，今后中医治疗水平还要下降，只能使中医落得能治慢性病，不能治急性病，伤寒、温病学说也就流于形式，医院的中西医矛盾更要加深。

（12）中医工作发展缓慢的原因，主要是由卫生部重西轻中之思想路线根本未能改变，造成目前状况和存在的问题是由于卫生行政措施所使。现在我国社会制度不同于旧社会，中国共产党是我们国家的执政党，全国统一了，卫生部若执行政策就要考虑全面，不能有所偏向。卫生部是代表党来执行政策的办事机构，如卫生部在执行上差之毫厘，在下边就是谬以千里，这是常识问题。而今天中医工作各地未能得到重视，中医政策迟迟不能落实是谁之过欤？1978年我参加卫生部召开的中西医结合工作问题座谈会，得知卫生部各司局均有经费户头，惟中医局无经费户头，由此可见一斑。现在不知建立了没有？春节前我在卫生部，张子宽副局长说："中央拨给中医事业经费2000万元，发至各地用于中医事业的，经调查只有6个省。"可见财政部门对待中医事业又是如此态度。去年我为陕西省中医药研究院基建经费问题向卫生部和中央计委汇报，并要求继续补助，增加经费，以期基建早日完成。据国家计委基建处杨群池处长向我说："中医科研基建经费，计委讨论过陕西省中医药研究院基建补助经费100万元，决定继续补助。"今年财政困难，不能开多，中医若再要点补助还有希望，可问卫生部中医事业经费要一点，主要还是要靠地方，同时向季宗权部长及我省在京领导同志汇报中央计委意见，请求卫生部发给中医事业补助经费问题，领导都很支持。回陕后，据说卫生部中医局发给中医事业补助费50万元，按此与科研基建经费共150万元，但是到省上只给了50万元，对待中医事业可想而知。以致我所基建任务迟迟不能如期完成。多年来卫生战线轻视中医的情况影响较大，中国有句俗话说：上有所好者，下必有效焉者。我建议部党组和中医局为了加强中医工作，应该检查自己有无重西轻中之思想，以学术偏见对待中医工作？有无以中西医结合代替中医发展之思路？这是值得深思的一个问题。

（13）中医工作是卫生部直接领导主管的一个重要部分，关于提纲中所提的问题，牵涉面很广，想卫生部各司局早已总结过这方面的经验教训，共同研究提出今后改进加强中医工作的办法。卫生部多年来对中医发展之历史，历代建立之医事制度及医疗、教育、研究机构之设立，能否研究如何管理？否则，方针、政策从何而生，对此我不赘述。

当前对中医工作、中西医结合工作的主张问题，我认为中西医只能是加强团结，而不是分裂。若不按各学科的科学发展规律办事，将会给中医和中西医结合工作带来更多的矛盾，如发生同室操戈，后果不堪设想，历史是无情的，这就成了自己的历史自己写。我们应当放眼世界，胸怀祖国，"中华古医学，世界将风行"的预言已初步实现，学术非为私有，历史的车轮滚滚向前，并非任何有少数学术偏见者所能阻挡之也。

以上鄙见，未必中肯，谬误之处，望请批评指正，是为感盼之至！

米伯让敬复

1981 年 7 月 18 日

附：调查提纲

根据部党组对中医药工作、中西医结合工作的历史和现状进行调查研究的决定，为了总结中华人民共和国成立以来中医药工作、中西医结合工作的成绩和正反两方面经验教训，通过调查研究，回顾历史，研究现状，掌握第一手材料，分析当前的新情况、新问题，实事求是的提出改进和加强中医药工作、中西医结合工作的意见。为此，提出调查内容如下：

（1）中医药在历史上对人民卫生保健事业的主要贡献是什么？

（2）我国历代在中医药学术上取得过哪些主要成就？如何正确认识中医药学的科学性？

（3）在中医的医疗、教育、研究方面历代有过哪些制度？设立过哪些机构？是怎样管理的？

（4）中华人民共和国成立 30 多年来，中医药工作取得的主要成就和存在的主要问题是什么？

（5）在贯彻党的中医政策上采取过哪些措施？其结果如何？

（6）中医药事业发展缓慢，队伍后继乏人，质量下降，中医专业濒于失传，造成这种状况的原因何在？

（7）中华人民共和国成立 30 多年来，中医药工作的基本教训是什么？

（8）对当前中医药工作的现状和问题有哪些认识？今后怎样加强中医药工作？

（9）全国中医、中西医结合工作会议以来，贯彻三支力量都要发展，长期并存的方针的主要情况如何？还存在哪些问题？

（10）中华人民共和国成立 30 多年来在中医药工作的管理上有何成功的经验和存在的主要问题？

（11）近 20 多年来中西医结合工作取得过哪些主要成绩？其基本的经验教训是什么？

（12）在组织西医学习中医的工作方面采取过哪些措施？效果如何？有哪些认识问题？对西学中人员安排使用情况如何？

（13）今后如何加强中西医结合工作（包括队伍的培养、基地的建设、中西医结合的医疗和科研的管理工作制度）？

六、复中宣部赵守一部长信

守一同志：

首先敬问近好，工作顺利，阖府均吉是为至祝！

春节期间接到尊示，知您对中医工作有所了解，并且关心党的中医事业，提出要端正宣传中医传统方向，宣传医学科学家医圣张仲景的问题。这方面我身为中国医生哪能数典忘祖？虽然尽了很大的努力，但是多年来卫生战线各级领导重西轻中之思想习惯势力很难得到纠正，甚至有时变本加厉，以学术偏见，不顾中华民族和国家之荣辱，恃权压抑，视中医若有若无，机构设备简陋隘小，与西医之发展条件无法比拟，以致中医之教学、科研、医疗工作在我国来说反成低潮，医疗水平日趋下降，有辱国体。望您大力宣传党的中医政策。中国医学有其自己的内在发展规律，它是随着时代的演进，应用不同时期的文化、经济、各种自然科学、哲学的渗透，总结经验，不断整理提高，形成传统的独特医学理论体系。多年来，我们的继承、发掘、整理提高工作做得很不够，特别是要上级领导强调各地宣传部门大力宣传，逐步扭转各级重西轻中之

第三章 医事

思想习惯势力。如何得以纠正，能对中国传统医学有正确之认识和态度，中医才能得到顺利的发展，诚望您要重视支持这一工作或向中央邓副主席建议，不胜感盼之至！

前几天接到市委办公室主任郭世俊同志来信说：您来西安住大厦，想来看我不知地址，时间仓促，您嘱他代您致意问我好。我首先向您感谢！

春节前后北京有好几次学术会议通知我去参加，皆请假未去，因我准备迎接召开全国仲景学说交流会材料，现在常宁宫疗养院边工作边疗养，比较安静。当我接到信时，您已返京，未见甚憾！以后面晤再叙，为此致复。

此外，陕西省中医药研究院工作，我正在组织大家讨论办院方向、任务，使大家统一认识，定出规划，准备以后去京向您汇报并请指示。

谨致
敬礼

米伯让敬复
1982 年 3 月 12 日

七、致卫生部胡熙明副部长信

熙明部长同志：

许久未见，甚为想念！

敬问您近好，工作如意，是为至祝！

前寄上我提议为我国唐代伟大医药科学家孙思邈建立医德纪念碑暨医德思想研讨会征文通知，想您早已收到。

当前，不料世风日下，我国医德医风不堪回首，令人痛心！就《健康报》报道的一些医务人员的不正之风，令人发指，您应尽知，我不多述。为此，我提议为孙思邈树立医德纪念碑暨医德思想研讨会，通过学习孙思邈高尚医德，促进社会物质文明和精神文明建设，对卫生工作者树立优良医德医风，进行宣传教育。表彰先哲，鼓励后人，此为我们这一代人责无旁贷之事。目前，卫生部曾颁布《医德规范实施办法》，我表示极为赞同，特别要强调各地认真贯彻执行，这对纠正卫生系统存在的不正之风大有裨益。请您大力强调此一实施办法，这是我最殷切的愿望，也是全国广大人民的愿望。

1985 年起，我们目睹卫生系统存在不良情景，即筹备募捐集资，为孙思邈建立医德碑，召开医德思想研讨会。经过多方努力，最终得到铜川市政协大力支持与各界人士鼎力相助始得如愿。建议将孙思邈自著之《大医精诚》《大医习业》，以及《备急千金要方》自序、《千金翼方》自序、宋·高保衡、孙奇、林亿等人《新校备急千金翼方后序》、《校正千金翼方表》、《校定备急千金翼方后序》、日本·影印宋本《备急千金要方序》、先师黄竹斋先生撰述《医仙妙应真人孙思邈传》《评赞妙应真人孙思邈医德文》刻碑及立苍生大医孙思邈画像一座，以供来者学习，受到启迪。会议推举我撰写《唐代伟大医药科学家孙思邈医德纪念碑序》，纪念碑共 11 座，树立于耀县药王山。会议定于今年 6 月召开。目前正在审编《论文集》《碑文集》，进行会议准备工作。知您为卫生部副部长、国家中医药管理局局长，必须向您汇报，若不汇报，是我失职，望请深思！

当前，虽然掀起世界中医热，是共同之愿望，其中潜伏着中医事业的危机：一是中药属商业部门管理，药价上涨，群众吃中药由普、简、验、廉转化到吃不起中药。二是由于中医药队伍中有个别人以权谋私，中药以伪充真，草菅人命，假医、假药欺骗群众；杂志、刊物不认真求实，学校教学不教人之职业道德，造成失去民心。中华人民共和国成立后，扫除了的旧社会的污泥浊水今又泛滥上来，卫生部若不下决心认真清除残渣劣风，任其下去，我国将要国不成国，您于心何忍！

年前，卫生部科技司某司长来陕转告您和诸国本、田景福同志向我的问候，我表示感谢。谈到中药部门归中医局接管之事，请我向省上呼吁，我定尽己之全力。但我不明白卫生部讨论此事为何不召集一些过去对中医事业斗争有经验的老中医到京共同商讨此事，就如何接收、接收什么、接收人员的才能如何？现在中医局有无专门人才等问题进行商讨，再向国务院写报告，这样就较为完善，不会留尾巴，免使您进退两难。我想和同志们座谈一下，究竟如何处理才好。

今年，在陕西召开孙思邈医德纪念碑落成暨医德思想研讨会，我倡议将建碑之日或孙思邈诞生日定为卫生工作者医德节，各地举行医德经

第三章 医事

551

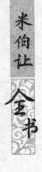

验交流活动，不知妥否？请您酌夺。今日此举，我非为己沽名钓誉，亦非假大贤以自重，实为振兴中医事业，发扬我国优良的精神文明而发起。希望您对这一正义事业大力支持，卫生部中医局应有所表示，届时请您来陕参加会议指导是为至盼！并请转告诸国本、田景福同志亦应有所表示，不另赘述。

　　谨致
　　敬礼
　　顺颂春安

米伯让敬上
1989 年 4 月 10 日

八、致陕西省委陈元方书记信

元方同志：

　　敬问您近来身体康泰，诸事如意是为至祝！许久未见，甚为想念。

　　今春承蒙光临舍下慰问，甚为欣慰，因时间仓促未能畅谈多聆教益，加之居处狭小，无容钧座，殊感不安！

　　关于 1981 年我向省委撰写"请求维修临潼秦越人扁鹊墓的报告"，经您重视做了批示，并向文管局负责同志面交任务，可见您英明果断之为政作风令人敬佩！但今已 4 年未能修成。据文物局同志说，已拨款几万元，今年开始修起围墙，内修毫未动工。今春，我约同我院几位同志亲往秦越人扁鹊墓举行植树纪念活动，表示您对此事的重视，而且当初此报告是您重视批示的，您的植树对教育群众意义很大，但给您打电话，始终打不通，只好作罢。

　　事后，有西安第二压缩机厂爱好历史古迹者名李力，他说看到《上海电视杂志》1984 年第 2 期宋继昌发表文章，大意是上海电视台拍摄《中国医学发展撷英》纪录片，来陕西访问秦越人扁鹊墓之事，不远千里而来，到处访问，未能访得，甚为遗憾！宋继昌将来访未获情况刊登于《上海电视杂志》，文化局高烈果同志曾向我说：珠江电影制片厂来人亦曾采访扁鹊墓之事，他还介绍向我询问，但我始终未见。我省维修临潼秦越人扁鹊墓之事，是于 1981 年经您重视批示维修的，而上海电视台宋继昌来陕竟未能采访到秦越人扁鹊墓之事，可为奇闻，不知卡在哪一道关上？

不久，李尤白同志来找我看病，谈及陕报刊登临潼县有关扁鹊墓的简略报道，不知此事来历？由何人倡起？因而我将原存的一份报告送交他转送地方志办公室，可在《陕西地方志通讯》刊登报道，以便国内外各界来人询问此事时回答。

编辑部姜梦宇同志来我处谈及您对我的报告文章已作批示：同意此篇报告可用。但编辑部将此报告全文剪裁，编入"人物评述"栏中，题为"扁鹊在医学上的重大贡献及其生平简介"，对维修临潼秦越人扁鹊墓之来历及其对地方志的有关意义未能突出，我意不如将报告全文作采访报道形式刊登，将您在1981年文上的批示亦一并采辑刊载，这样示人知其来历并引起县上对此重视，不知可否？请您定夺。

关于您提出我对秦越人扁鹊有生理特异功能之说要与我商量，您的意见很好。我的推测是因国内外科学正在发展，至今对人体结构之蔽秘尚未能彻底揭露，故我不能随意下肯定否定之结论，只能据古说和验于今日之事实进行推测，有待今后科学发展事实证明。毋庸再辨，凡属不经之说，自然消失。故我推测，不外以下几种原因：①由于越人技术高明，精于望诊。司马迁将民间传神之说叙入史传，亦未可知？②越人服长桑君所授之药，药物中含有此种特异效能之药，亦未可知？③越人可能具有此种生理特异功能，亦未可知？④越人精通医术，尚不满足于现有诊断技术水平，对诊断学之发展提出科学之假设，亦未可知？按世界上许多科学的成功与发现，多是偶然的发现，或偶然的实践认识，或是因科学家的一种假设。在当时历史条件下不可能办得到的，但是后人受他的启发而研制成功，推动发展了科学上的一些成就都是有之，如爱克斯光、电视机、电话传音等也不是哪一个科学家一举而成的。我们要在神话传说中找寻有用的东西，甚至受他的启发发明出科学的东西来，因而就不能肯定否定这些记载传说是无用的。中药的功能有许多在目前尚未被人们发现认识，就不等于将来不被发现。例如：中药天花粉，几千年来医家们只知临证有止渴生津之功，现在用科学方法分析提炼，为良好的中期引产药，这是我们以往不敢想象的事。陈书记您提出关于扁鹊生理特异功能的事，在目前我尚不敢加肯定否定之词，望请谅解。

临潼县委今年已正式批准成立"东周秦越人扁鹊墓文管所"，刻发印章已正式启用，编制有人负责督修。他们来函要我写"东周秦越人扁鹊墓文管所"牌匾，我已将信交省文物局高烈果同志转您，想您早已收到。思之再三，我人微言轻，不足以启众，加之素乏书法修养，请求陈元方书记您为之题写最好。

此外，该县文管所的同志来信还提出要我向省上呼吁再给他们拨4～5万元，内修即可动工。我将此信交省文物管理局高烈果同志转报该局领导定夺。根据我今春去临潼看见扁鹊墓建筑规模，临潼县拟扩大筹修，可能一面作纪念之用，一面作旅游之用。这是好事，望请您大力支持并向文物所领导同志说一声，帮助他们早日完成。我看了扁鹊墓的位置很好，但缺乏医院，患者就医困难。现在中央提出振兴中医，建议将临潼县中医医院设此，延揽临潼县中医，为当地患者解除疾苦，造福无穷。根据发展情况，在纪念馆侧设一所中医专科学校，培植中医人才，建设社会主义，而且亦能解决一批待业青年就业问题。您若能鼎力相助，向临潼县政府指示，并向省上负责科教卫生部门的领导同志商议，如能实现，亦是您在陕西为政建树之一。专此奉闻。

　　谨致

敬礼

米伯让敬上
1984 年 6 月

九、致张仲景国医大学首届开学典礼贺信

尊敬的张仲景国医大学全体教职员工同志们、同学们：

今天，我国第一座中医综合大学—张仲景国医大学在医圣张仲景故里，仲景学说和事业的发祥地正式成立并隆重开学了！这是一件为全国人民所瞩目，特别是令中医界同道们深为敬佩的善事义举！

我代表陕西省中医药研究院，并以我个人名义向贵校的诞生表示衷心的祝贺，向大力支持和扶助贵校的河南省各级政府和领导同志、社会贤达以及为贵校的筹建付出辛勤劳动的全体教职员工同志们表示亲切地问候！

贵校遵循党的中医政策制定的，为解决中医队伍后继乏人，尤其是后继乏术的严重问题，尽快培养出高水平的中医人才，为发挥中医学在世界的优势和医圣张仲景故里—南阳在世界医学界的影响地位，使中医立足中华，面向世界，为人类做出应有贡献的崇高办校宗旨及其作为国医综合大学的规模和学系设置等，这些在中国医学史上都是史无前例的。赵清理校长为创办张仲景国医大学夜以继日，勤奋工作，这些都是有口皆碑，有目共睹的事实。

　　南阳—西安在中医学术上的交往是源远流长的。近现代两地中医先辈们的友好交往更是古代这种交往的继续和发展。长安黄竹斋先生早在1933年曾亲诣南阳拜谒医圣张仲景祠墓，并作实际考查研究工作，撰著了《医圣张仲景传》，从而引出了发现白云阁藏本《伤寒杂病论》以贡献医林。1981年，我将黄老亲自刊印的该版本木刻版送往医圣祠珍藏，完成了黄老对我的嘱托。

　　承蒙贵校聘我为名誉教授，并邀请我参加这次隆重的开学典礼和做学术报告，我感到无上光荣。遗憾的是我因病正住院治疗，不能亲赴盛会，深感抱歉。虽然我不能来，但是成立这样规模的一座国医大学，其深远意义我是很理解的，开学大典的盛况和同志们的心情我是可以想象得出的，我和大家是心心相印的。诚然，办校不是件轻而易举的事，但是你们的有利条件和优势是其他地区比不了的，加之贵校的办学人员有胆有识，我相信你们一定能够克服各种困难办好这座学校，完成这一光荣伟大而有深远历史意义的任务。学校开学后，如需要我给同学们做学术报告的话，请随时通知我，只要我健康状况允许，我一定争取来。我们陕西省中医药研究院愿尽一切可能为贵校提供方便，你们的事业，就是我们自己的事业，请不要客气。为此，经我院领导研究，决定派文献医史研究室副主任李景荣同志前来代表祝贺。我们衷心地祝贺张仲景国医大学顺利成功！

　　　此致

　敬礼

　　　　　　　　　陕西省中医药研究院名誉院长米伯让敬贺
　　　　　　　　　　　　　　1985 年 9 月 16 日

十、致陕西省张斌副省长信

张斌同志：

您好！

日前我同我院新领导班子副院长韩纪宗、赵建础等同志专程拜谒，向您汇报我院工作，请求解决存在问题，蒙赐面见，幸甚！不料您工作繁忙，未及详陈情况，仓促散会，颇感遗憾！送上汇报材料及我向您奉上之信，想您阅过或已批示有关部门解决。您老对党的中医事业一贯热爱、大力支持的实际行动，我是知道的，也是感志不忘的。

（1）中医事业是我党卫生事业的重要组成部分。中华人民共和国成立后，党中央三令五申指示，加强建设中医事业，重视中医工作，但受到卫生行政部门的有些领导人，以己之所好，藉权依势发展西医，对党的中医政策不能认真贯彻。由于思想认识偏向对中医轻视、歧视，使全国卫生事业形成重西轻中的畸形发展局面。在国内给人民造成极大损失，在国际给党和国家荣誉带来极为不良的影响，以致中国医学在祖国不被重视反而在国外形成中医热，这关系党和国家民族的荣辱问题，是一件大事，不可等闲视之。去年，中央书记处又强调指出："发展现代医学的同时要与发展祖国传统医学居于同等地位"，又强调振兴中医等等。我们党的宗旨，就是为了解放全国被压迫、被剥削、被歧视、被轻视的人民群众，解放生产力，建设祖国，进一步解放全人类。党的中医政策就是继承发扬祖国医学，为人民服务。当我听到这一指示后，无限感慨！仅就我院一项事业费举例：我院每人每年1500元，而所属西医单位每人每年拨费3000～4000元，甚至5000元。中医科研单位比西医单位事业费何其少，其理由的依据是什么？其他情况见送上汇报材料，请审阅。回顾中国医药学和中医药人员在中华人民共和国成立30多年来，还不能与西医平等对待，这种不平等"规约"能允许存在吗？只要是一个中国人能甘心忍受下去吗？只要是一个真正的中国共产党党员能坐视不理吗？

中医药研究院的工作，我们老班子干的时候，困难重重，到处掣肘，我们以前赴后继的革命精神，以一切不顾的拼搏干劲，才有现在的粗略规模，仅仅完成该院规划的四分之一。这个单位是一个创业单位，不是一个守业、坐享其成的单位，因而新领导班子接任后，工作感到更是困难，约我亲自带他们拜谒您，并向您汇报工作。想请您借在任上给予大力支持，解决一些问题，其心情可知。我建议您借在任时能争取更多做些对人民有益的工作，大力支持中医事业，相信人民是不会忘记您的，您的德政贡献一定载于史册，请您再思可矣。

（2）现有我院党委副书记、老红军何愻同志离休时，在交班会上，科教部、卫生厅组织上征求何愻同志有何困难和要求，他提出要求组织上给他解决一个孩子（何强）的工作安排问题。组织答应予以解决，但至今未见落实解决，为何迟迟不能解决落实，不知理由何在？卡在哪？特向您反映情况，请您亲自过问批示，督促解决，以慰下怀！其理由依据情况，奉上附件一份望您批阅，尽早能给解决是为殷盼！

以上两个问题的解决，望请您要下个决心，是否我多管闲事？不妥之处，请谅解之。

祝您健康！

陕西省中医药研究院米伯让

1986 年 2 月 16 日

注：张斌副省长接信后，立即批转财政厅解决，并批拨 60 万元给我院，卫生厅又将事业费由年人均 1500 元提高到 2200 元，张副省长对陕西中医事业及我院的建设非常关心。

十一、呈陕西省委白纪年书记信

白书记：

我奉上的这封信，关系至巨。但语言累赘冗长，请您一定耐心阅完，千万不可一见冗长抛弃一边，否则，等于白浪费了您的宝贵时间，我说了废话，不过形成一纸空文，将成为一份历史资料而已，阅后对鄙见所及或可行可止，请您酌情定夺是为盼祷！

陕西省中医药研究院米伯让谨呈

1986 年 7 月 1 日

白纪年书记钧鉴：

敬问您近好！

久闻德政，未能拜见，蒙您日前指示秘书处贾喜学同志光临舍下及

第三章 医事

来常宁宫疗养院代您殷意慰问，并征询我于工作、生活中有何困难。回顾自己乃不学无术、滥竽医林之辈，况近年因患青光眼病，右目失明，左目仅能弱视，为无用之人，有劳钧座关怀慰问，实不敢当，其隆情厚意不胜感谢之至！

今年 2 月，我院新领导班子党委副书记牛光裕和副院长韩纪宗同志，约我同往拜望钧座，并向您汇报陕西省中医药研究院在陕西建设的重要性和必要性，以及建设中存在着被卫生行政部门轻视、歧视情况，长期存在的拨款标准不合理，导致科研、医疗工作上存在实际问题，请求钧座研究，予以解决。当时联系，约期时间仓促，我未能陪同前往，实感抱歉！

您负责陕西大政建设，在日理万机的情况下能虚怀下问，我更责无旁贷，应如实反映情况和提出鄙见，供您深思研究解决，以便振兴陕西中医事业和各项事业的迅速发展，为祖国四化建设添砖添瓦，保护人民健康，解放生产力，为丰富世界医学内容，解除人类疾苦作出我们应有的贡献。

中医事业是我党卫生事业的重要组成部分。中华人民共和国成立后，党中央依据我国人民的需要，依据我国医学科学发展的需要，为我国卫生工作者制定了继承发扬祖国医学的中医政策。党中央曾三令五申，加强建设中医事业，重视中医工作，但受到卫生行政部门的有些领导人以己之所好，借权依势发展西医，对党的中医政策不能认真贯彻。由于思想认识偏向对中医轻视、歧视，使全国卫生事业形成重西轻中的畸形发展局面，在国内给人民造成极大损失，在国际给党和国家荣誉带来极坏的影响，以致中国医学在祖国不被重视，反而在国外形成"中医热"，这关系到党和国家民族的荣辱问题，是一件大事，不可等闲视之。现在中国医药学的影响已遍及五大洲，据报道已有 100 多个国家和地区开展了中医药的研究工作，30 多个国家建立了中医和针灸的研究机构，几十种文字出版了 60 多种中医、针灸刊物。我国卫生部门的各级党政领导若不认识到这一有重大意义的事情，将会落在形势发展的后面，派人去向外国人学习中医，岂不成为耻事！

中华人民共和国成立以来，党和国家领导人对中医事业的发展曾作过一系列的重要指示，在贯彻党的中医政策方面，曾被撤销过 2 位卫生部长。中央执法如此之严，而下边为何积习难返？不知是何原因？早在50年代，党中央就根据我国的实际情况，制定了团结中西医，继承发扬祖国医学的正确卫生方针和政策。1954年，中央针对当时中医工作中的问题，及时阐明了中医政策，指出"认真贯彻党的中医政策"，于《人民日报》发表，并提出了改进中医工作的具体措施。1958年，毛泽东同志进一步提出了"中国医药学是一个伟大的宝库，应当努力发掘，加以提高"的指示。十年动乱期间，周恩来同志力排干扰，支持中医和中西医结合工作，使中医药事业得到一定的保护，并在某些方面有所发展。1978年9月，党中央以中发（1978）56号文件批转卫生部党组《关于认真贯彻党的中医政策，解决中医队伍后继乏人问题的报告》，并指出："中央认为卫生部党组报告中提出的问题和建议，应当引起各级党委的高度重视。希望你们结合自己的实际情况，认真加以研究，采取切实可行的措施，积极地、有步骤地把这件大事办好。"1978年，邓小平同志特别指示我们"要为中医的发展与提高创造良好的物质条件"。1984年，胡耀邦同志批示"要认真解决好中医问题"。1984年12月，彭真同志为《中医杂志》题词："希望医务界继续全面地、系统地集中、整理我国各族人民长期同疾病斗争，保护健康的经验和传统医药学，并大力发展和推广它。"1985年1月，李先念同志在全国中医学会第二次会员代表大会贺词中说："希望广大中医科技工作者为我国中医事业的发展、为人民的健康做出新贡献。"

去年，中央书记处对卫生工作的重要指示指出："根据宪法，发展现代医学和传统医药的规定，要把中医和西医摆在同等重要的地位。一方面，中医药学是我国医疗卫生事业所独具的特点和优势，中医不能丢，必须保护和发展；另一方面，中医必须积极利用先进的科学技术和现代化手段，促进中医药事业的发展。要坚持中西医结合的方针，中医、西医互相配台，取长补短，努力发挥各自的优势。"

我从18岁起学医，在旧社会亲眼看见国民党反动派崇洋媚外，排斥和打击中医的反动措施，引起国内外中医药界及各界人士、海外侨胞的强烈反抗，迫使国民党政府制定中医条例。中华人民共和国成立后，我们党十分重视中医事业，以新旧社会对比大有天渊之别，这是事实。但卫生行政部门一些人，由于受民族虚无主义的影响，加之对祖国传统医学的无知，一直没有把发展中医事业放在应有地位，对党中央多次指示一直没有采取认真的态度。中华人民共和国成立已30多年，中医经费只占卫生事业费的5%还不足，中医队伍数量严重不足，素质差，机构规模小，设备短缺。就以我们陕西省中医药研究院为例，还是省级科研单位，从1956年建中医研究所，1981年改建中医药研究院至今已30年，全院所有设备总值也不过260余万元（其中省上投资160余万元，每年平均5万多元），且多是30～40年代仪器，不如西医单位一个科室的仪器设备。就研究中药成分结构测定一项来说，由于没有仪器设备，多少年来一直跑北京、上海、四川和本市化工部门求援。

实验研究离不开试剂，有些实验需一些特殊试剂，因无外汇不能购买，几十年来都是靠科技人员同外地的私人关系，向北京、长春、上海、山西以及本市四医大等单位讨要。每年需要大批实验动物，无经费修不成动物室，不能自己繁育。我院原仅有土地面积28亩，城市扩建公路又划去8亩，至今只有20亩大的面积，陕西省中医药研究院如何建设？

至于生活条件更是极差。今年2月，省人大代表、省政协代表都来我院视察，他们目睹现状十分震惊，但他们参观后是否向省委做过汇报，研究如何予以解决的办法了没有？目前，全院连退休人员700职工（在职640多，其余人虽退休但住房和退休费还是本单位解决），只修了5000多平方米的宿舍，才住上90多户，相比之下，省卫生厅只有185人，就有4000多平方米的宿舍，且都安上了暖气，今年还要继续修宿舍。

以上所述，只是略举一二，归根结底就是没有认真贯彻党的中医政策，对待中医的根本态度没有解放。又如我院自1978年以来拨事业费人均1500元（共八九十万元），其中个人部分开支占去90%以上。1985年，我们曾大力向有关方面呼吁，省卫生厅今年增加至2200元，但由于个人部分开支的增加，仍占去事业费总数的80%以上，除掉个人部分所剩还不够维持日常水电、办公、出差开支，无法购买仪器设备，许多课题无钱开展研究。同是省属卫生单位，如省药检所人均3000多元，常宁宫疗养院4000元，陕西科学分院也是人均3500～4000元，均比我们陕西省中医药研究院多。中医科研单位事业费何其少？其理由依据是什么？此外，卫生科研单位不是创造经济效益的部门，而主要是创造社会效益的，但其中含有经济效益，主要依靠国家拨款资助，尤其是科研单位需钱更多，唯独我们最少，以至无法开展工作。我们是省级科研单位，境况尚且如此，省内的其他中医单位更可想而知了。我院从街上看楼房高大美观，但楼内设备简陋，楼后平房破烂，拥挤不堪，还住着80多户职工，说直率一些，真有像贫民窟之感。每年有很多外宾来院参观，又有外国人来院学习，这样的设备、环境没有什么光彩。

白书记，我深知您工作繁忙，但为了我省中医事业，我还是特别欢迎您在百忙中能来我院视察一次，我虽患青光眼病现已右眼失明，正在住院治疗，但一定亲自奉陪，向您汇报我院的情况。

回顾我们党的宗旨，就是为了解放全国被压迫、被剥削、被歧视、被轻视的人民群众，解放生产力，建设中华人民共和国，进一步解放全人类。党的中医政策就是党的卫生工作方针之一。但是中国医学和中医药人员在中华人民共和国成立30多年来，还不能与西医平等对待，这种不平等"条约"能允许存在吗？只要是一个中国人能甘心忍受下去吗？只要是一个真正的中国共产党党员能坐视不理吗？

中医研究院的工作，我们老班子干的时候就困难重重，到处掣肘，我们以前赴后继的革命精神，以一切不顾的拼搏干劲，才有现在的粗略规模，此规模仅仅是完成该院的1/4。用卫生部拨的科研基建经费修建的两座楼房尚未修起，卫生厅给我们单位就塞进了6个单位，现在已有7个单位，并且还要腾出两层楼房给陕西省医学图书馆情报资料室使用。此楼房是使用中央鼓励性投资，用中医药研究的科研基建经费修建的，使用权当属中医药研究院，而不属卫生厅，这在法律上是明确的，对卫生厅的这些做法，确实使人莫名其妙？此院的建设，是国家为研究中医药发展而建立的中医科研机构，不是百货大楼，更不是中国的香港九龙，随意侵占。按说科研机构有它自己的设想和任务，国家只能大力支持。地方项目，省上更应大力支持，卫生厅责无旁贷。如此相反是否合理？自建院以来，我多次去卫生部、中央计委所要来的基建经费，每次给我院1/3，其他都给西医单位了，当我院东大楼盖到3层时因无钱几乎停工，我只好去找张斌副省长，张斌副省长很生气地批评了省卫生厅负责同志。当时他们说给我院拨200万元，结果只拨了150万元，这

第三章 医事

就算勉强凑合建成，但内修还未完工。去年我带新领导班子去卫生部汇报工作，并拜见了赵守一同志，因为 1963 年中央在陕西要建立一座西北五省中医科研基地，当时他是陕西省委书记，与卫生部郭子化副部长约我商谈，命我担任此项任务，并调中医研究所任所长，在座的有魏明中、李经纶诸位同志。1966 年春，我由西安西学院调去不久，十年动乱，一切停滞。1978 年，中共中央下达 56 号文件，是邓小平同志亲自批示的，其中指出在全国要建立 6 个中医科研基地，我和何焘同志力争为陕西建一科研基地，在中央卫生部、中央计委到处奔波呼吁，当时适逢国家经济困难，中央计委研究若批准两个是陕西和湖北，所以陕西是全国第一个中医科研基地。最后中央计委决定，此项工程属于地方项目，中央为鼓励性投资，按 500 万元指标拨款基建，主要是靠省上投资，张斌副省长是知道的。因为李遇洲处长参加计委会议回答张斌同志的话，科教部部长赵长河同志也在场，我们在京西宾馆对此项工作进行了交谈。

我们这个单位是一个创业单位，不是一个守业、坐享其成的单位，因而就新班子接任后感到困难很多，他们约我亲去拜访您，并向您汇报工作。赵守一同志去年在京也曾嘱我说，如工作中有何困难可找纪年同志支持你们解决。我想您工作很忙，也不便联系，事到如今，无法再忍。他们约我见您，无非想请您借在任上给予大力支持，把陕西省中医药研究院的工作研究过问一下。这一科研事业单位属省级科研单位，要求如何贯彻落实党的中医政策，把它摆在省级科研单位的位置上，与西医科研医疗单位得到同等待遇，使同志们安心工作，努力前进！为四化建设积极做出贡献，这是我的殷切期望。

我再向您汇报我对陕西省中医药研究院建设的重要性和必要性，及其办院指导思想、方向、任务与规划设想：

陕西省中医药研究院是省属卫生系统科研单位，顾名思义，它的指导思想和方向任务主要是继承发扬祖国传统医药学，发挥研究中医、中药作用，为广大人民防病治病，保护劳动力，解放生产力，研究几千年来中医诊治各种疾病积累下来的科学经验和独特的理论体系及其指导思想，如阴阳、五行、人与自然、脏象、经络、精、神、气、血、营、卫、津液、四诊、八纲、理、法、方、药、辨病、辨证施治等理论的自身发展规律，及天人合一整体观的特色。在长期发展中存在的许多问题，目前尚未被现代科学家认识的一些经验知识，必须应用与中医药学理论有关的各种现代自然科学技术阐明其机理，揭示奥秘，改进方法，提高疗效。以辩证唯物主义、历史唯物主义观点整理其大量文献医史资料，发掘研究，推陈出新，有所创见，推动祖国传统医药学向现代化发展，培养科研新生力量，多出成果，并推广应用，更好地为人民服务。我们的宗旨必须是胸怀中国，面向世界，为丰富世界医学内容，解除人类疾苦，做出我们应有的贡献。我们陕西更是责无旁贷，应认真贯彻党的中医政策，对党和人民赋予我们的伟大历史使命做出积极的努力！

中国医药学这门科学是在中国这块土地上诞生的。它的发展是随着不同历史时期的文化、经济、各种自然科学和哲学的发展而不断发展的，在不断总结经验的基础上逐渐形成的具有中国独特的医学理论体系。它的治疗经验和理论是非常丰富的，这些理论和诊治经验是由不可以数计的人民用生命积累的，是以无数医家和患者贡献出自己的生命和血汗换来的，它对中华民族的繁衍及保健做出了极其伟大的贡献，中华民族与它有着血肉不可分割的关系，所以中国人民坚决需要它。毛主席早就指示："中国医药学是一个伟大的宝库，应当努力发掘，加以提高。"其伟大可想而知。西德慕尼黑大学东亚问题研究所所长、汉学及中医理论教授波克特曾于 1978 年访问过中国，他认为"中医是中国对人类知识宝库的最辉煌贡献之一"。外国人对中国医学如此评价，难道我们今天能不珍惜和发扬我们祖先给我们创造的这份宝贵遗产吗？我们要是跟着外国人后边跑，岂不是自我摧残，拿着金碗讨饭吃吗？现在世界虽然掀起"中医热"，但是，他们研究中国医药学的目的为着什么？值得我们深思。资本主义国家和我们社会主义国家对研究医药学，在性质上有着根本的不同。我们国家对教育、卫生、科研认为是社会福利事业，主要讲求社会效益，就是要求如何提高科研、医疗、教学质量，保护劳动力，解放生产力，使不同工作岗位上的患病同志得到迅速治愈，为社会主义建设做出贡献，这就是我们讲求的社会效益，间接取得经济效益。他们与此相反。我相信中国人民有志气、有能力，一定能赶超世界先进医学科学水平。我国医学早在周、秦、汉、唐以来，许多是在世界医学领域中领先的，尤其是我省对医学的发展贡献，在中国医学史上占有相当数量的内容和重要的地位，无论是医药、农田、人类文明进化起源以及历代名医及科学家辈出。如公元前伏羲孕于华胥（今蓝田县），生于成纪（今天水县）画八卦，明阴阳之消息，制嫁娶，定人伦之本，脱群婚之蒙昧，开中华民族文明之基。炎帝神农生于姜水（今宝鸡市），尝百草，辨物性以疗疾，播艺五谷，教民稼穑，讲养生学，开医食之源。黄帝咨岐伯而作《内经》，发明针灸治病妙术，奠定医学理论之基础，葬于桥陵（今黄陵县）。伊尹耕于有辛之野（今合阳县），以烹饪调味之法，改进方药剂型，由服单味药而组成复方之创始，作《汤液经》为中国方药治病之特色。西周制医士、医师制度，分食医、疾医、疡医、兽医四科。东周秦越人扁鹊著《八十一难经》，为改革脉学诊病方法之始祖。秦之医和、医缓，为晋侯求治，论疾与政理相通。唐代耀县孙思邈著《千金要方》《千金翼方》各三十卷，集魏、晋、隋、唐医学之大成，为汉·医圣张仲景后第一人也。唐·眉县王焘著《外台秘要》四十卷，全书分1104门，对唐以前及当时所见医书分门别类，系统整理，其特点每段引文必一一提名出处，并详注原书所载之卷数，世传引书注卷第，为后人整理文献工作开创科学范例，其书成为考证唐以前医学著作的旁证材料，内容丰富，为中外医家所引用。唐《新修本草》为世界第一部药典。又有三原陈藏器著《本草拾遗》等。唐代的教育设施分13科，为世界第一座医学学校。明代临潼武之望著《济阴纲目》《济阳纲目》等，为整理妇科之专著。清代三原陈尧道著《伤寒辨证》。近代长安黄竹斋著《伤寒杂病论集注》《伤寒杂病论会通》《针灸经穴图考》等50余种，皆为祖国医学的发展做出了一定的贡献，在中外都有很大的影响。陕西又为全国云、贵、川、陕四大药材盛产地之一，古有"秦地无闲草"之称。我们陕西不仅是中华民族的发源地，又是中国共产党革命的发祥地，陕西若能建立相当规模、机构健全、设备像样的一座名副其实的中医科研基地——中医药研究院，不但对振兴陕西中医及各项事业有很大帮助，而且对推动西北五省的中医科研事业亦有一定的作用。由此可见，陕西省中医药研究院这一科研机构建设的重要性和必要性，请白书记深思！

陕西/长安对世界影响很大，我省又是开放城市之一，友邦不断来人访问中医药研究的发展情况，使我们有些不好回答，只好隐恶扬善的含糊回答。我们虽是科研单位，一切设备和事业费用的待遇不能与省级西医单位平等、相提并论。中国共产党是我们国家的执政党，是人民拥护的领导人民、解放人民的党，中国一切事业的兴衰，包括中医学的兴衰，我们党政领导都要负一定的责任，如果听之任之，坐视不理，我们将要成为民族的罪人。现在对待中医事业的态度，请问是否对党的政策负责？是否对祖先文化遗产负责？是否对我国医学科学研究发展负责？

目前，研究中医药的思想方法条件，一不能脱离中医基础理论，二不能脱离临床防治，三不能脱离现代科学实验手段来研究。总之，要按中医自身发展规律研究它，不断改革，不断总结经验，促进中医药理论的发展，向现代化、规范化努力，体现中国医药学固有的特色，体现我国社会主义卫生事业的特色，这是我们当前的迫切任务！

此外，根据我国具体情况，"中西医结合，创造中国统一的新医学新药学"这一口号，高呼多年无人去抓此项工作，至今未见形成新的理论体系和指导临床治疗的一整套的理论。中西医结合仅是一般号召，我们国家没有很好研究如何搞中西医结合？中西医如何结合？未见有一套完整的具体方案，反而形成中西医混合，说明不了什么问题，要撇开中医、中药基础理论搞中西医结合，那就连中西医混合也谈不上了，要是这样的一个中医药研究院那就成了挂羊头不卖羊肉，名不副实了。我们将现有部分西医学习过中医者组织起来，探索中西医结合的规律性，逐渐达到中西医学会通，对医学能说明一到两个问题也可，形成指导中国医药学一整套新的理论体系，指导医学前进发展，为国增光，为党的中医政策争光，这是我们又一迫切任务！

我院的机构建设，根据我们所应承担的任务，拟在院党委领导下设立 5 个研究所，即中医基础理论研究所、中医临床防治研究所、中药研究所、针灸研究所、中医文献医史研究所。包括建立 600 张病床的附属医院与各科门诊设备，及有关中医药研究所需的现代实验设备科室，这就需要100 亩土地面积的建设基地。就中医基础理论研究所来说，如研究脉象学一项就要设立脉象临床研究室、脉象生理研究室、脉象病理研究室、脉象仪器改进研究室，解决中医诊断手段问题，统一规范，纳入教材。中医临床防治研究所要突出陕西特色，应以防治危害陕西广大人民健康的地方病、急性传染病、常见病为主，在广泛治疗、重点研究的思想指导下进行防治，要求摸索出一套完整的、有效的辨证论治规律推广应用。针灸研究所应以针灸疗效规律、针刺手法机理和经络学说研究为基础。中药研究所要以药理、药化、方剂研究、生药栽培、防治药物病虫害研究等为重点，其中药用植物生产技术研究的实验田、药圃就需土地面积 40 亩。中医文献医史研究主要是大量地、系统地整理中国医药学几千年来留下的文献资料；医史研究要以突出陕西地方史为重点，文献整理研究不能脱离临床研究，这就需要有 140 亩土地面积的建设基地，包括行政、后勤及科研人员办公、职工生活食宿、福利设备、图书资料、讲学教室、医药文献史料标本展室、进修人员宿舍、仪器保管维修、实验药厂、印刷厂、饲养动物等用房。现在我院只有 20 亩地大的面积，实难容纳和开展以上工作。

此外，现在工作人员不断代谢，离休、退休人员的工资及食宿安排等都要从事业费中发放，但我们现有人员 600 多人，事业费每人年平均 1500 元，比其他西医单位都少，就是加上全力以赴的各项节约，生产收入补上也过不下去。省上无人过问，卫生厅领导是否向省委汇报过此种情景？建议过陕西中医药研究机构的重要性和必要性及其规模宏图理想没有？只是看到西华门有座 8 层宏伟壮观的大楼，是否看过内容没有？陕西省中医药研究院这一事业如何建设？如何发展？如何发挥中医药作用？如何发挥我省蕴藏的这一优势？试问省上召集卫生厅、科教部开过几次专门研究会议？将这一科研机构摆在什么位置去对待？想到这里，我都心酸。我已衰老退居二线，未能看到这一事业的建设完成，总是不甘心让陕西中医事业衰落下去，落后于其他省区，绝不能让中国医药学的发展落后于外国人，更不能让帝国主义再有侵略之机。因而我向省委大声疾呼，向您汇报我的思想，如有冒犯之处，望请依照宪法处分，是为殷盼！并望您借在任上能大力支持陕西中医药事业，多做些有益于人民的事业，将来人民是不会忘记的，其德政事迹必将载于史册，流芳千古。

附奉上我院文献医史研究室近年来校印的白云阁藏本《伤寒杂病论》第十二稿、白云阁藏本《难经》，以及《伤寒杂病论会通》《难经会通》《张仲景传》《孙思邈传》《黄竹斋先生传略》供您阅览。

　　谨致

　　敬礼

中共党员、老中医米伯让谨呈

1986 年 7 月 1 日

十二、致陕西省委白纪年书记信

白纪年书记钧鉴：

另有两件事情向您反映，请您予以解决如下：

1984 年 11 月 18 日，我向省委您和文化局、卫生厅呈上关于"请求维修眉县我国唐代伟大医学科学家王焘墓纪念馆，为保护历史文物古迹，表彰先哲，鼓励后人，继承发扬祖国医学，贯彻落实党的中医政策，促进实现四化建设而扬国光的报告。"至今一年余未见批示，不知何故？今特再呈上原报告一份，请您审阅批示省文化局及眉县党政负责同志作为议题维修，以示我党英明，表彰先哲，鼓励后人，端正社会风气，促进精神文明和社会物质文明建设是为感盼！王焘对医学科学的贡献事迹详见原报告。

附上原报告一份，望请审阅批示。

1982 年我向省委陈元方同志呈上关于"请求维修临潼我国东周伟大医学科学家秦越人扁鹊墓纪念馆的报告"。陈元方书记接到后立即通知文化局负责同志当场亲自批示，令其拨款维修，一定完成任务，当时估计用钱不多即可完成。前临潼县长井苏民同志、文化局局长杨国桢同志、南陈公社书记及全体同志均热情支持，立即征地动工，指派专人督修。1984 年，我去临潼为秦越人扁鹊墓植树时，围墙用砖已砌成，县上已正式成立秦越人扁鹊墓纪念馆，该馆印章对外已正式启用，但至今未见建成。据说县上另有打算，造出规划较前又大，借此开展旅游，大约涉及经费问题，至今迟迟未批，已达 4 年之久。而今秦越人扁鹊之墓尚未封起，碑未树立，像未塑成，中途停工。望请您对此事指示文化局和临潼县政府商议，尽快完成此项任务，勿再拖延，以便中外医药界人士得以瞻仰，举行纪念活动，并作学术经验交流，亦为我省之光荣也。

秦越人对医学科学贡献事迹，附上原报告一份，望请审阅。（原报告略）

谨致

敬礼！

米伯让再呈

1986 年 7 月 24 日

十三、致延安地区卫生局信

刘局长及各位领导：

首先我问候你们好！

这次延安地区为了贯彻党的中医政策，举办了延安地区学术活动，我应邀请荣幸地参加了革命圣地的学术活动，使我感到无比的高兴！到达延安，又蒙地区各级领导的热情接待，我特向同志们表示衷心的感谢！同时，各级领导及同志们在工作言行上体现的延安革命精神，使我受到了一次革命的传统教育，特向你们汇报我的几点感受：

（1）在参观毛主席和中央领导同志旧居的时候，不由我回想到他们在那样艰苦的生活条件下领导全国人民革命，艰苦奋斗，自力更生，终于打倒了国民党反动派，推翻了压在人民头上的三座大山，统一了全中国，中国人民得到了翻身解放，中华民族从此在世界上站立起来，扬眉吐气，这是多么伟大光荣。我们今天过着这样的幸福生活，是毛主席领导全国人民艰苦奋斗的结果，如果我们忘记了过去，那就意味着背叛，应当经常饮水思源，才能不断地增强我们继续革命的精神和勇气。

（2）参观革命先烈张思德同志的旧址，使我想到张思德同志在长征时是一个警卫员，到达陕北后，他为了人民的利益服从组织需要去安塞烧炭，不幸壮烈牺牲，他全心全意为人民服务的精神给我们树立了光辉的榜样。毛主席追悼张思德同志而发表了《为人民服务》这篇著作，是有着极其深远的政治意义。我多年在工作道路上所遇到的困难，都是用这篇光辉著作的精神克服的。一是共产党员张思德同志不为个人的名利地位，全心全意为人民服务，为革命牺牲；二是党外人士李鼎铭先生不惜自己的一切，在当时客观环境下，敢于向毛主席提出精兵简政的意见。他们的这种言行，都是真诚地为人民服务的体现。我用他们的形象经常对照自己，内心很惭愧！我觉得只要我一生能做到张思德同志这样的精神，就算完成了我的人生任务。

（3）参观南泥湾看到毛主席追悼革命先烈的题词：热爱人民，真诚地为人民服务，鞠躬尽瘁，死而后已。这句悼词使我感受很大，回想无数革命先烈，为了中国人民的解放事业，不惜自己的生命，经历了千山万水，吃尽了千辛万苦，和敌人进行了生死的搏斗，才换得了今天的中华人民共和国和我们的幸福生活。回顾过去，对比今天，自己对党和人民所做的工作真是微不足道，无法比拟，体会到为人民服务，首先必须做到热爱人民才能为人民服务，尤其是鞠躬尽瘁、死而后已，这就要看自己的主观努力和思想改造的如何，才能做最后的结论。否则，还不能说自己已经是真诚地为人民服务。通过悼念革命先烈，使我认识到只有遵照毛主席教导："谦虚谨慎，戒骄戒躁，全心全意地为人民服务。"老老实实地做一辈子人民的老黄牛，踏着革命先烈的血迹前进，为中国革命和世界革命贡献自己的一生，这就是自己的愿望，也是自己应当这样努力的。

（4）我这次走访了南泥湾马坊生产大队，向赤脚医生询问当地克山病的流行情况，通过访问和学习，说明该病是能防治的，办法还是很多的，关键是要深入疫区，进行大量、反复的实践，才能总结出一整套完整、有效的防治规律。过去自己也在黄龙、黄陵、淳化、永寿等地防治本病多年，已有初步成效，但由于客观上的原因，自己也无法再到克山病区进行防治，而自己的愿望也只能是个愿望罢了。这次到延安，发现市区干部同志中潜在型克山病患者的比例较高，想到此病在过去是地带辽阔，人烟稀少，居住分散，生活条件差的环境下发病比例较高，而干部中发病比例极少，现在市区的干部中，我一天看几十患者中就有10人说自己是潜在型克山病。如果说市区干部中发病率高的话，这很值得我们注意研究。由于克山病的病因尚未肯定，市区发病高的原因是什么？克山病并不是什么可怕的疾病，但是对人的威胁很大。因此，我建议对市区机关干部、医务人员、工人、学生进行一次普查摸底，究竟比例有多高。如按克山病诊断指标确诊为潜在型克山病者，应抓紧治疗，积极采取预防措施，以免蔓延扩大，使人心恐慌不安，影响工作。此建议立即得到了地区领导的重视，召集了地市防疫站的同志，研究了普查方案，同时大家也反映延安地区近几年来的防治经验，听到有很多新的防治苗头，这对我的鼓舞很大，我感觉到这次延安地区开展学术活动的目的是为了贯彻党的中医政策，搞中西医结合，创造我国新医学、新药学。但是，中西医结合也是千头万绪，相信你们对这方面的工作定有完整的计划，一定能做出巨大成绩。我认为克山病在延安地区对人民健康威胁非常之大，建议领导上把防治本病放在议事日程上，不惜代

第
三
章
医
事

569

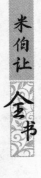

价，用中西医结合的办法狠抓对克山病的防治，并解决几个问题，这对防治本病，解除人类痛苦，是一个很大的贡献。如果地区开展此项工作需我来参加一点工作的话，我愿意为消灭危害人民健康生命的克山病贡献自己的一切，只要工作需要，请你们来信，我即前往，这是我最殷切之期望！

　　谨致
敬礼！

陕西省中医研究所米伯让敬上

1972 年 10 月 8 日

十四、致河南省南阳地区卫生局阎熙照局长信

　　阎熙照、冯钦慈局长钧鉴：

　　首先敬问你们身体近好，工作顺利，春节愉快，是为至祝！

　　春节前 12 月 15 日，在河南省卫生厅及南阳地区市委、市政府、卫生局领导主持下召开成立南阳张仲景学说研究会，整修祠墓，这是"慎终追远，民德归厚"的大事，是表彰先哲，鼓励后人，继承发扬祖国医学，促进实现四化，落实党的中医政策而扬国光的大事。河南出了张仲景这位中外驰名、造福人类、功被万世、杰出的医学科学家，是人类的幸福，不仅是河南之光荣，实为我中华民族之光荣也。这次会议的召开，其意义、影响非常之大，从历史上追溯也可以是第一次，可见对人类做出贡献的医学科学家，虽经历史变迁，仍然受到人民群众的爱戴和拥护，终于得到党和人民政府的重视和关怀。我为荣幸地参加这次盛会感到非常高兴和自豪！

　　这次会议经南阳地市领导同志的安排，其会议仪式之隆重，工作程序安排之紧凑，对与会代表招待之热情，使大家深受教育，衷心感谢尤其是郭厅长与诸位领导同志对我的奖励，深感惭愧！生活上又蒙特别照顾，返陕时又蒙蔺雪帆同志亲送到郑州，又蒙卫生厅中医处某同志的热情接待安排，在此一并表示衷心感谢！以自己的实际行动为党的中医事业贡献一切，以答谢同志们对我的隆情殷意！

　　这次我送去多年珍藏的《伤寒杂病论》第十二稿与先师黄竹斋先生所著《医事丛刊》书版，是一部珍贵文物，望请保护重视发扬。因此本

《伤寒杂病论》非同一般版本所比拟，乃先师长安黄竹斋先生于1933年冬亲往南阳拜谒医圣祠墓，计住七日并做实地考察，拓碑拍照，将明崇祯五年园圃打井发现"汉长沙太守医圣张仲景之墓"碑石拓页带往上海请考古专家研究鉴定，"字体遒逸，类晋人书"（与此次耿鉴庭先生所鉴定无异，并发现碑座有"咸和五年"四字，按咸和五年为东晋成帝五年年号，岁次庚寅，为公元330年）。先师出祠发现道侧有一碑石，为南阳廪生冯应鳌于明崇祯元年9月所立之记事碑，先师与祠内住持将此碑抬往祠内，立于享殿左侧，因此碑石为发现仲景墓之最早线索。此碑原在三皇庙中，冯氏去后，及清顺治十年，冯氏再至，求之不得，疑为人毁矣。有僧洪秋者，昔卓锡此地，录文而笥藏之，冯从之得其文，复刻于石而详其颠末于后。于明崇祯元年9月所立之记事碑已佚失300年，被先师发现立于祠内。我于1962年在南阳拜谒医圣祠墓时，享殿右侧共立三碑，此次我去南阳不见冯氏于清顺治十年所立之碑。以上三碑为研究仲景祠墓发现之重要碑石，望请指示南阳医圣祠负责人协同群众，访寻此碑，妥为保存，以备考究之用。

《伤寒杂病论》十二稿，乃先师黄竹斋先生访求仲景佚书，在浙江宁波得张仲景46世孙张绍祖，将家藏仲景《伤寒杂病论》十二稿，于清同治三年授予门人桂林左盛德，左氏于清光绪二十年将该书又授予门人桂林罗哲初，罗氏于1935年又授予先师长安黄竹斋先生。先师目睹国难将作，商同罗君，乃手抄副本带回陕西，于1939年筹资刻置木版始印行公世，于1946年先师撰《祝告医圣文》，同我前往再谒圣陵，并送书版，因时途梗阻未能如愿。固观其书内容与通行本《伤寒论》及发现各本大异。较湖南刘昆湘所得之古本：伤寒例后多杂病例1篇；六经篇前有温病、伤暑、热病、湿病、伤燥、伤风、寒病脉证并治7篇；六经后无可与不可与诸条，而有《金匮》诸篇。其余文字亦有小异，又列黄疸、宿食、下利、吐逆、呕哕、寒疝、消渴等证于阳明、少阴、厥阴诸篇。若平脉法较宋本辨脉法条理精密。此外，订正诸本《伤寒论》脱讹之处亦多，如太阳病下第176条"伤寒脉浮滑，表有热，里有寒，白虎汤主之"。按脉证不合，其理难通，湘古本作"表有热，里有寒，白虎汤主之"。其说似较为胜，本书作"表有热，里无寒，白虎汤主之。"较之确切不移，足见本书与诸本截然不同，对研究《伤寒论》《金匮要略》有重要参考价值，该书有划时代之意义。

当时将书刻成，受经济条件的限制，加之国难当头，先后只印过250部。中华人民共和国成立后，在党的中医政策的感召下，曾商同竹斋先生将此书献出印行公世，以供大家研究学习。由于出版部门有重西轻中之思想，压置3年。我于1962年冬专程诣南阳拜谒医圣张仲景祠墓，与地区卫生局姜科长及蔺雪帆先生、南阳诸位名老中医谈及祠墓发现经过及黄竹斋发现此书，大家很为惊奇，欲睹此书不得。又经过十年浩劫，许多曲折，我于1980年向上级写报告，得到省卫生局党组、所党委的大力支持、重视，批款重印，由于印刷线装书的技术工人乏人接印，找到中华人民共和国成立前给我印过书的一位退休老工人指导，我们文献医史室的同志积极热情，自印、自订，终于将书印成，只印200部，分赠全国各中医院校图书馆保存，供同志们先睹为快，又馈赠来陕作医药文化交流的外宾代表团播送海外，供大家学习。

该书白云阁藏本木刻版《伤寒杂病论》两箱，共215页，为两面刻本共430面，先师黄竹斋先生所著《医事丛刊》1箱，共58页，为两面刻本共116面，皆系珍贵文物。《医事丛刊》中多为先师生平医事活动，其中拜谒南阳医圣张仲景祠墓记、访求仲景佚书记，对当前大家研究医圣张仲景祠墓之发现修葺提供很多方便。先师生平治学继承南阳二张之学，著述已印与未印者约有50余种，尤其致力仲景学说之研究，毅然发扬国医为己任，其学识足为我辈之楷模。其书之内容是先师部分珍贵资料，印刷时请将《医事丛刊》与《伤寒杂病论》合订一函，是为感盼！

此外，该书于1939年刻制，经三四十年之曲折艰难得以保存。中华人民共和国成立后，在西安医学院图书馆馆藏期间，遗失3页，书箱盖亦被遗失，当时印刷用电镜扫描补印的。先师生前来函提出抗战时期刻版、刊误之处应当补正。书后勘误表是用铜版刻印的，又经过一年之曲折，始将此书版补刻完整无缺，其目的是为了送往南阳医圣祠，无论谁印不再作此困难。因补刻此木版时，是我自己出钱捐刻共250元，聊表对仲圣之微诚，以了先师之夙愿，后来组织得知坚决不同意我出此钱，我认为钱已付过，况此书是先师嘱我保存的，因我未能保存好所造成的损失我有责任，此钱不应由组织付出。搁置至今，同志们无法处理，为此，我现将此钱邮交南阳卫生局转交医圣祠作印书或扩建之用，以了我之心愿，诚请收纳是常！

南阳医圣张仲景文献医史研究馆成立，作为全国研究仲景学说之中心机构，无论从人力、物力设备建设，都要花费一定的精力和时间才能完成，诚望河南省委、省政府、卫生厅及南阳地、市委、卫生局诸位领导同志继续努力，完成此影响中外、关系千秋万代、造福人类之事业。我认为人是不断代谢的，事业是永恒的，人生能做多少事业，建议诸位同志藉在职权范围内只要是对人民有益的正义事业，希望努力争取时间去做，不要放过。愚诚鄙见无任感盼，不妥之处望请批评指正！真是书不尽言，言不尽意。谨将我去南阳参加这次盛会两首感想不成诗体寄上，望请诸位领导同志指正（详见诗词篇，编者注）。

　　谨致

敬礼

并请代我致意问候景光聊处长春安，中医处诸位同志均吉。

米伯让敬上
1983 年 1 月 15 日

十五、复耀县县委宣传部信

耀县县委宣传部负责同志：

县上准备写一本孙思邈的生平传略向广大群众介绍，这体现了县领导大力贯彻党的中医政策的具体行动，我很赞同。我认为我们表扬前人的先进思想及其学术成就，也就是鼓励后人在学术成就上要超出前人，继续前进，把祖国医学科学事业向前推进一步，不断地促进改革，这是我们的目的。

孙思邈不仅是我省耀县在唐代一位杰出的医学家，也是我国历史上有名的医学科学家之一。他对我国医学科学的贡献很大，对世界医学也有很大影响。他的学问非常渊博，医学造诣很深，关于祖国医学的生理、病理、方剂、药物、诊断、治疗等基础理论，内、外、妇、儿、五官、针灸、按摩、导引等各种疗法均有相当研究。更可贵的是他不辞劳苦，经常深入农村山区，因地制宜的采集各种药物为广大劳动人民治病。并提倡饮食疗法，便利群众，深受群众的欢迎和爱戴！所以民间自发地称他为"药王"。隋唐两个朝代的统治者曾多次请他当官做御医，但都被他拒绝了。他决心致力于医学，故后世医家又称他为"隋唐高隐"。他认为人的生命比千金还要贵重，因而把他的医学著作以"千金"命名。他积50年之经验，博采群经和各家方书，删裁繁复，务求简易，大约于公元652年撰成《备急千金要方》（简称《千金要方》）三十卷。该书内容非常丰富，包括临证各科诊断、针灸、食治以及预防、卫生等各方面的知识。

他不仅对技术精益求精，而且十分重视医德的修养。《千金要方》的序例首先以"大医习业""大医精诚"为题，强调作为一个医生必须有一定的医学修养和不求名利，不辞劳苦为患者服务的思想。在临证各科方面，他很重视妇儿疾病的治疗，他认为妇女对人的生育成长贡献很大，因此在编书序例上《千金要方》首列"妇人方"三卷，次为"少小婴儒方"二卷。所载妇人从求子到调经，包括了许多妇女的特殊疾病；对小儿护理记述尤为详尽，这些主张颇有实际意义。由此可见，孙思邈对儒家男尊女卑的思想，未受其束缚，这在当时也是思想进步的一个方面。书中还大量收集了群众的医药经验和历代文献所载医学资料，如郭玉、范汪、阮炳等各家名著，多赖此书得以部分保存和流传。

他旁搜博采，撰成《备急千金要方》后，已年逾70，但他并不以此为满足，乃取羽翼交飞之意，又集晚年近30年的经验和心得，撰成《千金翼方》三十卷，对《千金要方》做了全面的补充，其中尤以伤寒、本草、中风、杂病和疮痈等最为突出。例如在伤寒方面，他分析研究了晚年所得的《伤寒论》，结合自己的经验和体会，指出："尝见大医疗伤寒，惟大青、知母等冷物投之，极与仲景本意相反，汤药虽行，百无一效。"他认为《伤寒》方："最重要者不过三种：一则桂枝，二则麻黄，三则青龙，此之三方，乃疗伤寒不出之也，其柴胡等诸方，皆是吐下发汗后不解之事，非是正对之法。"孙氏根据自己对《伤寒论》的这一认识，首论太阳病用桂枝汤法、麻黄汤法、青龙汤法、柴胡汤法……阳明、少阳病等为上卷；次述太阴、少阴、厥阴病状及伤寒之忌汗、宜汗、忌吐、宜吐、忌下、宜下、忌刺、宜刺、忌水、宜水等为卷。自成一个系统，对阐发仲景学说有其一定的贡献。

对杂病，他以五脏六腑为纲，每脏腑下首列总论，综述《素问》

《灵枢》及扁鹊、华佗、仲景、叔和、巢元方、皇甫谧诸家有关脏腑生理、病理、诊断、治疗等方面的论述；次列虚实寒热诸病脉症候，采录仲景而下至于唐代的方书、方药、针灸等治疗方法。这样分门别类，有纲有目，内容丰富，理法方药俱全的类书，孙氏的《千金要方》实为首创。此外，还有不少对医学界有深远影响的特殊见解。

在药物方面，收载 800 余种。他很注意采药时间和制作。曾说："夫采药不知时节，不知阴干曝干，虽有药名，终无药实，故不依时采取，与朽木不殊，虚费人力，卒无裨益。"书中详细记载了 200 多种药物的采集时间，并补充了许多方药及治疗方法，以备临床应用，在药物方面做出了巨大贡献。

药物固能治病，但必须按照一定的原则，把药物配伍成一定形式的方剂，才能更好地发挥其效能。因此历来医学家对方剂学的研究都十分重视。孙思邈在《千金要方·序例》中较详细地论述了方剂调处上的若干问题，并强调方剂学的重要性。他说："药有相生相杀，气力有强有弱，君臣相理，佐使相持，若不广通诸经，则不知有好有恶，或医自以意加减，不依方分，使诸草石强弱相欺，入人腹中，不能治病，更加斗争，草石相反，使人迷乱，力甚刀剑。若调和得所，虽未能治病，犹得安利五脏，于病无所增剧。"说明临证处方，不但要谙熟药性，同时要掌握调处方剂的原则，配伍恰当，组织有法。如此，即使没有把病治好，也不会使病情恶化。与此相反，如果医者不了解药性的相反相畏，强弱好恶，不依照君臣佐使的制方法度，杂凑成方，那么不但不能愈病，反而会使病情加重，甚至造成医疗事故。可见孙氏不但重药，而且重方，不但重方，而且在方剂的调制上也有很大成就。例如，他在仲景"当归生姜羊肉汤"的基础上按照方剂的组织配伍原则，灵活化裁为 4个方剂，又将仲景的小建中汤化裁为 3 个方剂，扩大了原方的治疗范围，如果不掌握方剂学的理论是办不到的。

他撰著的《千金要方》《千金翼方》是唐代著名的方书，收集了大量的医药资料，保存了许多劳动人民和医家在与疾病斗争中积累的宝贵经验，颇有参考价值。

此外，孙氏在长期的医疗实践中总结出一条行之有效的经验，叫作"胆欲大而心欲小，智欲圆而行欲方"。就是说，既要敢想敢做，当机立

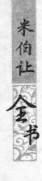

断，又要小心谨慎，周密考虑；既要灵活变通，不可墨守成规，又要按照客观规律办事，大忌主观武断。这条富有辩证思想的经验，对临证工作具有指导意义，为历代医家所重视。

孙思邈在治学方面、服务态度以及学术思想方面，有很多长处值得我们学习和发扬，他对药物方剂和临床各科疗法都有相当的研究，并取得了一定的成就，为劳动人民的健康和祖国医学的发展做出了贡献，不愧为一名杰出的医学科学家。他的一生不仅对我国医学有很大的贡献，他的学术成就对国外医学也有很大影响，如日本丹波康赖所著《医心方》、朝鲜许浚所著《东医宝鉴》等医学名著，大部分收集了孙思邈《千金要方》《千金翼方》的内容。但是必须指出，由于他处于初唐时期，受到当时统治阶级宣扬的迷信思想的影响，所以在他的《千金要方》中还掺有不少因果报应、迷信鬼神的说法，如《千金翼方》后有《禁经》两卷。今天，我们学习此书，就必须批判地接受，不能无选择地继承。

关于孙思邈这位医学家对我国医学做出的伟大贡献及其对国内医学的影响和他的生平事迹，在中华人民共和国成立前由于国民党反动派崇洋媚外，轻视歧视中医，对这些事情从不过问，但孙思邈在民间的影响还是很大，群众到处为之修祠纪念。在当时社会制度的影响下，僧道之徒为了实现他们靠神吃饭的思想，利用孙思邈在群众中的影响，给孙思邈渲染了许多神奇怪诞、迷信不经之传说，如给龙虎治病，又给尉迟敬德赠药打赌，保证敬德征东 18 年永不生病，以后敬德输了，为孙思邈永远站班等，这些谎言几乎把一位医学科学家笼罩得神妙不可测。

先师长安黄竹斋先生毕生致力于祖国医学的研究工作，平素向往汉代医学大师张仲景、唐代医学大师孙思邈之为人。有鉴于此，曾于1949年撰著《伤寒杂病论会通》，印成之后，又取《二十四史·旧唐书》及《陕西通志·耀州志》等书为依据，旁搜历代史料、医家评赞以及道藏释典、稗官小说。凡有记载孙思邈事迹者，取其合理部分，加以考核整理，并亲身走访了孙思邈在陕西的隐居之地，如耀县药王山、眉县太白山、长安终南山等地，所有见闻，靡不收辑，撰成《孙真人传》一卷。曾拜访药王山 3 次，并撰制楹联给孙思邈以历史的正确评价，其联云：道通天地术通圣，儒中隐逸医中真，悬挂殿楹，以志敬仰。先师又收集了古今历代医家对医学科学有成就的贡献者，以韵言体裁撰成《医学源流歌》一卷，附印于《孙真人传》后，以示我国医学丰富多彩，不断地有人承先启后，继承发扬。并在末尾表达了他自己的生平愿望，其中有"中华地，大而博，历史悠久贤哲多。医籍富，不胜数，整理乃为今要务。会中西，通古今，此项工作畴担任"。虽寥寥数语，但对我们后学鼓励很大，给我们提出了继承发扬祖国医学的迫切任务以及要求和方向。此书由先师自撰自书，觅工自印。因当时限于经济条件，我记得只印了100本，分赠给各地爱好祖国医学者，并赠给我1本保存至今。去年夏有陕西省图书馆戴南海同志编写1部《孙思邈传略》要我审阅，我曾将先师所撰《孙真人传》介绍给戴同志参阅，该同志提出要我将此书捐赠省图书馆，因我仅有1本，尚需参阅，故当时未敢允许。去冬你县卫生局邀我做关于中医防治克山病的学术报告，并约我上药王山与文化局同志座谈有关孙思邈纪念馆编写《孙思邈传略》的问题，使我感到非常高兴！回忆孙思邈这位医学科学家，在旧社会反动政府的统治下，得不到政府的过问。中华人民共和国成立后，党和毛主席对祖国医学极为重视，制定了继承发扬祖国医学的中医政策，对历代医学科学家都予以历史的评价。于1960年12月7日在北京市医史学会召开了纪念孙思邈诞辰1380周年纪念大会，并发行了纪念邮票。在历史博物馆也陈列了孙思邈的著作《千金要方》《千金翼方》《千金宝要》等书，向广大群众介绍了孙思邈在医学上的伟大贡献，出版局也大量印了孙思邈的著作。同时我3次上药王山看到耀县给孙思邈开辟的纪念馆，廓清了旧社会遗留下来的僧道之徒渲染的封建色彩，澄清了孙思邈是我国一位医学科学家的真实面目，使我感到非常欣欣鼓舞！我认为若不是中华人民共和国成立后党和毛主席英明领导，党的中医政策的光辉照耀，孙思邈这位医学科学家也不会受到人民对他这样的重视。因之，为了促成纪念馆早日完成撰写《孙思邈传略》一书的任务，我愿将所藏先师黄竹斋先生所撰《孙真人传》一卷捐赠给您县药王山孙思邈纪念馆，作为历史资料展出，并供县上编撰《孙思邈传略》参考之用。这事曾与卫生局张局长、县文化馆赵馆长以及程西争、王明皋、肖嘉祉等同志谈过。今年4月11日，您县宣传部王明皋同志曾持介绍信来我处索取，我已交王明皋同志带回，捐赠药王山纪念馆，想领导同志都已阅过。因该书我处只有 1 本，希县领导能予以铅印或影印保存最好，将来印成给我寄来副本 1 份。如不印，请给我照抄一份寄来，以资参阅之用。

先师黄竹斋先生于 1954 年和我一同参加西安医学院工作，1955 年被中央卫生部调往北京中医研究院工作。他平生致力于祖国医学的研究，著有《伤寒杂病论集注》十八卷，约 70 万言，1922 年就已出版。《伤寒杂病论新释》《伤寒杂病论会通》各十八卷、《经方药性辨》四卷、《针灸经穴图考》八卷、《针灸治疗会通》八卷、《本草考正》八卷、《儿科证治会通》八卷、《难经会通》一卷等书，中医著作出版及未印者约有 20 余种，其他对天文、数学、历史、哲学均有研究，并有专著，为我省闻名治学医家。

他的著作早已风行国内，在国外也有流行。1934 年，当国民党反动派策划消灭中医时，他曾被选为陕西中医界代表，亲自去南京向反动政府进行斗争，呼吁请愿。反动政府在进步力量的促使下，不得不缓和局势，发出了中医条例，这也是当时中医斗争的胜利。先师的学术思想是师法汉代医学大师张仲景、唐代医学大师孙思邈的为人。在治学方面，他不矜持古今门户之见，力求中西会通，以期我国医学风行世界，发扬光大。在继续发展祖国医学方面，他有着一套宏伟的设想和愿望！他的愿望也就是我们党制定的中医政策，继承发扬祖国医学，毛主席指出的"运用近代科学知识和方法，来整理和研究我国旧有的中医和中药，以及把中医中药的知识和西医西药的知识结合起来，创造中国统一的新医学新药学。"他的设想也就是要求中医教育事业的普及，中医研究事业的建设，中医医疗机构的建立，尽量发挥中国医学为人民服务的作用。最终目的就是通过整理研究以达提高中医理论水平，为人类做出贡献。他的设想和愿望在旧社会是不能实现的。但在今天，在党和毛主席的英明领导下都已实现了。先师在旧社会整天闭户著书，从事农村医疗实践工作。中华人民共和国成立后他真是枯木逢春，深受我们党和国家的重视和关怀。1955 年到北京中医研究院工作时，出版了他的著作《伤寒论集注》《金匮要略方论集注》《针灸经穴图考》等书，并给他在西苑医院成立了针灸治疗脑出血病的研究病床。他用针灸、中药治疗了德国友人东布罗斯金的中风不语、半身不遂证，患者以感激的心情写信给德意志民主共和国，在杂志上刊登，称赞中国医学高明。1960 年先师因病逝世，享年 75 岁，葬于北京八宝山公墓。虽然他和孙思邈都是逝世了的人，但他们为人民服务的精神没死，他们一生的辛勤劳动，对医学事业做出的卓越贡献是永远鼓励我们完成历史使命的巨大动力，他们勤奋治学，真诚地为人民服务的精神永远活在我们的心中！促使我们后来的人在继承发扬祖国医学上一定超过他们，要继承他们的未竟之志，把我国医学科学事业向前推进一步，发扬光大，丰富世界医学内容，为解除人类疾苦做出贡献。他们一生对我们的影响很大，为此我将孙思邈生平事迹及其对祖国医学的伟大贡献和先师黄竹斋先生撰写《孙思邈传》的经过与撰写《医学源流歌》的愿望向县领导约略介绍，以便知其原委。

药王山孙思邈纪念馆的同志和我座谈，征求我对纪念馆的意见，我曾建议必须重新塑造孙思邈的塑像。孙思邈是一位民间医生，长年奔波于农村山区，为广大劳动人民治病，所以群众自发地称他为药王。在旧社会，群众受社会制度的影响，认为既称他为药王，就应塑成一个王的样子才像回事。现在看，这样塑造会使群众误认为孙思邈可能是一位官僚。必须塑造成一位长年奔走在山区农村，为广大劳动人民治病，风尘仆仆，年高体健，孜孜不倦治学的老中医。肖像要反映出耀县农村人民相貌色泽特点，服装要朴素，旁边摆上他的著作和采药的药铲锄头，这样比较切合实际。这一建议是否合适，请考虑。以上错误之处在所难免，敬请批评指正！

　　　　顺致
敬礼！

米伯让敬复

1974 年 7 月 13 日

十六、致新疆维吾尔自治区卫生厅党组信

新疆卫生厅党组陈俊昭书记、易克沙江、刘金俚、买买提依明厅长及科协阿巴斯包尔汉同志：

首先敬问你们诸位同志身体健康，诸事如意，并祝贺新春愉快！诸位阖府吉祥！是为至祝！

去年（1982 年）11 月 15 日应邀参加自治区中医第二届、民族医暨

中西医结合首届学术会议。很感荣幸！并受到新疆各级党政领导及兄弟民族同志们的热烈欢迎和盛情招待，我衷心地表示感谢！到达之日不料因病未能完全参与各组讨论，倾听代表们的发言，甚为遗憾！拜读所发的资料，新疆中医界人才济济，这与卫生厅党政领导的培养和医药界同志们辛勤努力是分不开的。可见同志们对祖国边疆建设做出的卓越贡献，我衷心地向你们致以崇高的敬礼！

尤其是易克沙江同志在会议闭幕词上所讲的 3 个问题：①团结问题；②"双百"方针问题；③学会工作今后怎么办。其内容毫无狭隘的地方民族主义思想，是非常正确的。提出中国医学的发展方向就是继承发扬祖国医学，丰富祖国医学宝库，强调要有中国医学特色的医学，其认识与中央政策是一致的，使我非常敬佩。

易克沙江同志还邀请我在他家做客以茶点招待，但因时间受限，未能从学术上、政策上深谈下去。其隆情厚意，非常感谢。

在大会闭幕时，陈俊昭书记和刘金俚、买买提依明厅长代表党政领导和兄弟民族医务工作者，向我赠送了新疆民族花帽，我感到无比亲切，真是体现了中华民族的大团结。老翻译家阿布拉克同志高兴地向我说："米伯让先生戴上我们维吾尔族这个花帽更显得年轻，令人非常高兴！"我听到这话不由高兴得热泪盈眶。领导和民族兄弟同志们又和我在一起照相留念，让我彻夜不眠。回忆旧社会反动军阀们给我们炎黄子孙、兄弟民族故意制造思想隔阂，挑拨离间，以致民族斗争永无止息，民族思想隔阂长期不解。今天，只有在中国共产党领导下制定民族政策，明确为解放全人类的伟大事业而奋斗的伟大目标。随着人们的文化水平、思想觉悟不断提高，这种无谓的、盲目的、狭隘的民族纠纷才得以逐渐消灭。相信易克沙江、买买提依明厅长暨科协阿巴斯包尔汉同志，你们诸位贤达都是有学问的，很明哲的人，你们诸位对党的政策是会理解的。没有中国共产党就没有中华人民共和国，这是任何人不可否认的。

我这次毅然决定在隆冬严寒时期带病去参加贵省召开的这次年会，其目的就是想通过祝贺学术年会，向兄弟民族医生同志们学习，交流经验。通过学术交流，进一步加强民族兄弟的团结，这是我的目的和意义。我在大会的发言，刘金俚厅长主持，其他诸位厅长及省上领导同志未能参加者，不一定均能理解我的来意。为什么我要冒着严寒参加新疆学术年会，送上珍本《伤寒杂病论》两部，敬赠予新疆中医学会和民族医学会各1部？又将我国已故著名中医科学家、先师黄竹斋先生所著《难经会通》《医圣张仲景传》《孙思邈传》《三阳三阴提纲》等书各250本，这些都是珍贵资料，分赠与会各地代表，我就是为了通过学术交流与各兄弟民族加强团结。我又专程拜访了民族医学院及中医学校、自治区中医医院、中医科、中医门诊部等单位，受到兄弟单位同志们的热烈欢迎和盛情款待，我再次表示衷心的感谢！

厅里还安排张万杰同志陪同我去吐鲁番，访问回文《伤寒论》及游览高昌、交河、苏公塔、汉墓木乃伊等名胜古迹，观光了民间生活风俗，又参观了新疆历史博物馆、民族展览馆、新疆图书馆，访问清代御史陕西宋伯鲁因戊戌变法遭贬时在新疆所著《新疆建置志》。该馆同志未见此书，陪同我到书库参观，因安排时间仓促．未能深谈。以上参观虽说是走马观花，但是学习了不少东西。发现历史博物馆丰富多彩，唯缺乏"医药卫生"方面的历史资料、出土文物的收集展出。民族展览馆有12个民族人民群众生活的展出品，但展出的尽是各民族中的贵族或上层人的生活设备情况，未体现各民族中被压迫、被剥削民族的贫困生活情况，这样无新旧社会的对比，无压迫与被压迫者的对比，使观众和我们的后代看了难以受到教育。新疆盛唐时期为通往中亚细亚的丝绸之路，是中外文化传播的必经之路。就医学而言，《维族医简史》中记载译有《黄帝内经》《难经》《神农本草经》，陈藏器的《本草拾遗》经翻译家安藏翻译成维文、回鹘文、粟特文、住卢文。内地有人传说有回文翻译的张仲景《伤寒杂病论》等书，惜我此次未能访见，非常失望！建议新疆卫生厅党组向文化部门提出，要注意发掘收集这些民族的宝贵资料，由于这些资料可以证明兄弟民族很早以前的团结情况，医学上、生活上的互相渗透，促进各民族间的团结和医学的统一发展。否则，会在发展中国医药学上造成中华民族医学的门户之见。我认为自远古以来，我们的祖先生息繁衍在中华人民共和国这块土地上，无论多少个民族和疾病做斗争积累的医疗实践经验和理论知识，都是中国医药学这个伟大宝库中的一部分，不能截然分割。就是中医这个名称，它也是代表中华民族各民族医学的泛称，不能认为中医就是单纯的汉医。它是吸收了各个民族医学的实践经验和理论认识而积累的成就。所以我在大会发言中建议新疆根据当前条件可以成立中医学院，内设各民族医学系，对我们祖先积累的医学实践理论体系，应积极继承发扬。对现存各民族之间的医学实践经验和理论，积极组织收集，整理提高，丰富祖国医学这一伟大宝库，这是当前急需之事。我们招收的各族学生都有，聘请的各族医学老师亦是一样。将来我们培养出来的学生，从语言文字上，既学汉语，亦学各地方民族语。从医学上既继承了我们祖先积累形成的中医理论体系和实践经验，又继承了各民族积累的医疗实践经验和理论知识。这样，我们为开展边疆中医事业，防病治病，无门户之见做出的贡献就更是伟大了。

我们既然认识到要发展中华民族的医学，首先要有统一认识，在医学基础理论认识上需统一。既名为中华民族医药学，首先要以中华民族的医学基础理论作基础，绝不能以西洋医学观点作基础，或印度佛教中不完善的医学认识观点作基础。若不以中医基础理论体系作基础，怎能显示出中国医药学的特色？中国医药学的特色是什么？中华民族医学基础理论体系是什么？要请兄弟民族认真的讨论一下。否则，名为中华民族医学，没有中医基础理论指导思想，岂不成了名存实亡。就是西洋医学我们也要学一点，不能坚持门户之见不学，必须互相学习，取长补短，各有主次。希望领导要认识到发展中华民族医学，必须体现中华民族医学的特色，必须是从继承发扬祖国医学这一伟大理论体系着眼考虑，才是非常重要而正确的。一个医学要形成完整的理论体系不是短时间能完成的，因为中国医学代表着中华民族文化水平。中国古文化的水平的确是高，我和美国芝加哥大学教授交谈，他认为中华民族的文化水平，他们是不及的。希望对民族教育要有一个正确的认识，要加强民族自尊心和爱国主义思想。

惜我这次未能去南疆访问学习，尤其是沙车、伊犁和黄河、长江发源地的调查，未能深入了解各民族民间生活风俗习性是一很大遗憾！我对新疆兄弟民族很有感情，我认为他们对人热情豪放，朴实真挚。如果新疆需要我去工作，我愿向支援边疆的同志学习，为边疆发展中医事业贡献力量！这是我的愿望！

再者，我去新疆时间仓促，所带两部《伤寒杂病论》未能详细检查，赠送民族医学会的一部其中有重复一本，返陕我即寄去请换掉为要。我已收到换回的重复本一册，希勿念！此时，潘军同志提出乌鲁木齐市中医学会要求送他们一部，我已寄到卫生厅，是否收转到该会？惜此书不多，我又赠给中医学校一部，不知是否收到？

此外，我为易克沙江同志诊病，处方用药是否用过？疗效如何？望请示知。

自治区人民政府主席田中同志找我看病，他的糖尿病是否查实？我的处方是否用过，有无疗效？

市人大常委会主任谢玉田同志请我看病，我的处方是否用过，有无疗效？望请派张万杰同志带问，回信于我为盼！

刘金俚厅长与我在北京开过两次会，我们比较熟悉。陈书记、易克沙江厅长及其他厅长过去不认识，就易厅长请我做客，谈话仅一小时，并赠送了维吾尔语书两本，恨我未学过维吾尔语，请问易厅长学习维吾尔语要达到四会，需得多长时间，请您告我。我的精力若许可的话，我还想学习维吾尔语，和维吾尔族同志共同研究中国医药学，是否可以？我还有此愿望！

此次我去新疆，在言行方面若有错误之处，望请批评指出，以便改正，是为殷盼！以后待有机会去新疆再为深谈。真是知无不言，言不尽意，暂谈至此。

　　谨致

敬礼

米伯让敬上

1983 年 2 月 4 日

十七、复长沙马王堆医书研究会信

长沙马王堆医书研究会负责同志：

接你们将在长沙召开有关马王堆医书研究讨论会的通知，邀我前往参加，我认为这次会议对发掘祖国医学，整理文化遗产意义重大，感到无比高兴！唯恨我素乏考古研究工作知识，承蒙邀请，殊觉赧颜！现因患胆石症住院治疗，不能参加会议向与会同志们学习，深感遗憾！望请谅解。

此外，我虽不能前往参加会议，但求知之心迫切，通过学习该书，虽属断简残篇，对研究祖国医学发展历史仍是很有价值。惜书中佚文脱简，古字难通，给今人学习带来一定的困难。本书虽经发掘，若得不到实践验证应用，仍不过是一本出土文物。希望会议对本书的整理研究工作必须有计划的下一番功夫，以达到实践验证应用，启迪后学，发展祖国医学，这是我们的目的。本书由北京中医研究院医史研究室赠我一本，但我没有很好学习。今接通知，卧病阅读一通，提出如下建议：

（1）对本书应编撰《马王堆汉墓医书五十二病方古字通》，将书中所有古字做一番训诂，以六书作解，列于卷首，使读者开卷即识。

（2）对本书断简残篇中之阙文、脱简、衍文，应作补亡，以《内经》《太素》《难经》《神农本草经》《本草经集注》《诗经》《离骚》《尔雅》《山海经》《伤寒》《千金》《外台》《巢氏病源》及宋元明清诸家之意，以补其阙，使文字连贯；用朱墨之分，以便读者易于理解；得悉古文、今文之别，对脱简、衍文指出纠正。

（3）本书将《五十二病方》之病候，每病以今文释之究为何病？并撰病名义疏，使读者易于知古今之病名。有同病异名、异病同名，这都是要注意的。

（4）对所用之方药进行研究，是否为本病之适应证？应有定义，对证与否应予以说明，以便学者得知。

（5）对《五十二病方》所载之方药组成是否能组成方名？该墓葬医书是否有类似后之医书方剂之名者？因张仲景《伤寒杂病论》成于东汉，在自序中云"博采众方"，本书中有无仲景所博采者？王焘《外台秘要》又为唐代以前古医书之旁证材料，是否收集本书所载之方药？更能说明祖国医学发展情况。《巢氏病源论》收集古代诸病证候，可以考证。

（6）本书中所用诸方之药，除用传统理论说明其性味、功用、主治外，还可将近代实验分析之药理作用收集论述，使本书达到古为今用。

（7）对本书论述，应运用历史唯物主义、辩证唯物观点去分析，应取其精华，去其糟粕，对此要慎重考虑，不要轻加否定或肯定之词。若有真知灼见者，可下断语，使读者明辨。否则存疑待考，以待后人研究。

（8）撰写本书病名药物的适应证问题，我们可用医理药性判断其适应证。例如诸伤，究为何伤证候？可用药物判断其适应证。该药方宜治疗何种因素所伤的病证，如内伤、外伤、寒证、热证均应分辨。

（9）本书中之用药计量问题，古人用分，古代1钱为24铢，作4分，非自宋代将1钱改为1/10分之分。应予说明。

（10）关于马王堆汉墓《五十二病方》医书的整理，由北京中医研究院文史研究室、湖南中医学院医史教研室、湖南中医药研究所、湖南省博物馆同志们以及考古工作者进行整理研究，为发掘祖国医学，整理文化遗产做出了贡献，令人敬佩！致以衷心的感谢和敬意！

以上鄙见，是否妥当，谨供参考。

敬祝会议胜利召开、圆满成功！

并祝与会同志们身体健康！

米伯让敬复

1984年5月22日

十八、复安徽华佗学术讨论会信

安徽省卫生厅中医处、中华全国中医学会安徽分会、中华医学会安徽分会、亳县卫生局、华佗学术讨论会负责人：

前奉贵省"关于召开华佗学术讨论会的通知"，邀我参加会议，感到无比荣幸和兴奋！惜我因病不能前往敬聆与会同志们的教诲和瞻仰我国伟大医学家、外科大师华佗的故里，深感遗憾！惟有修芜致谢。首先敬问与会同志们身体健康，并祝大会胜利召开，圆满成功！

其次，我谈一点学习这位伟大医学家、外科大师华佗及其遗著《中藏经》的粗浅认识，请同志们指正，借以交流。

华佗是我国汉末的一位伟大的外科医学科学家，他在继承前人治疗外科病的经验基础上，应用麻醉剂施行外科手术治病，创制了麻沸散，这对中外医学家施行外科手术，麻醉药的研制进展有很大的启发和促进，在世界上是一个伟大贡献。据《三国志》记载："华佗，字元化，沛国谯人也，一名旉。游学徐土，兼通数经。沛相陈珪举孝廉，太尉黄琬辟，皆不就。晓养性之术，时人以为年且百岁，而貌有壮容。又精方药，其疗疾，合汤不过数种，心解分剂，不复称量，煮熟便饮，语其节度，舍去辄愈。若当灸，不过一两处，每处不过七八壮，病亦应除。若

第三章 医事

585

当针，亦不过一两处，下针言：'当引某许，若至，语人。'病者言'已到'，应便拔针，病亦行差。若病结积在内，针药所不能及，当须刳割者，便饮其麻沸散，须臾便如醉死，无所知，因破取。病若在肠中，便断肠湔洗，缝腹膏摩，四五日差，不痛，人亦不自寤，一月之间，即平复矣。"由此可见，华佗具有纯熟的外科诊治技术。不但如此，并且提倡"五禽戏"作为锻炼身体的操法。提出"户枢不蠹，流水不腐"的名言，至今仍为体育锻炼者的指导思想，对健身强国具有重大意义。对于各种病证的诊断和治疗，以及药物、针灸、妇产、五官、皮肤等科，都有过伟大的贡献，尤其是外科方面被公认为我国医学外科的鼻祖。华氏生前有关医学著述，在他被陷狱中时都已焚毁，未能流传。至今流传者有《华氏中藏经》三卷。《本草纲目》谓有《华佗神方》十卷。上海古书保存会沈骧得于安徽亳县墨海楼主人姚侗伯先生所藏《华佗神方》二十二卷，题为汉·谯县华佗元化撰，唐华原孙思邈编集，已由中外出版社印行，其他诊治经验和医迹散见于历史和医药文献中。

华佗不仅医术高明，而且品德修养高尚，对那些追求功利的人非常鄙视，他不愿为当时的统治阶级曹操作侍医，以技遭殃被杀。华佗这种刚正不屈、爱憎分明之行为是值得我们学习和纪念的。

华佗有许多学生，最著名的有吴普、李当之、樊阿等。吴普继承华氏的药物学，后来著有《吴普本草》一书。李当之对药物学很有研究，著有《李当之药录》。樊阿对针灸术很熟练，这些成就，都是与华氏的勤恳教导分不开的。

现在流传的《华氏中藏经》一书，凡三卷，从生理、病理谈到诊断治疗。上卷论证 29 篇，分阴阳、寒热、虚实，并论脏腑诸证；中卷论证 20 篇，论寒热风痹、痈疽疮肿和论诊杂病必死诸候，以及察声色形征决死生法；下卷载诸病治疗药方 60 道。

关于这部书有人认为是后人伪托，甚至还有些无知之辈认为历史上是否有华佗其人都成问题。由于史传记载和民间流传华佗外科手术之精，有人认为中国医生远在 1700 年前能刳破胸背，抽割积聚，病在肠胃，断截湔洗，除去疾秽，既而缝合，其说不可置信。这种争论，我认为大可不必。华佗其人有史传记载，绝非虚构，毋庸置疑。因为华佗以技遭殃，临刑时自焚其书，不可能留下为当时人所能看见的很多著作，这是可能的。不等于没有口传心授给他的学生的遗意，或另有传抄别本。当时统治者认为医学是雕虫小技，无足轻重，尤其是对外科医生更为鄙视，无人过问，因而华佗在诊断治疗上的发明没有充分表现出来。观其书文义古奥，49 篇皆为论证论脉之作，具有至理，处方六十道亦多合古义，尤其第四十八篇"论诊杂病必死候"和第四十九篇"察声色形证决死生法"等两篇，对于病者诊病察证，从声、色、形三方面来判断病证的严重性，以决死生，虽然有某些条文语气未免主观，但确是从临床经验中得来的。因此书文义古奥，清阮元认为似为六朝人所撰，也有人说是华佗的弟子吴普、樊阿等依据华氏遗意录辑，而为后人传抄流传。此种说法，我认为也是很有可能的。《中藏经》虽非华氏自著，但通过这部书的流传，可借以窥见华氏在医学上论证、论治的鳞爪，是研究华佗学术思想的重要参考资料。

西晋太医令王叔和《脉经》卷五中有"扁鹊华佗察声色要诀"75 条。唐·孙思邈《千金要方》卷第二十八载"扁鹊华佗察声色要诀""五藏六腑气绝证候""四时相反脉""诊脉动止投数疏数死期年月"。按王叔和《脉经》成于公元 3 世纪，距华氏遭难于汉安帝永初六年——汉献帝建安二十二年（公元 112—207 年）之间，为时不远。华氏之诊治经验见载王叔和《脉经》，而孙思邈又采集 4 篇诊法录载于《千金要方》中，可见《中藏经》之内容为吴普、樊阿等依据华佗遗意辑录而作。华佗擅长外科，创制麻沸散，而《中藏经》未见载有。

近年余又见《华佗神方》二十二卷，题为汉·谯县华佗元化撰，唐华原孙思邈编辑，中外出版社出版。清乾隆二十七年壬辰岁（1752 年）［按：壬辰岁为乾隆三十七年（1772 年），可能是传抄之误。］，洄溪老人徐大椿序文序于亳州之墨海楼，时年六十有九。1920 年，上海沈骧序于古书保存会，序文：沈氏于 1919 年戌午岁因公往亳。得县立高等小学校校长姚侗伯又邀沈观书于墨海楼，该楼为姚君私人藏书楼名，为姚侗伯君之高祖父季虔先生所营造，建于清雍乾之间，尽观其所藏，中有华佗方书，尤为平时所渴望而不得见之秘籍，且内有孙真人注、樊阿注等字样及徐灵胎先生序。

余阅此书，徐大椿之序中云："余雅好轩岐之术，尤嗜读古方书。岁在壬辰，薄游皖之亳州，馆于姚氏，雨窗无事。主人姚君季虔，辄出其所蓄旧籍，藉资鉴赏而消永昼。忽于古纸堆中，获见是编，纸墨暗淡，古色盎然，望而为千百余年之物也。逮观其内容，则见其所载治病之法，视若奇异，而实则一本于至理，且其书中有'麻沸散'及'神膏'等方，尤为世人所渴望而急欲一见以为快者。急怂恿姚君，付之剞劂，他日若一编风行，俾患病家得按图而索，毋庸更假手于庸医，则其裨益于人生，以视施医施药，不更胜万万耶。姚君以为然，且欲假余一言为重，余遂不辞而述此书之缘起如左云。"

观其书卷一，有华佗论病理方 48 篇。此为《中藏经》卷上，卷中内容同。卷二，华佗临证神方 28 方。此章与《中藏经》卷下不同，有孙思邈注。而《中藏经》卷下，载疗诸病药方六十道。自万应圆至治青丁方止。但未见载有麻沸散、神膏等方。卷三，华佗神方秘方 23 方。内有麻沸散、神膏方、外敷麻药神方、解麻药神方、琼酥散神方、整骨麻药神方、接骨神方。为《中藏经》所无。卷四，华佗内科神方 313 方。卷五，华佗外科神方 107 方。卷六，华佗妇科神方 69 方。卷七，华佗产科神方 85 方。卷八，华佗儿科神方 113 方。卷九，华佗眼科神方 43 方。卷十，华佗耳科神方 33 方。卷十一，华佗鼻科神方 35 方。卷十二，华佗齿科神方 35 方。卷十三，华佗喉科神方 28 方。卷十四，华佗皮肤科神方 47 方。卷十五，华佗伤科神方 28 方。卷十六，华佗结毒科神方 16 方。卷十七，华佗急救神方 54 方。卷十八，华佗治奇证法神方 38 方。卷十九，华佗兽医科神方 37 方。卷二十，华佗制炼诸药神方 10 方。卷二十一，华佗养性服饵法神方 17 方。卷二十二，华佗注《仓公传》。附证治 26 方，其中有樊阿注字样。其书共 1203 道，较《中藏经》多十倍左右。此本可能为唐孙思邈所辑录，或为樊阿、吴普所辑之别本，亦未敢定。

《中藏经》诸本传抄卷数不一，凡论 49 篇，方 60 道，宋·郑樵《通志·艺文略》称一卷，与宋·陈振孙《书录解题》同。《宋史·艺文志》又有《黄氏中藏经》，黄字当是华字之误。明·吴勉学辑《古今医统》，曾将是书刊入其中为八卷。清·孙星衍两得元人手写本，均云赵文敏（孟兆页）书，以校明本，每篇脱落舛误，凡有数百字，其方药名称，次序分两，俱经后人改易，或有删去其方者，乃以赵写两本校定为三卷，刊入平津馆丛书中。即今商务印书馆印行之《华佗中藏经》三卷，即是其本。然是书别有坊本，伪脱难读，而其后别"附方"三卷及"内照法"一卷。清季周学海又重刊之。前三卷悉依孙氏所定，字句错落处，周氏又检《内经》《脉经》，略加补注。坊本所刻之方，题为附方，并"内照法"附列于后焉。

有人认为华佗临刑时，自焚其书。则此书之出于佗，盖不可信。前有邓处中序一篇，称佗得是书于公宜山洞二老人，已为佗外孙，因佗殁后示梦，得之石函中，尤为诞妄。邓处中序附见《华氏中藏经》书后。有人争议华佗遗著非佗自著，乃为后人伪，或为好事者为了宣传继承华佗学术思想收集整理。无论怎样诞妄，只要有指导治疗实践价值，我们都应当认真虚心学习，不宜诽谤、苛求古人。我们整理旧文献就是要从这些神话传说中去找寻真理，而且好事者整理此书，未能标榜作者自己的姓名，这就是难能可贵的事。

"内照法"一卷，旧题汉·华佗之书，然所言甚古。王叔和《脉经》中即引之，但不言出自佗耳。坊本附刻于《中藏经》之后，周学海刻《中藏经》亦仍附焉。钱塘胡氏《百名家丛书》及《格致丛书》中，亦有是书，名《内照经》，又有《内照图》一卷，周刻无之。

《华佗方》，《本草纲目》谓有十卷。今世所传《华氏中藏经》内，有方60道，而坊刻本别有方三卷，附于后，不知其所自来。周学海刻《中藏经》，谓其制方多用丸散，配药悉合古意，与《中藏经》中诸方一律并为一卷，题曰附方，仍刻于《中藏经》后，不知《纲目》所谓华佗方，即此方否？抑并《中藏经》内六十方辑之。或更有出于此二者之外者耶？（按：中外书店所印之《华佗神方》二十二卷为出此二者以外之本。）

我认为一个人为人民事业做出贡献，做了有益于人民的事，人民永远记在心中不会磨灭，即史书无传亦无关紧要。如汉代张仲景史书无传，人民自发的尊为医圣。亦有人疑仲景是否有其人，是否作为长沙太守问题。自汉到明代一千余年，至明崇祯时河南南阳发现古墓，石碑刻有汉长沙太守医圣张仲景之墓，碑座有咸和五年字样，鉴定为晋人所立，由此长沙之职，医圣之谥，千载疑误，一旦冰释。关于华佗医迹，陕西华县尚有出土华佗墓碑，惜余未见，据说因民感其德，自发为衣冠墓树碑纪念，不知亳县之墨海楼尚存遗迹否？姚侗伯之后裔尚有传人否？华佗之遗迹是否尚存？可见华佗医迹散在流传人间者不少。我认为无论散在民间任何版本、任何医迹，我们都应当广泛收集加以整理，去伪存真，验于实践，为人类造福，这是我们义不容辞的事。继承华佗学术思想，发展我国外科医学，是我们当前非常急需的。我建议中华全国中医学会安徽分会、中华医学会安徽分会、安徽中医学院、安徽卫生厅的领导同志应将发掘华佗医迹和研究华佗学术思想列入议事日程，为发展我国医学外科学做出贡献，为振兴中医、振兴中华而努力是为感盼！

以上粗浅认识，限于时间仓促，潦草错误之处在所难免，望请同志们指正！

　　　　谨致

　　敬礼

米伯让敬祝
1984 年 10 月 27 日

十九、致中华药王山孙思邈研究社成立大会信

耀县县委、县政府、文教卫生局、药王山管理委员会、中华药王山孙思邈研究社筹备会，以及各地应邀参加这次大会的同志们：

首先，我热烈祝贺中华药王山孙思邈研究社的成立，并敬问诸位同志们身体健康，工作顺利，诸事如意！

当我接到贵社请柬，在我省耀县药王山召开中华药王山孙思邈研究社成立大会时，内心感到无比高兴！因我抱病经年，跋涉不便，不能参加贵社的成立大会，深以为憾，谨对你们的盛情表示衷心的感谢！并请向与会的各位同志、专家学者们致以歉意。

孙思邈是我国唐代著名的、杰出的医学科学家。他不求名利，三朝不仕，勤奋治学，不辞劳苦，全心全意为患者服务，竭毕生精力为我国医学科学事业的发展做出了承先启后的巨大贡献。他的高尚医德为我们后世学者做出了光辉榜样，他的论述"大医习业""大医精诚"《备急千金要方·序言》，启迪了无数医家医德医术的提高。他济世活人的崇高思想和实际行动，在人民群众中留下了极为深刻的印象，人民群众到处为他树碑立传，修庙建祠，几遍天下。无论在通都大邑、山区僻壤，人们无不尽知药王孙思邈这位伟大的名医，可见民感其德之深。

药王这个尊称，并不是哪个帝王的诏封，而是人民群众自发所尊称

的，如称张仲景为医圣是一样的。孙思邈的哲学思想、"胆欲大而心欲小，智欲圆而行欲方"的名言及"善言天者，必质之于人；善言人者，亦本之于天"的天人合一整体观，指导医家们临证救活了无数患者的生命。他的学识渊博，著述宏富，其医学代表作有《备急千金要方》《千金翼方》各三十卷，为《伤寒杂病论》后医学各科全书之始。其书编次，孙氏认为妇女在人类中的劳动贡献较大，故列妇儿科于卷首，较其他诸书编次别具一格。孙氏云："夫生民之道，莫不以养小为大，若无于小卒不成大。故今斯方先妇人小儿而后丈夫耆老者，则是崇本之义也。"孙氏当时处在男尊女卑的封建时代，这样的做法和思想是很有进步意义的。他的著作内容丰富，包括临证各科、诊断、针灸、食治及预防、卫生等各方面的知识。书中还大量地收集了群众的医药经验和历代文献所载的医药资料，如郭玉、范汪、阮炳等各家名著，多赖此书得以部分保存和流传。还详细地记载了200多种药的采集时间，并补充了许多方药及治疗方法，以备临证应用。他认为"人命至重，有贵千金，一方济之，德逾于此"。因而把他的医学著作以"千金"命名。他的学术贡献及在群众中的威望之高，是医圣张仲景后之第一人。正如清代著名医学家张璐玉赞曰"夫长沙为医门之圣，其立法诚为百世之师。继长沙而起者，唯孙真人《千金方》，可与仲圣诸书颉颃上下也。伏读三十卷，法良美意，圣谟洋洋，其辨治之条分缕晰，制方之反激逆从，非神而明之，其孰能与于斯乎？"

先师黄竹斋先生在他所撰的《孙真人传》中说："隋唐之际，孙思邈崛起关中，衍农黄之坠绪，承南阳之宗风。勤加搜讨，网罗古今，撰成《千金要方》及《翼方》各三十卷。自医经、经方以及采药之候、针灸之术，旁至养性之道、辟谷之方，靡不详记。伤寒、杂病而外，妇婴、疮疡始有专科。博大精微，道全德备，蔚然为一代宗师，盖仲景后一人也。"先师读真人书，想见其为人。于乙亥秋（1935年）再诣耀县拜谒真人祠宇，并撰联，文曰："道通天地术通圣，儒中隐逸医中真。"悬诸太玄洞殿楹，藉志景仰。先师搜集史志中真人事迹，不辞劳苦，偕我遍访真人隐迹于终南、太白诸山，于1948年撰成《孙真人传》1册，《医学源流歌》1册，自著、自写，石印而成。当时限于经济条件仅印100册，我处保存仅有1册，于1979年赠送耀县药王山孙思邈纪念馆展室保存。后由我院（所）文献医史研究室对原本进行校点，内部印行，以供广大医务人员学习研究参考。本书原名《孙真人传》，与《医学源流歌》合印 1 册，封面署名中南山人。因孙思邈是人们所熟知的一位杰出的医学科学家，而对"孙真人"这个名字则比较陌生，故改用现在的书名《孙思邈传》。这次中华药王山孙思邈研究社成立，由我院敬赠大会 300 册，以资交流，借表祝贺。

孙真人之高尚医德医术久已感人至深，我于中华人民共和国成立前随先师黄竹斋先生走访真人隐迹，敬仰真人之高风，先后曾亲诣药王山太玄洞，拜谒真人 4 次，每次拜谒必受一次感召教育。今虽不能亲去参加盛会，但"高山仰止，景行行止，虽不能至，心向往之"的信念未能止息。唯以真人之高尚医德鞭策自己不断努力学习以精其业，报答真人教诲。真人谓："世有愚者，读方三年便谓天下无病可治；及治病三年，乃知天下无方可用。"故学者必须博极医源，精勤不倦，不得道听途说而言医道已了。深自误哉！此一宝贵箴言可为医医之脑后针也，我当拳拳服膺。

孙真人在发展医学科学事业、承先启后方面所做的巨大贡献是永远不能磨灭的。但其学术思想因受当时唐代佛、道宗教以及命相卜筮术士之流盛行的影响，书中掺入一些虚无寂灭、唯心之说。如禁咒之类，这是历史条件所影响的，也是不足为怪的事。对此，我们应当以历史唯物主义观批判地接受学习，不能兼收并蓄。

成立中华药王山孙思邈研究社，是我们医务界义不容辞的事，包括中医、西医、西医学习中医者均有责任。孙思邈一生在医学上所做的贡献，是与他的高尚医德分不开的。他的学术成就在中外有很大影响，他的名著已为世界医学界所研究。《备急千金要方》《千金翼方》是我国唐代著名的医学各科全书，收集了大量的医药资料，保存了许多劳动人民和医家在与疾病做斗争中积累的宝贵经验，是值得我们迫切继承发掘研究的。我省出了这位杰出的医学科学家孙思邈，不仅是我省之光荣，实为中华民族之光荣也。我们为了发扬国光，振兴中医，振兴中华，促进四化建设，应以实际行动和科学求实的精神，认真学习研究，继承孙思邈的医德医术，使之发扬光大，在各自不同的工作岗位上做出承先启后的贡献，这是我殷切的愿望！孙思邈年逾百岁，他还孜孜不倦的勤奋治学，撰著《千金翼方》，他享年 168 岁。而我与之相比还是青年，则更要加倍努力学习，继承发扬真人的精神，充实自己的思想修养，更好地为人民服务。只要一息尚存，此志不容少懈，更愿和大家一起为祖国四化建设贡献余力。

这次中华药王山孙思邈研究社的成立，是在耀县各级党政领导及有关部门的重视支持下召开成立的。我再次向各级党政领导及有关部门的同志致以衷心的感谢和敬意。最后，我建议在耀县建立一所孙思邈中医专科学校和中医医院，为培养更多的中医人才，为祖国四化建设服务，为继承发扬祖国医学，利国利民，造福人类做出贡献，其意义更为重大，则我不胜感戴之至！

谨致

敬礼

后学米伯让敬祝

1985 年 3 月 23 日

二十、复第四军医大学吴一纯教授信

一纯同志：

您好，工作顺利，许久未见，甚为想念！

寄来您编写的中医讲义"病因学说"及"阴阳五行"学说部分，要我审阅修改，实不敢当，只能说这对我是一次很好的学习。由于我去冬到现在多病，加之工作繁忙，未能及时阅读并致函复，很是抱歉！请原谅。最近我身体较前好些，尽量争取时间阅读。在学习过程发现疑问，我即提出以便共同学习研究。总之，您编写的这部讲义内容还好，对我启发很大。我提出的问题和认识并不一定正确，仅供您参考而已。错误之处，请批评指正。

（1）病因方面，在生活因素中提出"对暴饮暴食所致之胸脘满闷，嗳腐吞酸等症，应予保和丸等药物消导"。但在体质因素、精神因素等方面未见提出治疗方药。我建议：如不提治疗方药应一律不提，要提均应举出治疗方药较好。

（2）六淫方面提出"六淫不仅是致病的因素，而且还包括了和病因相关的症状表现"。六淫是古人泛指为致病的因素，但有外因、内因之分，如大自然风、寒、暑、湿、燥、火六气偏盛称为六淫，它是致病的外因，包括许多传染因素在内。如人体生病，脏腑生理功能失去协调，导致脏腑之间的功能紊乱，或偏亢、衰退、失衡等，这些病理变化的内在因素，在临床反映出类似外因六淫致病的症状表现，古人把这种内在因素用六淫变化的活动取类比象，所以有内风、内寒之类的六淫内在因素，这一理论通过几千年的临床实践，说明人体脏腑的生理功能活动有类似大自然六气变化的功能活动。这不仅是个假设，而且是指导临床治疗行之有效的理论，关于它的实质是什么？那就要我们给以说明。这里首先应当把六淫的内外因概念说清楚，然后再分述外风证治及内风证治的举例，这样就便于学员掌握六淫内外因致病的临床症状及鉴别诊断。否则混淆不清，容易搞错。

（3）疫疠是古人长期观察到风、寒、暑、湿、燥、火六淫致病因素以外的致病因素，认为它有其特异性，所以称它为疠气、疫气，它是各种自然疫源的概括。古人观察到，疫气为病有多种，又称为杂气。古人对气的认识，明代吴又可说："气者，物之变也；物者，气之化也。"又说："杂气者，方土之气也，有是气必有其病。"可见古人对气的认识是具有唯物观点的，不是虚无缥缈的东西。但是这些不同名称的气都有其不同的内容实质，这些内容实质究竟是什么，就需要我们用现代自然科学的条件分析研究给以说明，才能完成我们继承发扬祖国医学的责任。

（4）在阴阳学说（27页）中谈到阴阳，"但由于历史条件的限制，它必然有很大的局限性"，又谈到"阴阳只能说明事物内部阴阳两方面的相互依存、相互转化的同一性，没有进一步认识到阴阳两方面的斗争性"。

关于这一问题，祖国医学认为阴阳并不是什么具体物质，而是一切物质的属性、变化、发展规律的概括，是反映客观事物矛盾与统一这种规律的机动的代名词。它在应用上非常广泛而且是无限性的，并没有什么局限性，如《素问·阴阳离合论》说："阴阳者，数之可十，推之可百，数之可千，推之可万，万之大不可胜数，然其要一也。"这就是阴阳的无限性。此外《素问·金匮真言论》有阴中有阴，阳中有阳，阴中有阳，阳中有阴，阴阳中更有阴阳等论述。这更说明阴阳是没有什么局限性，而且是层出不穷的。

关于阴阳的斗争性，如《素问·阴阳应象大论》说的"阴阳者—生杀之本始""阳生阴长，阳杀阴藏""阳胜则阴病，阴胜则阳病，阳胜则热，阴胜则寒"。《素问·疟论》又说："其气之舍深，内薄于阴，阳气独发，阴邪内著，阴与阳争不得出，是以间日而作也。"这都是古人对阴阳斗争的论述，如果说阴阳没有斗争性，事物就没有生成和毁灭，所以《内经》论述阴阳，首先提出："阴阳者，天地之道也，万物之纲纪，变化之父母，生杀之本始，神明之府也，治病必求于本。"其中"生杀之本始"就是阴阳的斗争性。此外，如寒热交争，邪正交争，这都是阴阳斗争性的说明，祖国医学在这方面的论述很多，不再举例。

（5）在五行学说中说（37页）："仅以五行的水来说明肾脏的生理功能是十分不够的。"关于这一提法，我认为应当很好地理解古人将肾脏称为水脏的含义和肾水在人体生理功能和病理变化都包括了哪些物质功能活动，必须把它搞清楚。总起来说水在人体不过是体液而已，但是为什么古人把它称为壬癸水？说明水的内容实质还是非常复杂的，它的性能有阴有阳，古人把肾称为"先天之本""肾为水脏"，又说"乙癸同源"是有其一定道理的。如人在先天的生成基础，《灵枢·经脉篇》说："人始生，先成精，精成而脑髓生。骨为干，脉为营，筋为刚，肉为墙，皮肤坚而毛发长。谷入于胃，脉道以通，血气乃行。"《灵枢·本神篇》又说："故生之来谓之精，两精相搏谓之神，随神往来者谓之魂，并精而出入者谓之魄。所以任物者谓之心，心有所忆谓之意，意之所存谓之志，因志而存变谓之思，因思而远慕谓之虑，因虑而处物谓之智。"从以上两节经文来看，说明人的脑、髓、骨、脉、筋、肉、皮肤、脏腑、气血的功能活动，以及视、听、嗅、味、言、动、精神思维活动等无一不是精的生化功能。按五脏之精藏之于肾，精者水也，但精又寓于水，水在人体起着哪些作用？精在人体又包括了哪些物质功能活动？这是值得深思的。《素问·五常政大论》又说："阴精所奉其人寿，阳精所降其人夭。"从古人对精的性能认识又有阴精、阳精的区别，可见精在人体也不是简单的物质。《素问·阴阳应象大论》说："水为阴，火为阳，阳为气，阴为味。味归形，形归气，气归精，精归化，精食气，形食味，化生精，气生形，味伤形，气伤精，精化为气，气伤于味。"这又说明精在人体的生成是来源于后天的饮食物变为精微物质，由精微物质营养填补人体组织，通过一系列的生化过程，化生为生成人体的基本之精，精之气化又能生成人体之形。张景岳说："精者，坎水也，天一生水，为四行之最先，故物之初生，其形皆水，由精以化气，由气以化神，是水为万物之源，故精归于化也。"精之生化，按易之生化规律：一生二，二生四，四生八，八八六十四，三百八十四，由此分化无穷，生生不已，循环不息，以今日细胞学之生化规律来看，也不外是。《素问·生气通天论》说："阴平阳秘，精神乃治。阴阳离决，精气乃绝。"这就是说，如果人体生理功能及营养物质相对平衡，则其人体健不病，一旦生理功能失调，导致衰竭，营养物质耗损枯涸，其人之精气也随之死亡，可见精在人体的作用非常重要。《灵枢·本输篇》又说："少阴属肾，肾上连肺，故将两脏。"古人认为肾脏上通于肺，下通膀胱，三焦之源出于肾。按肾上通于肺者，肺主诸气，又主通调水道，司呼吸，吸清吐浊，其吸入之气纳之于肾，以助命火；下通膀胱者，膀胱为州都之官，津液藏焉，气化则能出矣。三焦者，元真通会之处，包括人体全身脏腑水火功能，其源于肾气。此即水中寓火，火水相逢。这和宇宙生物一样，无一不是水、火和空气生化而成。《素问·灵兰秘典论》又说："三焦者，决渎之官，水道出焉。"可见肾司之水在人体要占全身十分之六，它的生理功能在人体可以说是处处无不相关。如"乙癸同源"（肝肾相生），"水火既济"或"未济"（心肾互为因果），"金水相生"（肺肾相交），"水不舍土"，"水土一体"（脾肾相生）等，可见全身脏器的生理功能无一不与肾水有密切的关系。此外，《素问·灵兰秘典论》说："肾者，作强之官，技巧出焉。"又有肾主骨，骨生髓，髓聚于头而为之脑，脑为元神之腑。肾主封藏，肾藏精，肾间动气（即命门）又包括元阴、元阳（命火）两种物质功能活动，为人体生命之原动力。《难经·第八难》说："然诸十二经脉者，皆系于生气之原，即肾间动气也，此五脏六腑之本，十二经之根，呼吸之门，三焦之源，一名守邪之神。故气者，人之根本也，根绝则茎叶枯矣。"这就是说人之有此气如草木有其根，根绝则茎叶枯萎，可见肾气在人体的重要性。以上都是古人对肾脏生理功能的论述，古人把肾比喻为水脏也是从生活实践、治疗实践中总结的经验。

（6）五行（37页）中说："很少见人采用补心火而生脾土的治疗方法。"关于补心火而生脾土的治疗方法这一问题《伤寒论》早已做出范例，如小建中汤、苓桂术甘汤、五苓散、枳实薤白桂枝汤等证，都是通过补助心阳（心火）而达健脾和胃（生土）或除湿利湿。由于桂枝为手少阴心经药，心主血脉，有宣通心阳作用，凡健脾除湿方中加用桂枝，多为补心火而生脾土的治疗方法。这些例子很多，我们要注意学习古人的方义，这是非常重要的。

（7）在（36页）中说："五行的变化，最终没有超脱机械的循环往复。"关于这一问题，我们要深入理解五行的含义和生克制化的含义。"五行"是古人应用水、火、木、金、土五种物质运行不息的变化道理取类比象，作为说明人体生理、病理变化的说理工具。五行学说中的生克制化是五行学说的基本精神，由于阴阳只代表两个方面，五行要代表五个方面，因之，五行学说比阴阳复杂也就在这里。《素问·六微旨大论》说："亢则害，承乃制，制则生化。"又说："物之生，从于化。"张景岳说："生克循环，运行不息，天地之道，期无穷已。五行之理，交互无穷。"这就说明每一事物的生克就是矛盾的对立斗争，通过斗争的相互制约而发生变化，这就是对立斗争达到统一而产生了新的局面，在新的局面下又产生新的生克制化。所以五行的生克制化是循环往复以至无穷，不是静止地机械地循环往复。如我们治疗一种疾病，它的转归过程就是如此，同剥蚕抽丝，层出不穷一样。

（8）关于五行说中机械论的反映，是秦汉以来的谶纬学说的渗入，它把宇宙一切事物都以五行归类，如生搬硬套地把喜、怒、忧、思、悲、恐、惊七情说成五志，形成削足适履，这就是机械唯心论反映的例子。由于这些机械唯心的思想给祖国医学唯物的五行学说渗进了唯心思想的色彩成分，我们应当给以批判。但是五行生克制化的内容实质，我们还需要进一步的揭露分析。因为它和阴阳学说一样，不是具体的物质，而是代表着一切物质的属性、变化、发展规律的概括，是反映客观事物矛盾与统一这种规律的机动的代名词。这些问题，我们应当搞清楚。否则，不加分析的乱给批判，很有可能把唯物的说成唯心的，把唯心的说成是唯物的。

以上认知，非常浮浅。错误之处可能很多，敬请批评指正。

　　谨致

敬礼

米伯让敬复

1974 年 6 月 1 日

第三章 医事

二十一、复广州中医药大学邓铁涛教授信

邓老铁涛道长撰席：

首先敬问近来道躬康泰，诸事如意，阖府均吉，是为至祝！

往昔虽在会议上与道长会晤两次，未能抽时深谈，敬聆教诲。但听道长之发言，对中医事业之忠诚，颇为敬佩！当道旌西旋之年，恨我未在，得识道范且聆教益，并陪同尊驾游览陕境名胜，甚为遗憾！此次，弟赴两粤之行，与尊驾相别已有月余，落月屋梁，曷念不已！弟前应广西科学院、中医学院之邀，参加应用电子计算机模拟中医诊疗经验科研成果鉴定会，行途本应由西安到长沙，由长沙乘飞机或火车可达广西南宁，但弟特意购买广东飞机票转往南宁者，主要是为了专程拜访道长一次，敬聆教诲，数访知音，观光贵院，并非为广州市场繁华之吸引耳。到达之日，承蒙道长亲临机场，两次迎接，到学院又忙于安排食宿，况天雨细洒，地路泥泞，道长年近古稀，往来奔波，使弟内心深感不安！

当晚应去贵府专程拜访，敬请教诲，倾谈心情，思之再三，因天已晚，学兄辛苦工作一天，不宜再增添叨扰接待之劳。加之初到贵院，人地两生，弟于夜间出外亦多有不便，故未登门拜谒，望请原谅！拟于翌晨专程登门拜谒，敬聆教诲，承蒙道长先来，在公务繁忙之时抽暇介绍校情。关于培养学生之医德医术，分配情况，今后中医人才从何入手培养；当前全国各地办了许多中医提高班、研究班，如何达到提高研究之目的？这是彼此交谈的关键，未得请教，深感遗憾！承蒙道长陪同去反抗英帝国主义侵华时之中华民族英雄们会集之遗址"三元里"，又凭吊了辛亥革命七十二烈士黄花岗之英灵。在此，又与道长合影，聊表对中医事业志同道合之义，心照不宣。道长执教多年，培养中医后继人才如春风时雨，桃李遍开，其繁殖发展之功，对人民做出有益之贡献，甚为羡慕！自愧不学无术，未老先衰，身虽居科研单位，对中医学毫无发明创造，未能做出贡献，实有愧立于中医之林。真是书不尽言，言不尽意。近年来由于生理受限，体衰多病，加之学识浅陋，不如让贤，令中医事业迅速得到发展，是为殷望！弟已写过两次"申请退休让贤辞职报告"，至今未见批示。望速

批准，是为切盼！

此次南宁之行，烦劳道长代购飞机票，临行又烦劳令郎邓中炎同志送行，并蒙惠赐大著《学说探讨与临证》一书，弟定拜读珍藏，为此一并表示敬致谢意。

此次，本欲前往韩愈遭贬之潮州，刘禹锡遭贬之连州以示凭吊！兄言此地据广州路程尚远，再因时间受限未能得去，甚为遗憾！随意奉上拙作《广东行》一首（见诗词篇，编者注），望请批评指正！

会后乘坐火车返陕，可能到柳州下车拜谒柳宗元祠墓。途经桂林、长沙、武汉，拜访了李聪甫道长、刘炳凡老先生、欧阳琦同志、洪芝云道长，沿途学习了不少社会和医学知识。到湖南弟还攀登南岳衡山，立抵祝融峰，真是南岳为云，仰望碧落，俯瞰江湖，祖国山河秀，大地皆是春，这对我的精神学习有很大鼓舞和启发。我国五岳，我已攀登了四岳，惟北岳恒山未去，将来一定要了夙愿。

返陕后，可能由于途中过劳，宿病复犯，未能及时与道长修芜感谢！望请原谅！

先师黄竹斋先生遗著《伤寒杂病论会通》经整理校点印讫，因错字甚多，再校对后，敬赠道长一部以供先睹。专此奉闻。

　　谨致

　　敬礼

学弟米伯让敬上

1983 年 4 月 5 日

二十二、复湖南省中医药研究院李聪甫研究员信

李老聪甫道长撰席：

敬问道躬康泰，阖府均吉，是为至祝！

惟临行仓促，未能去贵所向诸位同志辞行，甚感抱歉，敬请原谅！辞别道范，已有月余，月落屋梁，曷念不已！弟治学多年，愧无成就，自先师黄老逝世以后亦乏知音。此去南宁专程转车长沙，拜谒道长及刘炳凡老先生、欧阳琦所长，向诸同志敬请教诲。讵知诸君公事很忙，无暇在学术上深谈赐教，颇感遗憾！尤其是人生治学，能得遇一知音是为万幸！

　　1973 年在武昌召开医学百科全书编委会，与道长在洪山宾馆同居一室，观察道长寡言守中，喜撰诗词以抒己志。闻道长行医从不接收患者礼物，求医者多约在所就诊，彼此虽萍水相逢，深知道长修养有素，治学严谨，为人正直。曾记得道长问我为何夜深不寝，自言发笑，不知由于当时目睹世态人情，回顾历史，许多令人不可思议之事，不觉自语问答发笑以抒抑郁耳。因与道长初识，亦不敢贸然深谈请教。多年来观察吾医界中行医者多，学医者少；争名求利者多，埋头苦学钻研，为解除患者痛苦者少；以中医为事业者少，以中医求取晋升之机者多。加之各地执行中医政策之不力，导致中、西医学畸形发展，与今日中医疗效水平之下降，医护人员服务态度之差，药品质量之粗劣，医药人员放弃医德不能无关。从乐观来说，中医事业由于人民的需要、医学科学发展的需要，今后一定随政府之政治措施可能大有改变。

　　刘老炳凡先生去年来陕，道长赐电，适弟有病未能亲迎招待，颇感失礼，迄今耿耿于怀，非常抱歉！闻刘老来陕，但力争由疗养院返省，一识尊颜，敬聆教诲。与刘老相谈，颇感刘老为人直爽，治学严谨，大有老当益壮，热爱中医事业之风，令人敬佩！谈及中医事业之盛衰，彼此共为惋叹！我向刘老说：中国地大物博，民族众多，文化悠久。历史证明，任何外来文化都将要随着中国文化而同化，有何惧哉！先师黄竹斋先生撰《祝告医圣文》中曾说："中华古医学，世界将风行。"其科学预言已经实现，吾人高瞻远瞩，展望未来！

　　欧阳琦同志与我虽不相识，但久闻大名，所著《伤寒论浅释》《金匮要略浅释》，于 1961 年即已拜读。其书深入浅出，说理清晰，实为近今之杰作。可见仲景学说大有人继，非后继无人也。我在西学中班讲课时，即向大家多次介绍。但读其书，未见其人，向往久慕之情，时未或释。去年在长春召开中医理论研究会上，提名先生担任中医理论研究组主任工作，我极表赞同。今为贵所所长，可见李老有识人之能，伯乐之才。贵所能得其人，其中医事业之发展兴盛不卜可知矣。

　　刘祖诒副所长年轻有为，正在用武之时。看来贵所之人事结构安排非常得力，令人甚为羡慕！唯恨与诸君相谈时间太少，仅是一般应酬，甚为遗憾！以后能请诸君来陕指导工作，再为请教可也。

　　此次去长沙，承蒙贵所诸位同志热情迎送，款待备至，其隆情厚

意，不胜感谢之至！尤其是刘老夜间冒雨来车站迎接，使我内心甚感不安！又蒙马科长、丁锋同志与代司机不辞劳苦，陪我游览衡岳，登上祝融峰，瞻观韩愈开雨亭、李密�侯书院遗址，下至衡岳庙，途经湘潭诸地，遥望湘江，真是人杰地灵之乡，不胜感慨之至！由于人地两生，不便叨扰贵所导游，惜道州濂溪理学发源地、岳麓书院朱张讲学处、夏禹岣嵝碑文、屈子汨罗江、杜甫卒于谭江处、王夫之船山书院、岳阳楼、洞庭湖、韶山冲未能观瞻，诚属憾事。以后微躯强健，定再去湖南拜望诸君，并游名胜以了心愿！

返陕后，不料由于沿途疲劳，病情复犯，故未亲自书函致谢！甚为抱歉！特令小儿烈汉修芜先表感谢！并邮赠整理先师遗著数种分赠诸君，以供先睹。

又蒙道长赐寄大著《中医生理之研究》一书已收讫，为此感谢！弟于1960年即购得大著，拜读未已，即被别人拿去未还，图书馆现亦无此书。因我于1974年有编著《中医解剖生理史料系统新论》一书之愿，欲使西医和中医学院学生知中医有解剖生理之论述，欲从古今书籍中搜辑分出，按系统整理，加以己见论述。以西医之学说证实中医之理论，或解其不足，或纠正中医之错，成为专著。知道长对此早有论述研究，欲得大著参考，不胜感谢！

先师撰著之《伤寒杂病论会通》已印讫，惟印出错字甚多，正在校对，校妥后必定赠上供阅。

此次又蒙贵所同志一再邀我为研究生班讲学，惜我不学无术，乏善可述，且从无准备出外讲学之意，承蒙诸位领导一再要求，我只好勉强承担。所讲题目：学医为何？为何学医？以此随意讲些自己的学习体会，其中错误甚多，望请批评指正。由于讲话时间太长，一时没能反应出来，将孙思邈之明言"胆欲大而心欲小，智欲圆而行欲方"之"欲"字，误写成"于"字，真是失误，贻笑大方，望请原谅，并请向听讲同志说明，表示歉意！并请纠正为要！

又蒙道长赠我佳作，参加南阳拜谒医圣律诗一首，可见道长诗意含蓄，功夫深长，弟实望尘莫及。惟平素喜古体诗、乐府，畅所欲言。但学无根底，素乏工诗修养，只有信口畅谈，奉上拙作"长沙行"（见诗词篇，编者注）一首，请指正斧削是幸！并望道长及诸公为国珍摄，是为至盼!

敬请

撰安!

并请代我致意敬问刘老炳凡先生、欧阳琦所长、刘祖诒副所长及贵所诸位同志道安!不另。

学弟米伯让敬上

1983 年 4 月 25 日

二十三、复山东中医药研究所张奇文所长关于《幼科条辨》信

奇文同志:

敬问您近好。

贵所任遵华同志捎来惠书及大著《幼科条辨》均已收讫。

您对我撰写《忆先师黄竹斋先生传略》之事甚为关注,敬表谢意!其传略之迟迟不能完成者:①由于先师博学,经历较多,首先编年按编年史收集有关资料证明事实最为重要;②微躯多病,体力虚衰,年龄受限,记忆大减,反应迟钝,加之学识浅陋,拙于撰述,每日仅能进行二三小时执笔工作;③其他时间安排了答复审阅资料,或查阅有关资料;④出外开会时间较多,尽量谢绝,实无法谢绝者尚须参加。加之各单位送来资料多,要求审阅者多。有时来客谈话占时间多,因之时间有时很难保证,不如我青年时代熬几日夜即可成稿,故不能按时完成,望请原谅!

大著《幼科条辨》我已粗略拜读,内容包罗甚富,诚为近今儿科医家临证急需之书,拯救夭枉之宝典也。因现在政府颁布计划生育政策,有只生一子女之号召,这样,儿科书更显得重要!溯自有人类以来,父母对子女无不爱如至宝,有病求医真是诚惶诚恐!对医生无不唯命是从,奉医生为神圣如救世主一样,一切生命寄托予医。而医者稍有不慎,嘱咐不清,粗枝大叶,误诊误治,患者若遭致夭亡,患家即对医生视如寇仇。因之,编著《儿科》一书,是件慎之又慎的事。因它是一部临床治疗实用医学书,书中的辨证论治、方剂组成药量必须明确。既有固定量,又有辨证加减量;药物质量要求、炮制加工、煎法、加水量、煎出量、服法、每次服用量(丸、散药)、口服几次、生活宜忌、疗程

（治疗天数）、预后吉凶转归，均必须要求具体。否则，在应用中一旦发生问题，首先追究编者责任。鄙见在编撰儿科书的内容上，建议尽量要求严谨全面，不敢粗枝大叶。《中医讲义》四版教材之方药无用量是不对的，中药用量因人因病加减。简言如薄荷一味，大量可使发汗解表，小量则成引经药，其量根据病症而用。我们编书之目的，多数医家有法可循，是为挽救患儿生命负责，不是为了显耀某个医家的名声。请您再版时能按我以上要求，征求撰稿人意见慎重修改，实事求是，达到实用效果最为重要！我不胜感激之至！

我以患者所遭遇的悲痛心情向您诉苦，因我 11 岁丧母，18 岁丧父，29 岁夭丧一男儿，以上遭遇至今伤痛未忘。回忆过去许多医家为了谋生，购得一本医书成为天经地义，拘守一家之言，将错就错，治死患者，尚未可据。我自夭殇小儿后，恨医之乏术，即搜集浏览有关儿科书籍，其中有些书名字平实，虽不工巧但有实践经验；有的书文字工巧，并无实践经验，辨证不广，经验局限，甚至不因人、因时、因地，强调自己的论点，造成医家尽信书，则不如无书。况今昔医学科学发展不同，再编此类书，不能以今条件，不能模拟古人。有些医家受当时历史条件所限，编载出言简意赅、挂一漏万之书。此书若是讲义就带有法律性，若名为《儿科条辨》即将古今儿科书汇总，归纳出它的规律性、系统性、理论性。所谓条辨者，即对古人之医疗经验和理论，条分缕析，辨其是非，正其讹谬，指出真知，使医者有法可循。编书之思想必须以仲景《伤寒杂病论》指出"感往昔之沦丧，伤横夭之莫救"之哀痛伤感而作，这对后世医家才有很大的教育，否则毫无意义。鄙见所及不当之处，望请批评指正！

此外，你们校评《孔氏医案校评》一书，命我为该书题签，颇感荣幸！因我素拙书法，不敢承当，请您另请擅长书法，德高望重者为之提签即可。我写之字实拿不出，即我勉强写出，反成"佛头添粪"，有玷斯书之美，望请原谅是幸！

　　谨致

敬礼

米伯让复

1983 年 4 月 25 日

二十四、复湖北中医学院洪芝云先生信

洪老芝云道长撰席：

敬问道躬康泰，阖府均吉，是为至祝！前次我返陕途经武汉，承蒙您老热情接待迎送，使我内心实感不安！首先我致以衷心的感谢！

您此次来西安，实想您一定要先发电报告我。不知何时驾临，后因得到别人函告，方知您老是应陕西中医学院邀请来做研究生答辩的，食宿问题等一切由中医学院已作安排。闻信之下应即前往咸阳看望您老，并请光临寒舍便酌，敬聆教诲！不料我因沿途过度疲劳，加之体力太差，病情变化，眼疾复犯，不能前往，非常抱歉！望请谅解！特命小儿烈汉前往拜望尊驾，并代我致意，向您老请安！小儿回来告我，陕西中医学会邀请您老来西安做学术报告，学会亦未告诉我知。但您老的发言材料我已拜读，可见洪老对仲景学说颇有研究，是值得我学习的。

你我之相见，真是"一回相见一回老，一回相见一回少"。曾忆及 1973 年在洪山宾馆召开医学百科全书编委会，在会上对编写祖国医学部分，我对钱信忠部长的争论，您还记得。今后的中医事业一定是随着中央的政治措施必有大的改变，绝不是以人们意志为转移的，事物发展的起伏兴衰是自然的。请您老胸怀祖国，放眼世界，保重身体，为国珍摄，是为至要！

接到湖北省卫生局召开"湖北省纪念李时珍逝世 390 周年学术讨论会"的邀请书，定于 1983 年 9 月在李时珍故乡蕲春县召开，到时我的身体条件允许的话，我一定去蕲春拜谒这位世界著名的、在中药学上做出杰出贡献的医学科学家，为此感到荣幸，对我辈今后在祖国医学上做出成绩有很好的教育作用。这就是表彰先哲，鼓励后人为继承发扬祖国医学做出贡献制造舆论。

如果我能力争前往，一定登门拜望，敬聆教诲！真是书不尽言，言不尽意。暂谈至此，专此奉闻。

  谨致

敬礼

并请代问李今庸教授近安。

学弟米伯让敬上

1983 年 4 月 25 日

二十五、复张仲景国医大学罗德扬同志关于《周易》信

罗德扬同志：

敬问道躬康泰，阖府吉祥，是为至祝！

大著反复拜读，知先生学《易》有素。今之学医者，尤其中青年能从《易经》理论探讨仲景学说者鲜矣！凡我国医家造诣较深者，莫不学《易》。古人云："不知《易》，不可以言医。"由此可见，祖国医学之发展是以哲学思想为指导，其医理之深奥，非近人主张以工业机械学说研医者所能理解也。以今言之，《周易》即古代自然哲学典籍。人若学医而不学《易》，如何能知时空条件之变化。因人、因时、因地制宜之法则是对疾病辨证论治之奥理。医学是一门自然科学与社会科学相结合之科学。人虽学医，若不学习哲理，于治疗时往往造成失误，而不知咎自何处，亦难探寻较深之义理。此正如仲景云："观今之医，不念思求经旨，以演其所知，各承家技，终始顺旧，省疾问病，务在口给，相对斯须，便处汤药，按寸不及尺，握手不及足，人迎跌阳，三部不参，动数发息，不满五十，短期未知决诊，九候曾无仿佛，明堂阙庭，尽不见察，所谓窥管而已。夫欲视死别生，实为难矣。"中国孔夫子尚有"假我数年，可以学《易》，无大过矣"之说，由此可知学医必须学《易》之重要性。《易经》是一部指导人们认识宇宙，认识一切事物，分析判断事物之哲学典籍。其《易》有三，有《连山易》《归藏易》《周易》，而《周易》乃经羲、文、周、孔四圣之演义发展，又为历史学者祖述阐发，会天人之通，探造化之奥，形成我国古代包括自发的辩证法、朴素唯物论及天人会通整体观等内容在内的一部哲学论著。溯源古人，仰观俯察，认识宇宙一切事物有其象必有其数，有其数必有其义，有其义必有其理，以象、数、义、理立法而成。远在四千年前之古人逻辑性如此之强，是非常令人敬佩而自豪的。《易经》之"易"即日月合字，具有事物升降变化之意，经虽以易名，厥义有五：一曰变易；二曰交易；三曰反易；四曰对易；五曰移易。其内容博大精深，得未曾有，所以外国人将中国《易经》称之为"变化的书"即是此理。

此种哲理，我国很早即应用于政治、礼、乐、兵、刑、农、教、天算、历象、医药、商贾、百工技艺、卜筮之用，作为分析事物之论理工

具。因之，祖国医药学亦不例外。故《内经》《难经》《神农本草经》以及仲景《伤寒杂病论》等书之理论无不借用此一说论理，而作为辨证论治之指导思想。仲景《伤寒杂病论》自序中所云之"阴阳大论"可能为《周易》之别名，因《周易》立论始自阴阳。先师黄竹斋先生《周易札记》："庄子云：'易以道阴阳。'盖宇宙之事物，虽万殊不穷，实皆由阴阳二者，变化而成。"这一学说吾人应当重视研究应用。必须区别渗入的唯心论点，切忌对精华、糟粕兼收并蓄，主要阐明发扬唯物论点。但有些论点，外貌虽似唯心，不等于即是唯心。因限于我们当前的科学知识水平而不能认识它，但不等于我们将来不能认识它。对古人理论去粗取精，区别论点，必须采取慎重态度。

先生此文深入浅出介绍《易经》之概况，作为学医者初欲学《易经》之初阶，颇有意义。

自愧岁月蹉跎，垂老无成，对《易经》一书，不过仅是涉猎而已，并未熟读，深入研究。惟奋发学习，提高己之思想境界与医德、医术水平，为寿世寿民之学以尽己责，是弟之志也，别无他求。

　　顺颂
撰安

米伯让敬复
1984 年冬

二十六、复湖南省中医药研究院刘炳凡研究员信

炳凡道长尊鉴：

敬问福体近安。

前奉复示，请勿惦念！拟应即时修芜致谢，奈因病体折磨，忙于治疗，故搁至今，望请谅恕！拜读惠书，得悉道躬康泰，精神豪迈，挥毫赐教，曷胜欣慰！书示名言，颇受启迪，获益良多。如"左丘失明，厥有国语"，弟病以来常以此名言自勉，兄又以此言勉弟，可谓知音者矣。其情意真挚，令人感志难忘。关于所撰《伤寒杂病论会通》序、与先师《黄竹斋先生传略》乃弟应尽之责，不过为阐述仲圣著书立说之志与先师竹斋先生之善行，以勉后学，借以自勉。"尊师重道"乃吾人性分之所固有，职分之所当为，非分外之事也。承蒙奖

誉，深感惭愧！唯恨天各一方，不能侍立于长者之侧，敬聆教诲，颇感遗憾！请能于精力许可之下不吝赐教，是弟之幸福也。但对长者反增案牍之劳，又为弟所不忍者也。心情矛盾如此，当能理解。兄为医道中之高人，健康长寿是医道中之幸福，唯望为道珍摄，是为殷盼！弟尚在疗养，近日病情稳定，请释关注。书不尽言，言不尽意。落月屋梁，曷念不已！专此奉复。

      恭请

道安

学弟米伯让敬复

1986 年 3 月 30 日

二十七、致日本汉医学家矢数道明先生信

矢数道明先生撰席：

久违道范，曷念不已！敬维玉祉康泰，诸事如意，是为至祝！

去年先生惠赠《大冢敬节先生年谱》一册，因我有病未能阅读。我省去贵国讲学团中医学院张学文同志归国，承蒙先生又惠赠《大冢敬节先生年谱》一册，均已收到。中华全国中医学会在南阳召开全国仲景学说经验交流会，据说先生及贵国诸位医家们亦曾前往参加。我省代表返陕，承蒙先生又惠赠医圣张仲景像一幅。我首先表示衷心感谢！并珍藏留念。

因我当时参加长春中医理论研究会归来，继在我省召开"纪念孙思邈学术经验交流会""全国针灸学术经验交流会"，紧接着应新疆之邀，参加新疆 13 个民族的中医学会年会，故未能前往参加仲景学说经验交流会，与参加会议的诸位贤达交流经验并聆教诲，深为遗憾！

先生惠书提及纪念大冢敬节先生逝世一周年之事，我应撰写一悼联或悼词表示凭吊！因当时贵国政府文部省为 1937 年卢沟桥事变翻案，为日本军国主义侵华罪行活动翻案，将侵略说成进入活动。而侵略八年之浴血战争，世界共知。日本军国主义在中国烧杀奸淫，无恶不作，危害炎黄同胞，血债累累，不可数计，穷凶极恶，掠夺行为历历在目。为时不远，竟然背信言谎。使我忆及往事，搁笔不书。去年

607

陕西省中医人员应邀出国讲学让我去，而我执意谢绝。日本既能背信弃义，有何学可讲，我不能为羡慕贵国一游而屈辱民族气节。由于贵国政府文部省翻案之议已遭到全世界及中国人民之愤慨和谴责，同时亦遭到贵国主张正义者之反抗，以后才承认翻案是背信弃义极为错误之事，从此中国人民之愤气稍为平息。反而言之，侵华之罪行为日本军国主义之罪行，非日本人民之罪行，但不能说其中无侵略奢望者参与其活动。因之，我不了解国外情况，日本政府文部省谎言欺我，而我绝不轻易执笔表态。当日本军国主义侵华之时，中国人民是从未惧怯过的，亦预料到日本军国主义必将遭到失败亡国之祸。正当日本军国主义侵华盛气凌人之时，先师关学大师张果斋先生气愤写诗一首云：神武不杀是明德，虞庭洙泗中为则，世界休夸原子弹，皇天不佑侵略国。他的科学预言已成日本失败的现实。中华人民共和国诞生后，在共产党领导下，推翻压在中国人民头上的三座大山，中华人民共和国成立，中国对日方侵略问题的一切罪行既往不咎，可说是柔远怀仁，大义昭然。现在日本政府文部省又要翻案，提出不承认侵华之罪行，说成是进入，中国人民的愤气思想是通不过的。对日本侵华，残酷欺侮中国人民所遭受的惨痛生活至今未能忘怀，望请先生在贵国主张正义，做好中日友好工作，无论如何从文化交流上我们是源远流长的。否则，侵华罪行造成的思想恶果是永远不会消失的，怎能谈到中日永远友好？文化交流是为了加强中日人民之间的亲密团结，并非中国人民未见过什么玄奇立异的东西欲去贵国一游。相信先生明哲，我执意不去贵国的意思您是会理解的。我今特为致函说明原因，否则成为"来而不往非礼也"之误解，望先生谅解之。近拜读《大冢敬节先生年谱》以后，知大冢敬节先生未参与侵华活动，深感先生善行可嘉，特书赠挽联一副，以示悼念凭吊之意。

联云：念君昔未参与侵华活动是为善行我方敬挽，仰尊尚有志能钻研汉医继承炎黄芳名可嘉。

此外，并对军国主义翻案者赠诗两首，请先生指正转达。

其一

人应悔过重作人，心即是佛佛即心。
背着牛头不认赃，口是心非难成神。

608

其二

中日人民本友好，炎黄子孙情义深。

背信弃义掩罪行，世界铁史永不泯。

最近又收到惠赠《近世汉方医学史》一册，尚未拜读，谨表谢意！为此，我祝贺您新春愉快，特送上明代图册一套，聊表微忱。

　　此致

敬礼并贺年禧

请代我致意敬问贵国医家们均吉，新春快乐！

米伯让敬复
1983 年 2 月 4 日

二十八、致唐山市委抗震救灾办公室信

唐山市委抗震救灾办公室负责同志：

惊悉唐山地区发生地黄震，灾情严重，损失很大，广大人民遭遇这样的不幸，我内心颇为不安！毛主席和党中央对灾区人民极为关怀，立即发出慰问电，组织人力、物力前往灾区支援抗震救灾。在广大群众的思想上发扬了一方受灾、八方支援的共产主义精神，使我深受教育。我是一名老中医，曾经历过两个不同的社会生活。在旧社会中国各地经常发生灾情，从未听到有人过问。今天，在伟大的中国共产党领导下，对灾区的人民如此关心，使我回忆今昔，真是大有天壤之别。我虽年老不能参加救灾工作，愿将自己节约的人民币 50 元捐献灾区，以表示自己的心情。当然，一杯之水，如何能救一车之火，这不过是仅仅表示自己的心情而已，请你们收下，并请你们代表我向灾区的同志致以亲切的问候。我相信灾区人民在党中央的关怀下，在唐山市委的领导下，有战胜灾害，征服自然，重建家园的信心和能力，以不怕牺牲，排除万难的精神，取得新的胜利，为此，表示慰问！

　　谨致

敬礼

附： 邮上人民币 50 元，请查收。

陕西省中医研究所米伯让
1976 年 7 月 31 日

二十九、致泾阳县委、县政府领导信

泾阳县委、县政府负责文教的领导同志：

敬问你们近好，工作辛苦！

（1）小儿米养素在省委教育工委工作，日前回故乡泾阳蒋路乡徐家岩村安葬其母后，走访了徐家岩村小学。返省后，向我反映了村小学的情况和办学方面的困难。为此，我决定将个人享受的国家级突出贡献专家保健津贴全部捐助徐家岩村小学，时间从1993年起，直到我呼吸停止为止。

（2）此保健津贴由国家人事劳动部拨省劳动人事部门转发我本人享用，每年1200元。从1992年下达津贴起我已享用过一年，因此，将津贴转助徐家岩村小学办学之用，可从1993年算起。

（3）请县领导下文蒋路乡政府，通知徐家岩村小学，指派该校负责同志持乡或县介绍信来西安办理手续，来人请到省中医药研究院找米烈汉联系，或省委教育工委政策研究室米养素联系。

回顾自己一生，垂老无成，对故乡教育事业的建设未能有所作为，非常抱歉。不料岁月流逝，我已右目失明，左目仅能弱视，欲有所为，力不从心。享用国家津贴，颇有无功受禄，寝食不安之感！今我此举不过为眷恋故乡，欲望后学小子成德达才之意。绵薄之力，微不足道，尚希鉴谅！

　　谨致

敬礼

代问县政协主席吕祥盛同志近好！

米伯让敬复

1994年4月30日

三十、致西安市民政局领导信

西安市民政局党政领导同志：

敬问你们近好，工作辛苦！

我名米伯让，是陕西省中医药研究院老中医，年已75岁，右目失明，左目仅能弱视，行动诸多不便。近年来很少参加社会活动。今年我在"六一"儿童节收看到陕西电视台记者采访西安市儿童福利院的镜头片段，荧屏上打有"呼吁社会慈善家救济儿童福利事业"的字幕，我很是感动，不由得心酸垂泪。即回忆到解救前，当时我省有许多慈善家助资兴办的"孤儿院""养老所""灾童救养院""红十字会""义善堂"等机构。有慈善家朱子桥，陕西华县杨叔吉，兴平张子宜、张仁斋，西安黄竹斋诸先生襄办其事。中华人民共和国成立后，国泰民安，此种慈善机构是否存在，尚未听到。

今年看到电视报道，始知我省有此机构，收容的多是被社会上一些狠心之人遗弃的儿童、婴儿。国家兴此福利救济事业，令人非常欣慰！我相信，有共产党的领导，有更多的人来资助慈善事业，这项工作就一定会做得更好。同时，在这些无辜被救济的孩子当中，肯定会出些无比爱党爱国的人才来。因为他们长大后是绝不会忘记共产党的恩情的。中国有句名言：天地有好生之德。此亦即我们党和国家仁政之体现。

抚今追昔，感慨万千！春节将临，我愿将我每月工资积蓄的 1200 元人民币，捐献给西安市儿童福利院。聊表微忱，望请哂纳，并转交该院使用。为此派小儿米养素送去专款。

　　谨致

敬礼

米伯让

1994 年 11 月

三十一、致陕西省教委领导信

陕西省教委领导同志：

最近通过新闻媒介得知，省政府为弘扬中华民族的传统优良美德，举办敬老、尊老、爱老话动，以及关心儿童福利教育事业、关心残疾人的活动，以慈善为怀。这对纠正社会不良风气，扶持社会正气伸张，促进社会精神文明建设，有着十分重要的现实意义，我感到非常高兴！以上都是我们中国共产党的一贯主张，如我省建有养老院、儿童福利院、盲哑学校，开展希望工程、尊师重教等谱多善政事业，都体现了传统美德"老吾老以及人之老，幼吾幼以及人之幼""鳏、寡、孤、独、残疾者皆有所养"的理想和愿望，令人感到非常欣慰！

我名米伯让，年 76 岁，陕西省中医药研究院老中医、名誉院长。幼年不幸父母早丧，立志致学报效国家。恨己不学无术，滥竽医林，很少贡献。十年前不幸又患青光眼病，右目完全失明，左目仅能弱视，近年老病交加，视力更趋下降。十多年前我曾去西安市盲哑学校了解盲童班的情况，得知盲童学业完成后生活仍无出路。与班组长卫淑艳同志交谈，如能增添一名语文教师，盲童结业能取得初中学历即可到宝鸡地区的盲哑学校学习，可学得一技之长，生活即可自立，减轻国家社会及盲童家庭的负担。为此，我向西安市人民政府呈请报告，请求予以解决，至今后效如何不得而知。岁月流逝，我现已是一个不能工作的人，承蒙党和政府每月照发工资，深感无功受禄，寝食不安。适春节将临，不由抚今思昔，感慨万千，特将今年积蓄的人民币4000元捐献给盲哑学校，以报党和国家对我的关怀和照顾，聊表微忱。特命小儿米养素送上，敬请贵委收转给各单位，令其安排使用。

　　　　谨致

　　敬礼

　　　　　　　　　　　　　　　　　　　　　　　　　　　　米伯让谨呈

　　此外，有咸阳505保健品厂来辉武同志派该厂科研处长朱海玉、白纪玲，于1995年11月11日上午来舍下送来人民币5000元，以示对我的生活关怀和慰问。由此可见，政府弘扬敬老、尊老、爱老之美德深入人心。而我的生活已受到党和国家的关心照顾，也达到老有所养，怎能再接受社会上其他同志对我的资助？故将来辉武赠送我的5000元，我代表来辉武同志捐赠给养老院，资助该院对那些鳏、寡、孤、独、残疾老人们的一点心意。

　　以上5000元令小儿米养素一并送上。

　　　　　　　　　　　　　　　　　　　　　　　　　　　　米伯让再呈

　　　　　　　　　　　　　　　　　　　　　　　　　　　　1995年12月

第四节　讲　话

一、在西安医学院讨论中西医结合会议发言（摘要）

　　（1）学术合流问题，简单地说，一个处方能治病，必有它治病的道理，既有道理就有理论，所以我们学治疗必须结合理论。

没有理论如何指导治疗？无疗效如何能产生理论？所以我们既认为中医中药有疗效的话，学习治疗必须学习理论，学习后再用西医学说解释中医理论，必有相通之处。相通之处就是合流之处。不过我认为，学术发展上只有个先后之分，词汇术语之异，其实际无大差别，而对象都只是一个患者，治疗也不外是对症和原因两种，何尝没有矛盾不能合流？就学术先后来说，古人有理想而为时代条件所限未能实现者，直到现代医学方能实现，这就算是合流。如扁鹊饮上池之水三十日视见垣一方人，以此视病尽见五藏癥结（《史记·扁鹊传》），此言能隔墙见彼边人，为今爱克斯光学之理想。《黄帝内经·素问·生气通天论》说：故风者百病之始也，清净则肉凑闭拒，虽大风苛毒莫之能害，为今原虫细菌学之开端。前人理想后人成功，即先圣后圣其揆一也。有古人在几千年前创出一套治疗经验，而现代医学尚无此种经验者，但是能把古人经验拿来用于临床治好病，解决问题，这就是合流。例如再生障碍性贫血，《内经》称之为血枯，用乌贼鱼骨茜草合剂治疗生血止血；高血压病，《内经》称之薄厥。以上为古人之认识。此外，如外感杂病，最近在二院有风湿热患者发高热用西药治疗热不解，我用柴胡四物汤热解；腹水患者用十枣汤消胀泄水，显著的减轻患者症状，许章文之术后尿闭，西医无法，我用针灸针肾俞足太阳膀胱经诸穴，尿利。

例如古人在治疗方面用针灸和药物，早已通过实践得出一套完整的理论，为今人所不及之处。例如针灸，治疗面口有病针合谷、颈项有病针列缺、肚腹有病针三里、腰背有病针委中穴，这些在现在的解剖上无痕迹可寻，但是针刺后有路线可通。药物方面，例如解热药，分麻黄、桂枝解肌表，为辛温解热药，石膏、薄荷辛凉解热药，黄芩、黄连为苦寒清热药，栀子、大黄为苦寒泻热药，粳米、麦冬为甘寒滋养清热药。以上药物除解热外，还有对疾病另外的作用，这些说法在现在药理上还没谈到。方剂方面，有一方加减能治多种病，有一种病而用多种方。此外生理，有心与小肠相表里，脾与胃相表里，肺与大肠相表里，肾与膀胱相表里，肝与胆相表里，三焦与心包相表里。这种肺与皮毛合，心与脉合，肝与筋合，肾与骨合，脾与肌合，这种理论在现在医学还没有说过，但是中医在临床就根据这种理论解决治疗问题。在诊断上，观其面部唇舌之色，即可推断其为某脏之疾，这种直觉诊断远在两千年前已将经验总结后笔之于书。西医近代诊断虽精，有些地方还远不及古人，现在我们学过西医的人，能把这套理论与西说融会贯通，创造出中国自己的一套新医学，这不是合流了吗？

服务的方向，以为政治服务，为建设社会主义服务，去掉个人资产阶级思想、追求个人名利。

我的希望：①通过临床做些总结工作；②按科学方法，把中医古书做些整理工作，择精去芜，避免重复、遗漏、杜撰、附会。

这些工作必须大搞群众运动才能成功，靠一两个人是不行的。

我学习浮浅，不过自己是继承者，有一定的责任，不能不提前向群众提出要求。

（2）关于中西医合流问题，魏院长曾指出低与高两种不同的指标，低标就是西医初步的接受祖国医学，大家都要学会用中药治疗几种病，学些针灸，学些中医理论，学些方剂，学些药物，这样的逐渐合流。高标就是西医学通中医，中医也要学通西医，这样的达到高标合流。目前先由低标开始，相信一定能够合流。但是有人说，西医在临床上用中医药方做治疗可以，但是理论合流尚有矛盾，目前还不能合流。这种说法我认为不对，我对中西医合流认为有两点，一是人的思想合流，二是学术合流，若是思想能合流的话，学术就能合流。思想观点不同，学术虽是一派也不能合流。假若政治观点相同，为人类解除疾苦的思想相同，学术虽是不同也能合流。为什么这样说？就是他能打破自私自利的思想，为患者出发，不管是什么方子，只要能解决问题，这样就能合流。过去的中西医不能合流，互相攻击，是因为国民党反动派出卖祖国，屈膝洋人，他们有意识地指示西医压迫中医、歧视中医、摧残中医、消灭中医，而不是西医要这样做，我想西医也都是中国人，为什么要这样做？不过是受卖国贼的欺骗，为了自己的政治地位，不想什么祖国遗产、什么同胞，一味地压迫。当然中医是被压迫者，思想上对西医哪能有好印象？所以就自然造成隔阂对垒，形成矛盾，中间留下一道鸿沟。过去中医与西医不合流是对的，因为自己是中国人，要有自己的民族性，不能向卖国贼屈膝，不谄媚洋人，这是对的。今天已在伟大的中国共产党英明领袖毛主席领导之下，赶走了卖国贼，解放了大陆，提出预防为主，治疗为辅，团结中西医，面向工农兵的正确方向。又指出继承和发扬祖国医学遗产以及西医学习中医的政策，这样的话，我们就应该赶快去掉隔阂，填平深沟，思想合流，携起手来为祖国建设事业而服务，再不可使隔阂存在，也不可妄自菲薄，认为一切不如西医，也不可认为是自己翻身，拿西医对待中医不正确的方法对待西医。我认为大多数西医经过党的正确教育，思想上也明确起来过去是受骗，失掉自己的民族性，今后也不会再有过去那种不正确的思想，再来压迫中医，不但没有过去的坏思想，而且也一定要和中医团结，共同担起继承和发扬祖国医学的责任。我认为首先是思想合流，学术就能合流。

（3）此次看到我院中西合流运动已达高潮，人人争学，每个人都向中医科来问，似有供不应求之势。我想给大家介绍些参考资料，使其有所遵循，不至误入歧途。大家除学习中医学概论、中药学概论二类外，按照魏院长指示，将低标和高标两种不同程度的书籍介绍如下。

低标方面：《医学三字经》《医学实在易》。先以《医宗金鉴》作为初学入门之书，内科有伤寒心法、杂病心法、妇科心法、儿科心法，外科心法包括口耳齿鼻，此外还包括皮肤花柳、眼科心法、正骨心法、针灸心法，理疗可看《理瀹骈文》，药物可看《本草纲目》或《本草备要》，方剂可看《汤头歌诀》《时方妙用歌括》《医方集解》，诊断看《医宗金鉴·四诊心法》、陈修园《四诊易知》，其他各科俱有诊断。以上皆是临床课，只要把这些学精，可以说应用差不多。

高标方面：《伤寒杂病论》《千金》《外台》《圣济总录》《六科准绳》，以及解剖、生理、病理、诊断、治疗法则，必须由《黄帝内经》下手，研究《难经》《巢氏病源》，可参考张隐庵、马元台、张景岳。

药物：包括生药形态、药理，疗效可看《政和本草》《本草纲目》《植物药用图考》，参考《本经疏证》《新本草纲目》。

内科：以《伤寒杂病论》为主，《脉经》《千金》《外台》及成无己、赵以德以下的注本，《广瘟疫论》《时病论》《温病条辨》。

妇科：《妇人良方》《女科准绳》《济阴纲目》《女科辑要》《胎产心法》。

儿科：《小儿药证治诀》《幼科准绳》《幼幼集成》《幼科铁镜》《痘疹金镜录》《痘疹辨证》。

疡科：《外科精要》《外科正宗》《外科准绳》《外科症治全集》

《疡医大全》《霉疮秘录》。

五官科：《审视瑶函》《银海精微》《重楼玉钥》《喉科指掌》《喉科种福》《白喉抉微》《千金》《外台》《圣济》《准绳》《疡医大全》。

伤科：《伤科大成》《伤科补要》。

针灸：《内》《难》《甲乙》《千金》《外台》《铜人》《明堂》《圣济》《类经图翼》《针灸大成》。

方剂：《素问·至真要大论篇》《本草纲目·序例》《伤寒》《金匮》《千金》《类方准绳》《兰台轨范》《观聚方要补》。

医史：《图书集成》《医术名流列传》及陈邦贤《中国医学史》、谢利恒《中国医学源流论》。

诊断：王叔和《脉经》，清·蒋锡所著《外诊察病法》及历代脉诀精华。

此外，各家医书都可博览以广见闻，《中国医学大辞典》《药学大辞典》，这两类为手头不可少有之书。

1958 年

二、全国群英会讲话

各位首长、各位同志们：

这次，我被评为出席全国文教群英会卫生方面先进个人代表，非常荣幸，非常兴奋。但常常能体会到这个光荣称号是由我们敬爱而伟大的党给我的，是广大群众给我的，不是我个人有什么独特的本领而能列为先进。我个人虽在工作中取得一些点滴经验和微小的成绩，都是由于在党的领导下，依靠着党，依靠着群众所取得的成果。这点成果首先归功于党，归功于群众，我自己无任何骄傲。今天，在会上除虚心倾听来自各地同志的先进宝贵经验外，并将自己在工作中的体会和工作概况向与会同志们汇报。这里首先让我向大会致以最热烈的祝贺！

我是一个学习祖国医学的人，在旧社会目睹国民党反动政府对祖国医学不择手段的恶毒摧残，对中医歧视、轻视、排斥，几乎要消灭。在反动统治时期，不但祖国医学是如此，凡是祖国各种文化遗产都同样受到摧残。当时自己也是无能为力，最后只有和自己的老师黄竹斋先生由城市搬往农村，埋头学习，作一个无名的祖国医学继承者，以了生平之志。在这黑暗漫长的岁月里一直熬到 1949 年，我们伟大的中国共产党解放了全中国，推翻了压在中国人民头上的三座大山，中国人民才摆脱了被帝国主义侵略的半殖民地的奴隶锁链。经过土地改革、抗美援朝等一系列的伟大运动，彻底消灭了我国人吃人的剥削制度和彻底改变了旧中国的一穷二白面貌。近十年来，在党的领导下，我国各项事业的建设都是翻天覆地、空前未有。卫生事业亦不例外，尤其是受长期封建社会制度束缚又被国民党反动派所摧残要消灭的祖国医学，得到了党的重视和发扬。中华人民共和国成立后，党即提出面向工农兵、预防为主、团结中西医的正确卫生方针。又提出继承和发扬祖国医学遗产，关键问题在于西医学习中医，创造我国新医药学派的号召。自从党发布了这一政策之后，卫生事业发生了巨大变化，各地在除害灭病，大搞群众卫生运动的同时，普遍形成了学习祖国医学的新风尚，祖国医药学术和中医在党的大力支持下也有了政治地位。中医人员通过党的教育，也明确了服务的目的和方向，消除了自卑感，决心要提高自己的医疗技术和理论，帮助西医学习中医，为广大群众服务，为劳动生产服务，为中西医结合创造祖国新医药学派而奋斗。西医同志们学习了党的中医政策，在思想上有了新的认识，认识到继承和发扬祖国医学遗产是创造祖国新医药学派的努力方向，是一个中国人应有的光荣任务。因之，中西医在党的领导下都明确了各自努力的方向，增进了团结，消除了过去国民党反动派所造成的人与人之间的不平等和思想上的隔阂。近十年来，我国卫生面貌大有改变，祖国医学随着卫生工作的蓬勃发展，在医疗、教学、科研方面的成绩不断涌现。如培养中医方面，各省有中医院校，此外又以中医带徒弟及各种方式配合发展。中医出版书籍，如大量翻印古本、珍本、绝本中医书籍，语译古典中医文献以及新著，报纸杂志均有大量印行。医疗方面，除一般外，在 1958 年全国卫生展览会看到许多医疗技术都超过国际水平。学习方面，西医学习中医、中医本身温课、中医学习现代医学理论普遍地成为风气。自己深深地体会到，在今天之所以能够听见祖国医学许多超过国际水平的医疗技术，西医学习中医，普遍地设立中医院校，大力发展中医，大量印行中医书籍，各地积极开展民间验方交流经验等等，这些事情都是史无前例的。在过去何以没有，而今天就有，这是党的中医政策的光辉照耀，是马列主义和毛泽东思想的伟大胜利！

如我们西安医学院的中医工作，我们院党委体会到党的中医政策是团结中西医，继承和发扬祖国医学遗产，西医学习中医，为创造祖国新医药学派而奋斗！首先要认真贯彻党的中医政策，使中医工作在突出中医特色方面不断地向前发展。1954 年，我院就成立了中医科，延聘著名中医黄竹斋先生与我进该院工作。特别是 1958 年 9 月以来，我院在中共陕西省委的正确领导下，院党委积极开展了西医学习中医、中西医结合的方针政策，使中医工作在我院出现了崭新的局面，取得了显著的成绩。

对于西医学习中医，按照党中央指示的系统学习、全面掌握、整理提高的精神，采取了各种必要措施，坚持以系统的中医理论学习和实际工作中的边学、边提高两个步骤为方针，使中医工作按照中医自身发展规律迅速发展。

我们采取了三方面的措施来系统的学习中医理论：第一，举办西医学习中医夜大，将教师、医师及护士等中级人员分设两个班次，系统讲课，进行《中医学概论》《中药学概论》及《针灸学》的系统学习。目前这些课程的基本理论部分已讲授完毕，进入了复习阶段。下一步将进入按专业分科学习，进一步深入钻研和提高。经过这一学习，在职人员对祖国医学的基础理论已有了初步认识，给深入学习和研究打开了一个门径。第二，举办为期 3 个月的西医离职学习中医班，第一期 27 人已经学习完毕，学习成绩很好。这些同志初步掌握了祖国医学的基本理论和治疗技术，现已成为各教研组学习中医、开展中医工作的第一批骨干师资。这种短期脱产学习，事实证明可以收到良好的效果。在学校内部采取这种方式提高师资中医水平，由于精力集中，可以较快地在理论学习上达到一般了解的水平，我们已决定在最近举办第二期。第三，选送15 名教师分别到南京、四川及陕西的中医学院和平乐正骨学院进修深造，为将来担负更多的中医教学与科研任务准备师资。

此外结合教学、医疗及科研各项实际工作，采取边学、边用、边提高的方式，这是系统理论学习之外的另一个重要方面。我院的经验证明，这种学习方法是在职西医学习中医的一种主要方法。它的形式是多种多样的，主要的形式有：

（1）在西医病房，中医划区指导。各教研组除一般的普遍学习和应用祖国医学成就外，还采取三定办法（定人员、定内容、定措施）重点深入，围绕事先确定的病种，在中医指导下通过教学查房、示教、阅读参考书、临床答疑、讲小课等方式，结合诊断治疗工作进行系统的临床观察和有关理论探讨，采取边学习、边治疗的方法不断扩大其学习范围。这种方式既有理论又有实际，既有点也有面，效果很好。我院有将近70多名教师、医师就是通过上述途径迅速提高了中医学术水平。例如：我校两个附属医院的小儿科约有十五六位教师就是以这种方法掌握了肾炎、肺炎、脑炎、肝炎、消化不良等许多疾病的系统理论及辨证施治，他们已能运用学习成果治疗20多种小儿疾患，均取得显著疗效。

（2）设置中医病床70张，并设置中医专科门诊，调派6名青年拜中医老师为师，边工作、边学习，继承老年中医学术经验，培养青年师资。他们在中医的帮助指导下，已能单独地进行一般中医治疗工作，并担任一定的中医教学任务。我们采用了带徒弟、会诊、采风、整理中医论述等方式继承老年中医学术经验，其中在整理中医著作及采风方面，已有两种出版，两种送出版社，还有几种正在审查完善。

（3）设置中西医合作病床31张，配备专职的中医和西医结合研究人员进行学习。这种方式既使中西医相互取长补短，共同完成了治疗及研究任务，又培养教育了干部。我院有一位西医，过去对祖国医学有相当严重的抵触情绪，通过这种方式的3个月学习后，经过党的教育及中医师的耐心帮助及治疗工作中的实际体会，已使其能够迅速掌握肾炎、黄疸、肝硬化腹水等本专业常见疾病的中医理论及治疗规律，而且转变了过去的错误看法。

（4）结合教学工作需要，通过文献复习及资料整理，钻研祖国医学在本门科学中的成就以丰富教学内容，提高教学质量。如我院人体解剖学教研组的教师，即以这种方式学习了与解剖学有关的中医经典著作和其他著述40多种，边学习、边研究，初步编成了《祖国医学解剖学集注》一书，且以此种成果丰富了教学内容。我院生理生化教研组也进行着类似的工作。

（5）通过聘请院外专家来院做学术报告以及会诊查房，解决疑难问题等方式进行学习。我院创伤矫形教研组在中医正骨科朱兴恭医师的指导下，学会了手法复位以及推拿疗法，以其治疗陈旧性髋关节脱臼及腰

第三章 医事

背疼获得了显著疗效。

（6）通过科学研究工作进行学习、研究的过程就是一个学习、提高的过程。研究工作的进展过程，有一个显著的特点就是在开展研究的同时，进行了大量的中医理论学习，并且加强了中西医间的密切合作，互相取长补短，提高西医的中医学术水平，因此它也是西医学习中医的一个有效途径。

（7）一病一会专题座谈。这是学习了党的八届八中全会决议以后，我院在西医学习中医方面所采取的又一新形式。经过充分准备，召集有关教师，比较系统、比较深入的讨论和总结中医或中西医结合治疗某种疾病的理论和实际问题。从已讨论过的几个专题（麻疹、肺炎、电针、麻醉、聋哑症、肾炎、再生障碍性贫血）的效果来看，这是西医学习中医向前深入一步的良好方式。

以上是我院在院党委的领导下，西医学习中医制定的行之有效的各种方式方法和措施。事实证明取得的成效有以下 4 个方面：

①由于西医学习中医取得的成效，在贯彻医学教育与学习祖国医学相结合的原则上形成了一个新的形势。祖国医学教学工作在教学计划中占有重要地位，开设了独立系统的中医课，并且在现代医学课程中也适当地增加祖国医学内容，从而清除了多少年来旧的医学教育体系排斥中医，重西轻中，重洋轻土的严重错误思想影响，丰富了教育内容，提高了教学质量。如我院系统的祖国医学课程，是根据上级指示及本院的现况，结合各年级的不同情况，按照新订教学计划或过渡性教学计划，分别在一二年级和三年级先后开设。全年先后有 1289 名学生参加了中医课程的学习，在学习结束后已对祖国医学的基本理论初步了解，为将来深入钻研打好了基础，且能熟记常用方剂 40 ~ 70 个，对一般常见疾病可以应用祖国医学理论和治则进行处理，并能独立运用针灸疗法治疗一般疾病。在经过祖国医学的学习以后，学生对党的中医政策有了更明确的认识，他们在生产实践，或下厂下乡参加劳动和进行群众卫生工作中都能运用学习的成果给患者解除痛苦，开展医疗预防工作。

②我院附属医院的医疗工作随着中医工作的深入开展，医疗质量获得显著提高。数百种疾病采用了中医中药或中西结合的治疗方法取得了良好疗效。其中并有数十种疾病积累了较多的临床经验，在临床实践中

以现代医学的方法进行了系统观察，做出了总结，初步摸出一套行之有效的规律，成为救治患者、提高疗效的有效措施。它在提高医疗质量方面所起的作用不仅使许多传染病、多发病或者西医无法治疗和疗效不显著的疾病找到了良好的治疗方法（如治疗麻疹肺炎无一例死亡，治疗百日咳疗效达94%，治疗婴儿湿疹疗效达97%），且使整个治疗工作面貌发生了巨大的变化，取得不少创造性的新成果，为治疗工作的发展开辟了一条广阔的道路。如我院第一附属医院儿科从1959年冬季以来，收治小儿肺炎80例，他们根据祖国医学的辨证论治理论和不同的治疗方法，灵活而又正确选用中医方剂及药物，并配合适量抗生素，实行中西医药结合治疗，使患儿全部得到治疗好转，无一例死亡，并且把治疗时间由过去一两周缩短到现在的四五天。该科1959年全年抢救各类重危患者61例，都是由于采取了中西医结合的方法，才使这么多患儿战胜死亡，转危为安。我院两个附属医院各教研组运用祖国医学在治疗上取得的成绩，类似以上事例很多，不胜枚举。

③在开展中西医结合的工作中，我们实行边学、边用、边提高，普及和提高结合，有计划地开展了祖国医学的科学研究工作，中医中药研究题目已占全院研究项目的40%左右，其中某些研究已获得若干重要成果。如我院麻醉科及几个基础医学教研组合作，对电针麻醉的研究结果已获得三方面的显著成绩：首先扩大了应用范围。以此种麻醉施行各种大小手术300例以上，其中有100例以上的大手术，如胰、十二指肠切除、腹腔巨大肿瘤切除、肾切除、脾切除、胃次全切除、子宫全切除、骨关节结核的病灶清除等均以电针麻醉完成手术；其次按照经络理论，结合实践经验创造了腹部六针法、四针法，制定了常规穴位、进针、通电的操作规程，强化剂及辅佑麻醉的适应证、禁忌证和判定效果的标准等，从而大大提高了电针麻醉的效果，使绝对无痛苦从36.3%提高到51%，总有效率提高到93%，解决了许多危重患者手术的麻醉问题；最后已开展电针麻醉作用机制的研究，进行着理论工作。电针麻醉是麻醉学上祖国医学和现代医学结合的丰硕成果，这些创造性的工作是整理和提高祖国医学工作的良好范例。此外，在广泛应用祖国医学成就的同时，曾开展了中医中药治疗某些疾病作用机制的研究，并取得了初步成绩。在教师指导下，还由学生科学研究小组进行3106次中药药理研究。

1960 年，对于这一工作更有计划地进行了安排。这一年全院 10 项重点研究项目中，祖国医学的研究有 3 项（经络学说和针灸机制，脉学研究，促进骨愈合、骨再生的研究），其他重大项目，如肾炎、克山病、大骨节病、麻风、高血压、肿瘤等研究也有中医中药的研究课题。

④随着中医工作的开展，一支进行祖国医学教学、医疗及科研工作的师资骨干力量已在我院逐渐形成。我们不仅有一支扩大了的中医队伍，并且在大搞中西医结合的群众运动中，通过在职学习或短期离职学习以及实际工作中锻炼提高等各种方式，培养了一支能够较好地掌握中医基本理论和一般诊疗技术的西医队伍约 30 多人。并且还涌现了努力学习祖国医学，对其本科若干常见疾病可以按照中医证治原则开方看病的就有 70 多人。另外还有 15 人被派到校外进修深造，这支力量对我院今后中医工作的开展将产生重大的意义和深远的影响。

总结起来，可以概括出以下 3 个主要方面：①以党的中医政策为原则，增强了广大中西医人员的思想，提高了觉悟，统一了认识。②在全院开展了西医学习中医的群众运动，出现了中医工作的新局面，充实丰富了医学教育的成果，提高了教学、医疗及科研工作的质量。③随着思想工作的开展，一支西医学习中医师资骨干力量已开始形成，给学校今后中医工作的开展积累了宝贵财富。

以上这些成绩，归根结底都是依靠党的领导，依靠群众路线和党的中医政策所取得的。事实证明，只有按照党的方针政策办事，才能把工作由一个胜利推向另一个胜利，实现中医工作的不断发展！虽然说我们在党的领导下取得了一些成就，但是按照党的要求来说，还距离很远，对创造祖国新医药学派来说，不过仅仅是一个开端而已。我们绝不敢满足现状，只有虚心而诚恳的学习各方同志们的宝贵经验，改进我们的工作，进一步更深入地开展祖国医学研究，使祖国医学在医疗、教学、科学研究等方面取得更大的成果。并结合当前社会主义建设的需要，加强团结，鼓起更大干劲，认真贯彻党的卫生方针，使祖国医学迅速地向前发展，使祖国医学造福于全人类。

敬祝大会圆满成功！祝同志们身体健康！

米伯让

1960 年

三、西安医学院26期学中医课结业讲话（摘要）

同学们，学习祖国医学兴趣很高，学的好，我很高兴，主要因素有三：

①由于党的教育方针正确，中医政策正确，院领导以及医教室对同学思想教育抓得紧。

②老师们对同学们的讲课有方法、有技巧，讲授上很成功。

③由于同学们的爱国思想性强，贯彻党的中医政策好，勤学奋勉的精神好，因而表现了热爱祖国，热爱科学，热爱学习。

如何学好中医？中医是祖国医学，是先民和疾病做斗争四五千年来积累的丰富宝贵经验。总的来说，是世界医学的一部分。学习中医也和学习其他医学（包括中外）是一样的，其目的都是治病救人，但是理论体系各有不同。为什么不同？这是由于它们的发展过程是处在不同的社会制度和不同的环境时间，因而就有不同的体系。各有所长，然体系虽不同，但是有相同之处，这说明是互相影响的关系。我们要想学好某一种医学，首先要系统地了解它的理论体系，循序学习，掌握它的规律性，才能运用自如，这是肯定的。

学好中医，首先要明确方向，树雄心，立大志。方向就是党中央提出的继承发扬祖国医学遗产、中西结合、创造祖国新医药学派，丰富世界医学内容，解除人类疾苦。毛主席说：祖国医学是一个伟大的宝库，要我们继续发掘发扬。树雄心，立大志，就是要有长远的打算，要有攀登世界医学科学高峰的精神，古人说：志者，气之帅也，有志者，事竟成。不为良相，便为良医。

学习步骤方法：党中央提出学习十六字方针，系统学习，全面掌握，整理提高，继承发扬。我体会其中贯穿了学会精通四个步骤：

①学：勤学苦练，读看写作。

②会：反复温习，反复实践，反复思考。

③通：博古通今，旁搜远览，不受限制。古人仰观俯察，远取诸物，近取诸身，通天地人三术谓之通，触类旁通。

④精：收敛约束，专精于一，突破一点，就是创造发展，这就是对医学的莫大贡献。

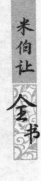

希望有两点：

①思想修养上：要做一名具有共产主义高尚道德品质的医生，要发扬革命的人道主义，救死扶伤，这是神圣的职责。

②业务上：要有创新发展，不墨守成法，要在世界医学史上添一页，要成为承先启后的榜样。

1961 年

四、陕西群英会讲话（摘要）

各位领导、各位代表：

我能够出席这次会议，感到非常荣幸。我是一个中医工作者，想借此机会向各位首长和全体代表汇报一下我对党的中医政策的体会认识，请首长和代表同志们批评指正。

自中华人民共和国成立以来，在伟大的中国共产党领导下，中医事业也及其他事业一样得到了蓬勃的发展。1950 年召开的第一届全国卫生会议上，提出了"面向工农兵""预防为主""团结中西医"的卫生工作三大方针。又在 1952 年第二届全国卫生会议上，根据周总理的指示，确定了"卫生工作必须与群众运动相结合"的方针，推动了卫生事业的发展。1954 年《人民日报》社论又指出"关键在于西医学习中医"，明确了卫生工作者继承和发扬祖国医学遗产的重要意义。1955年，在北京成立了中医研究院。1956 年，又在全国及我省成立了许多中医医院，同年，我国电影工作者拍摄了纪念伟大的药学家李时珍的影片，这一切都标志着祖国医学的发展进入了一个新的历史时期。1958年 11 月保定中医中药工作会议，又把我国中医中药工作推向了一个新的阶段。同时，中共中央对卫生部党组关于西医离职学习中医的总结报告做了批示。这一切充分说明党对祖国医学的正确估价和对中医事业的发展是多么的关怀和重视。

总之，无论是在政治、经济、文化科学及中医事业的发展上，新旧社会是无法比拟的。旧社会的中医没有政治地位和学术地位，无论怎样也梦想不到今天中医能参加革命工作。所有这些都使我们由衷地感谢中国共产党，我一定要刻苦钻研业务，更好地为人民卫生事业贡献出自己的一切。

要更好地为人民服务，不但要解决为谁服务的问题，而且要有一定的业务能力。几年来，在中医理论上对古今中医书籍积极争取阅读，做出了心得体会。校录《伤寒杂病论》十六卷、《神农本草经》三卷及秦越人《难经》一卷。1962年春以来，校录了《黄帝内经》十八卷，并且还对不同的版本、重复和不正确的地方都予校注，提出自己不同的见解和看法，进一步结合临床实践，加以探讨。在理论基础上密切临床实践，解决疑难病症，提高医疗质量。如在臌胀、水肿、妇女闭经、崩漏、高烧待诊等方面都取得了良好的效果。例如：一名再生障碍性贫血患者，血常规指标很低，累计输血25 450ml未能治愈，仍有齿龈出血、便血、血红蛋白低等表现。为了寻找有效疗法，我翻阅了《血证论》《巢氏诸病源候论》等中医古今书籍。《神农本草经》云：地黄有填补骨髓作用。即运用祖国医学"四诊八纲"之法初诊，认为该患者为虚劳阴虚脱血证，随即制定了以地黄为主的治疗方案治愈。再如一女性患者咯血、呕血、便血伴紫斑，先后住院4次，经西医剖腹探查及多种治疗无效后收入中医病区。经过诊断为络脉溢血证，用健脾益气温补之法治愈。

我在治疗过程中，对每个患者都要详细诊疗，从不因人而异、马虎从事。对重危患者绝不因无望而拒诊，而是想法尽力抢救，因此受到了患者的高度评价和赞扬以及领导的重视。这些都是对我的鞭策。

同志们，今后我一定要刻苦钻研业务，努力学习，不断提高理论水平和医疗质量，全心全意为人民服务。

最后祝大会成功，祝各位首长、各位代表同志们身体健康。

米伯让
1963年

五、国家科委中医中药组成立会议讲话（摘要）

各位首长、各位同志：

这次我参加国家科委召开的中医中药组成立会议，感到非常高兴！因为这次会议的召开关系到中医中药的研究发展问题，意义重大。我作为一名中医，对中医的研究发展更是责无旁贷。回忆过去，国民党反动政府对中医歧视摧残，企图消灭的措施，真是令人愤恨。中华人民共和国成立后，党和国家非常重视中医事业，为中医事业的发展制定了一系列政策，使中医教育、医疗、科研都得到了迅速的发展和提高，中医药在我国群众中和国际上都树立了很高的威信。西医学习中医人员也建立了民族自尊心，大部分中医人员消除了自卑感，在保障广大人民健康方面都发挥了中医应有的作用。新旧社会对比真是大有天地之别，使我内心深处有说不出的感激和兴奋，我愿在党的领导下为中医事业贡献自己的一生。

今天我借此机会，将科委提出的几个问题，结合我个人的工作体会，提出以下几点浅见，仅供科委参考。

（1）关于如何进一步发挥西医学习中医人员的作用和特长：①我认为西学中人员是我国中西医结合事业的新生力量，他们既有一定的现代西医知识，又接受了祖国医学知识，这对创造我国的医学将起到重大的作用，我们应当重视他们和爱护他们，使他们明确认识到西医学习中医是为了更好地为人民服务，为人类造福，自觉自愿的热衷于党的中医事业，献身于祖国医学的整理研究工作，为中西医结合事业做出贡献。②依靠党的领导，给他们创造一定的工作条件，充分发挥他们的作用和特长。因为这些人大部分都是热爱中医事业的，如能经常了解他们的工作情况和存在的实际问题，给他们创造条件，定会发挥巨大的作用。另外，带他们的老师如果没有一定的中医理论知识和实践经验，他们就感到中医很简单、没啥学的，甚至对学习产生不正确的看法。加之回到原单位后有些领导不注意这个问题，不给他们明确地交代任务，不给他们妥善的安排和一定条件，这样就把国家和个人花费的财力精力白白地丢掉了，真是可惜。建议各地卫生部门把西医学习中医的人员组织起来，集中使用，按照职别专业统一分配在中医研究所、中医学院、中医医院和各医院的中医科，并给配备有学识有经验的老中医，编制一定数量的床位，组织他们随着老中医上山下乡防病治病，边实践边提高，不断总结实践经验，进一步做好中医整理研究工作。③解决他们生活中存在的实际问题，例如晋升问题等等。总之，领导一定要关心、鼓励、支持他们，让他们把毕生的精力投入到党的卫生事业，为党的中医事业做出贡献。

（2）关于如何充分发挥中医的作用。我认为首先是整理中医队伍，加强医德教育，提高业务水平，认真贯彻党的中医政策，树立全心全意为人民服务的思想。对中医人员要不断地进行思想教育和业务进修，并要积极组织他们用中医药对急性病（包括急性传染病）、地方病的防治，通过实践不断地总结经验，最后以强有力的事实破除一些人对"中医只能治慢性病，不能治急性病"的错误认识和轻视中医的思想，以提高中医的地位。

例如：1963年，我主动要求带领医疗队到汉中地区防治钩端螺旋体病，但首先遇到的问题是不让中医治疗，经过再三请求，才同意我们治疗，但原则是"今年的要求是不能死一个人……"面对这种现实我非常气愤，但也认为这是对我们的一个严峻考验，我决心要为祖国医学争光。通过实践，充分说明了中医治疗钩体病是一个普、简、验、廉的好办法，深受群众欢迎，受到了党和国家的重视。通过我的体会，建议卫生部、各级党政领导一定要消除重西轻中的错误思想，认真贯彻党的中医政策和卫生工作方针。卫生部要立中医法，才能保证中医事业的健康发展，才能充分发挥中医人员的作用。

（3）关于在西医医院里的中医科应该怎么办。我认为西医医院设置中医科是我国医院里不可缺少的一个重要科室，是我国医院组织的特点，是认真贯彻党的中医政策和卫生工作方针的结果。经验证明，西医医院设中医科可以搞中西结合，在治疗上也解决了很多疑难病症，尤其是现代医学在治疗上比较棘手的疾病，如流行性出血热、钩端螺旋体病、克山病、肝炎、肝硬化腹水、再生障碍性贫血等。通过治疗可以互相学习，互相启发，互相帮助，取长补短，提高医疗水平，保障人民健康，支援国家建设，促进医学的发展。办好西医医院中医科，首先要依靠党的中医政策，各级党政领导的重视和大力支持。并要组织有丰富经验的、有真才实学的老中医、青壮年中医和献身祖国医学的西学中人员组成一个核心，一道工作，有计划地进行中西医结合。充分利用现代医学的设备进行中医的科研题目，这样就能为中医、中西医结合事业做出贡献。我建议中央卫生部应在各省认真检查中医工作，连续检查5～10年，中医工作就会搞好，西医医院的中医科就会办好。建议卫生部负责同志应当指示加强办好，不应削弱。

米伯让

1964 年

第三章 医事

六、西安医学院下乡医疗经验交流会议讲话

我院中医教研组成立于1954年。在党的教育和培养下，全教研组同志们的思想觉悟有所提高，认识到搞中医就应当勇敢地肩负起对党的中医政策负责，对祖先文化遗产负责，对科学研究发展负责的重担。立志献身中医，胸怀祖国，放眼世界。

通过中医政策的学习和近年来我国在中医方面所取得的优异成果，以及亲身临床实践，使青年中医和西医学习中医的同志们越发体会到党指出的"祖国医学是个伟大的宝库"是多么具体、亲切、英明和伟大。但是，继承发扬祖国医学遗产，创造新医学派是前无古人、史无前例的事。中医书籍汪洋浩瀚，对祖国医学这块璞玉，如何取其精华、去其糟粕，尚缺乏经验。年轻的同志毕竟临床经验有限，医学院中医教研组所见久治不愈的慢性患者多，再就是西医感到棘手的疑难症。有人说："中医只能治慢性病，不能治急性病。"对于这种说法，虽然不服气，但我们缺乏这种实践经验，胸中无数。同志们不满足于现状，急切的需要冲出一条道路来，争取做出优异成绩，为祖国争光。

在医学院党委和附属二院党政领导的亲切关怀和大力支持下，3年来连续上山下乡，在汉中地区、周至县、淳化县进行巡回医疗。特别是去年党中央提出把卫生工作的重点放到农村去的伟大号召以来，我们越来越感到道路是越走越宽了。农村是继承发扬祖国医学遗产的广阔天地，中医在农村大有作为。

（1）农村是革命的熔炉

通过下乡防病治病，亲眼看到了农民对国家贡献比我们大得多，但是却遭受着各种疾病的折磨，严重的危害着他们的健康，影响着劳动力。想一想，我们有什么理由不全心全意为农民服务呢？是农民养活了我们，但我们却没有尽到自己的职责，有时还斤斤计较名誉地位。由于活生生的事实教育，思想觉悟提高了，大家怀着深厚的感情为农民治病。举个例子来说，1964年在城固县古城大队，有一位姓蔡的农民，他有6个孩子，当年两个孩子因患病得不到及时正确的治疗而死亡。这次又有一个孩子患了严重钩体病，高烧持续不退，躁动不安。病儿蚊帐上还贴着巫婆画的符文，病儿父母精神上异常焦虑恐

惧。根据历年经验，对待钩体病医生怕负责任，怕担风险，让病儿家属长途搬运，最容易引起咯血死亡。我们就带着这个问题，学习《为人民服务》。毛主席说："白求恩同志毫不利己专门利人的精神，表现在他对工作的极端地负责任，对同志对人民的极端的热忱。"面对这种情况，读着这段话，就感到格外亲切。同志们表示决心，一定要发扬革命人道主义精神，排除一切杂念，把患儿抢救过来。我们安慰家属说："放心吧，你把孩子交给医疗队，不用去请，天天来，负责到底！"我们每天严密观察病情变化，精心辨证施治，细致护理，先后用银翘散、白虎增液汤、白虎增液承气汤、竹叶石膏汤治疗而顺利治愈。床前的符文，不知什么时候扯掉了。我们曾为了抢救一个厥逆无脉患者，连续守护达72h之久。同志们经常冒着风雨，跑几十里路去农民家治病，亲自煎药、喂饭、端屎端尿。是医生也是护士，有时患者吐在身上，也不觉得脏，把暖壶给患者用，把炭拿去给患者生火，拿钱给患者买饭等好人好事不断涌现。同志们一致表示，愿意响应党的号召，为农民服务一辈子。

（2）治病注意普、简、验、廉

过去在城市大医院看病，见病不见人，大笔一挥，就是几块钱，透视化验一大堆，至于患者是否能看得起病，就不屑于过问了。下乡后，了解到农民特别是山区农民的生活状况以后，就认识到是否让农民看得起病。所以在医疗上，必须做到知病、知心、知药、知价。因此，我们在治疗中，就尽量采用便宜药，如白茅根、桑叶、苇根、竹叶等陕南遍地皆是，就让农民自采入药。3年来没有给农民用过犀角，甚至黄连也很少用，坚持普、简、廉、验的原则，力求做到用药合理，治疗彻底。例如城固县龙头区陈家窝一位农民张某患伏暑症，体温高达40.6℃，头痛如裂，躁扰不宁，鼻衄，我们完全用中药给他治好病，共花3元多钱。她爱人感动地说："她今春害的那场病，花了几十元，钱都花光了，这么重的病要不是你们来，没钱看病，恐怕就没命了。"据1965年中药治疗钩体病94例统计，每例平均药费1.23元，最多5.7元，最少0.18元。据36例出血热治愈患者统计，平均13.2元，最多花费为67.2元，最少为1.22元。治愈杂病4000余人次，也是尽量应用不用钱或者少用钱的针灸、拔火罐、按摩。农民说："共产党派来的医生真好，给咱农民把心操扎了！"

（3）在实践中不断前进

3 年来，我们下乡以中医中药防病治病的经历不是一帆风顺的。1963 年秋，我们第一次下乡准备防治钩体病，初到陕南某地，有人认为是来抢资料的。我们请求参加防治钩体病的工作，又有人说："有青霉素特效疗法，何必搞这一套，不能拿着人命做试验！"同志们是怀着满腔热情，响应党的八届十中全会号召，但是一下来，当头就是一瓢冷水，首先碰到的困难是不让中医治疗钩体病。怎么办？在同志们思想中，也产生了两种思想的激烈斗争：人家既然不让治，何必担那么大的风险，万一拿不下来，岂不难以下台？但是眼看着许多患者被络绎不绝地送往县医院，西医忙得不可开交，中医闲得没事干，有的患者因长途搬运颠簸，咯血而亡。面对这种情景，作为人民的医生，能够"明哲保身"，无动于衷吗？我们就带着这个问题学习毛主席著作，于是，同志们下定决心，如果不让我们亲手治，哪怕给西医同志背药箱，也要坚持到最后。与此同时，我们到疫区了解病情，对照翻阅中医文献，我们发现祖国医学对温热病的贡献是多么丰富多彩！我们心里越来越有底，信心越来越强。我们再三坚决请求，但是回答是："今年的要求是不能死一个人，你看能治就治。不能治，可以到处转转，看看名胜古迹。""能治，怎么不能治！我们是来防病治病的，不是来游名胜古迹的。"我说，"哪里发病多，哪里医疗条件差就到哪里去！"由于我们据理力争，终于允许将南郑县中所营作为中医治疗试点疫区。同志们没有丝毫悲观失望的情绪，把困难当作前进的动力，决心要为中医治疗急性热性病杀出一条路来！

这一年，我们采取深入农村第一线，送医上门，设家庭病床的办法，共治愈钩体病 23 例。总结了它的好处是：药价便宜，服用方便，收效快速，没有过敏反应。我在学术报告会上，从中医理论体系角度做了阐述，采取摆事实、讲道理的办法。有人非难说："中医什么时候听到过钩体病这个病名？"我的回答说："查遍中医文献也找不出钩体病这个病名。若要问温病，则渊源于《内经》，孕育于《伤寒论》，产生于金元，成熟于清代，祖先给我们留下这份宝贵遗产已有一千多年的历史了。"在会上，着重宣传党的卫生工作方针和中医政策，从正面鼓励中医同志的积极性和责任感,与会同志一致感到给他们撑了腰。这个说"我用桂枝汤治愈过,未敢给徒弟说",那个说"只要让中医治,就敢治"。有的老中医还曾背着亲手精选的石膏,准备到乡下去治。有人说:"听了这个报告,好像给我头上开了一个天窗,以前我不懂中医能治钩体病,通过这次会议,我认识到中医肯定能治钩体病,今后我们一定要开展中医对钩体病的治疗。"我深刻体会到,只要党的政策为群众所掌握,就会变成无比巨大的物质力量,乐意献身于中医事业的人大有人在。

经过 1963—1965 年连续 3 年赴陕南防治钩体病,共总结了 388 例,治愈率达 99.74%。1964 年参加了汉中专区召开的防治钩体病专业会议,大会委托我主持并与专区中医同志一起制定了《陕西省汉中专区钩端螺旋体病中医治疗方案(草案)》。1965 年,经过广大中医实践,认为该方案行之有效,深受广大农民欢迎。群众普遍反映说:"中药真解决问题!"经过历年反复实践,事实胜于雄辩,再没有人争论中医能否治愈钩体病了。人们异口同声地说:"中医治疗钩体病是一个符合多、快、好、省的好方法!"破除了"中医只能治慢性病,不能治急性病"的怀疑。西医学习中医的同志,通过治急性病的实践,信心增强了。过去书本上学到的,如白虎汤"白虎剽悍",有如"金风虎啸""白虎五禁"等,由于理论密切与实践联系,理解就具体而生动。虽然临床表现不那么典型,也能辨证施治,灵活运用,应手而效,从而对中医中药的兴趣越来越浓。

1964—1965 年,我们到关中某地防治出血热,县医院一再挽留。我们分析对比了县医院和某公社医院两地的情况:县医院医疗条件较好,医务人员力量较强,生活条件较好,但等患者抬来已为时较晚,失去了抢救机会。而在乡下,便于深入第一线送医上门,避免长途搬运患者。虽然生活条件较差,但却首先利于工作,便于抓三早(早发现、早诊断、早治疗),把疾病卡在第一线。因此,我们毅然选点公社医院,婉言谢绝了县医院的盛意,一如既往。我们的目标是:哪里患者多,哪里医疗条件差,就到哪里去!有些好心人说"防治出血热,送医上门用不上",担心这样做会出事。结合具体情况,我们坚持采取送医上门,巡回医疗,设家庭病床和抢救点相结合的方式,两年来共治愈出血热47例，疗效满意，得到公社党政领导的赞扬和农民群众的热烈欢迎。

3年来，我们每次下乡，遇到困难就反复学习《为人民服务》《纪念白求恩》《愚公移山》等8篇文章。每次防治结束时，每人均写出防治心得体会。在为农民防病治病的基础上，共写出中医防治钩体病的论文3篇，治疗出血热的论文2篇，治疗克山病的论文1篇。在历年广泛治疗的基础上，教研组把中医防治钩体病、出血热、克山病作为长期科研题目。当然，这里面不知要灌溉多少血汗，付出多大劳动代价。我们有决心和信心，准备10年、20年搞下去，直到消灭这3个病。我并赋诗一首：

> 此地流行出血热，危害人民似虎烈。
>
> 主席思想指引我，终有妙方可回厥。
>
> 让祖国医学在农村扎根、开花、结果。

在防治疾病中，我们体会到群众的智慧、力量是无穷的。就拿1964年来说，陕南某地共发病1603例，我组仅治64例，占0.9%，这说明绝大部分的工作是基层广大医务工作者做的。又据该地统计，共有中医57人、西医22人，中医占72.2%。使我们认识到，必须相信群众，依靠群众，发动群众，充分调动群众的积极性，群策群力，同心同德，才能做出更大的成绩，绝不是少数人所能包办得了的。在防治钩体病过程中，我们虚心向基层中医学习，走访收集他们的验案，写出某某区中医治疗钩端螺旋体病的经验探讨（41例）一文。1965年所写《中医治疗钩端螺旋体病294例探讨》，就是在汉中专署文卫局主持下由我组和专区防疫站、汉中卫校中医进修班、城固县医院中医科一起负责总结的，其中161例来自6个县33个卫生院（所）的中医同志。通过鼓励同志们的积极性和决心，使他们认识到，不仅省上来的医生能治，广大的中医也能治。这样做了之后，近两年来，汉中专区广大中医敢于实践，因此总结经验的文章如同雨后春笋，越来越多。正是一花独放不是春，万紫千红春满园。在陕西淳化县治疗克山病26例，就是与卫生院中医合作搞的。我们感到这样做有利于贯彻党的"双百"方针，以促进科学研究的发展，有利于贯彻继承发扬祖国医学遗产的方针。

此外，还主办了中医治疗钩体病短训班一期，共 65 人。培训后带领 20 名学员到乡下，理论密切联系实践，采取带、讲、做的办法，以身作则，向他们传技术、传思想、传风格。防疫结束时，学员们一致反映，这次"战场练兵"收效很大，解除了对中医治疗钩体病的畏难情绪，基本掌握了钩体病的中医治法。他们保证今后一定要更热爱中医，深钻技术，要在防疫中起更大作用。与西医组联合举办了两期共 60 余人的基层医生培训工作。在关中某地给基层培训半农半医学员及卫生员 180 人，讲解农村内、外、妇、儿常见病的中医治疗。由于当地流感与出血热同时流行，初起症状容易混淆，向 150 名卫生员简介了两者的鉴别诊断及其中医用银翘散加党参、葛根、白芍与用银翘散分别治疗，治愈发热患者 200 多例，解除了当地农民对于出血热的恐惧情绪。

　　我们之所以这样做，是基于以下认识：卫生院、卫生所、联诊所是集体单位，和国家全民医疗机构一样，都是卫生战线上的主要力量，缺一不可。知识是人民的财富，不是个人垄断的资本，应该还给人民，服务于人民。因此，我们每到一地，就以主人翁的态度，把基层的工作做好，把技术毫无保留地留给基层。另一方面对一些应当改进，而且有条件改进的工作提出适当建议，一同搞好。我们认识到，中医巡回医疗队也就是通过医疗实践，积极主动地宣传党的中医政策的宣传队和医疗队。医疗队走到哪里，就把党的中医政策宣传到哪里，让祖国医学在农村扎根、开花、结果。

　　在中医科研方面，我们不仅自己搞，并与院内外如附属一院中医教研组、基础科、病理、微生物、检验科搞大协作。我们体会到继承发扬祖国医学不是少数人的事，而是千百万广大中西医工作者长期艰苦奋斗的事业。

　　以上是我们面向农村、继承发扬祖国医学遗产的一些体会。如果说我们在防病中还做了一些工作的话，这是党的卫生工作方针、中医政策和毛泽东思想指引的结果。

　　在院党委和附属二院党委亲切领导和关怀下，使我们方向明、干劲大，院领导亲自下乡检查指示和慰问，保证了工作的顺利进行。我们深感所做工作距离党的要求还很远，存在问题还很多。今后我们一定要戒

第三章　医事

骄戒躁，再接再厉，在毛泽东思想指引下，虚心向兄弟单位学习，为继承发扬祖国医学做出更大的贡献！

米伯让
1965 年

编者注：西安医学院指现西安交通大学医学部

七、欢迎朝鲜针麻考察团讲话

朝鲜针麻考察团的同志们：

你们好！我首先代表内科研究室全体同志向您们表示热烈的欢迎！

你们在朝鲜金日成主席的领导下，贯彻执行"政治上自主，经济上自立，国防上自卫"的方针，把一个落后的殖民地国家建设成为坚强的社会主义国家，挺立在反帝斗争的东方前哨，为全世界人民的反帝革命事业做出了重大贡献，我们感到非常敬佩！

你们在金主席的领导下，高举反帝革命斗争旗帜，紧紧依靠广大朝鲜人民，在反对日本帝国主义的艰苦岁月里，英勇不屈，百折不挠，坚持抗日武装斗争，不仅为朝鲜的独立和解放事业建立了丰功伟绩，而且对中国人民的抗日战争做出了无产阶级国际主义的宝贵支援，我们表示衷心感谢！

中朝两国的关系是非常亲密的，中朝两国人民的友谊团结是牢不可破的。这正如我们伟大领袖毛主席在祝贺朝鲜人民革命军成立 40 周年的贺电中讲："在反对共同敌人的长期斗争中，中朝两国人民结成了深厚的战斗友谊。这种友谊是在艰苦的斗争中用鲜血凝成的，是建立在马克思列宁主义和无产阶级国际主义基础上的，因而是牢不可破的。"

中朝两国不仅在政治上是唇齿之邦，就是在经济上、文化上也有着极为密切的关系。如中朝两国医学交流方面，在历史上很早就非常密切，其后不断地发展，促进了中朝两国相互间的日益文明。

如朝鲜医学传入我国的情况：据传说唐武周时朝鲜就传入我国治脚气的高丽老师方。贞元时又传入的威灵仙治足疾方以及海狗肾、五粒松、新罗人参，还有一些医药知识也输入了我国。

拿药物方面来说，在梁陶弘景《名医别录》中，记载了朝鲜出产的五味子、昆布、芜荑、款冬花、朝鲜鸡、菟丝子等药物，说明这些药物在中国南北朝时期便已传入中国。到了唐代，在苏恭、甄权、陈藏器、李珣诸人所著的本草里，又记载了朝鲜所产的白附子、延胡索、兰藤、担罗、海藻等药，这就说明朝鲜输入我国的药物是越来越多的。从苏颂著的本草中则可看出朝鲜所产的胡薄荷一药，在宋代就传入我国。

与药物输入的同时，朝鲜医家所创立的医方也流传到我国。据李时珍《本草纲目》卷十九引唐开元《广济方》采用高丽昆布，白米泔水浸一宿，洗去咸味煮食，可治膀胱结石。像这种明确地指出要用“高丽昆布”而不用其他地区的昆布这一点，即可看出这一医方当是朝鲜医家所发明的。下及宋代，像这类指明用朝鲜药物治疗的方剂为数更多：如《洪遵集验方》卷一的“一粒金丹”；王贶《全生指迷方》卷三的“桃仁散”两方的药队群，都用有“新罗白附子”；严用和《济生方》喘病门用的人参胡桃汤一方，则用新罗人参为君；朱端章的《卫生家宝产科备要》卷二补胎方，则指名要用“高丽细辛”。从这些方剂用药情形来看，很可能是朝鲜传入的处方，至少是受了朝鲜医药学影响的处方。

到了元代世祖忽必烈时，曾两次邀请朝鲜名医薛景成来中国治病。下到明清的时候，朝鲜“李朝”宣宗时（1613年）医家许浚所纂的《东医宝鉴》一书也流入中国，并为中国医生所推崇。此外，在清人陆以湉《冷庐医话》卷二里，还说朝鲜人康命吉编的《济众新编》一书内“论服人参、附子之害，语特精当，足以警世”等语，皆足以说明在中朝文化的交流当中，在医学发展中相互间是起了一些推动作用。

此外，中国医学传入朝鲜的情况。据《五千年中朝的友好关系》记载（张政烺等）：中国医学在汉武帝时已传入朝鲜。在公元514年时，肖梁武帝曾同意朝鲜百济的请求，遣毛诗博士及医师去朝鲜，这是中国医学传入朝鲜的开端。下及唐代，由于两国间的接触更为频繁，所以中国医学就向朝鲜输入得更多。除去范文所谈的《甲乙经》《难经》《脉经》《素问》等书流传到朝鲜外，据刘禹锡《宾客集》卷十七的记载，唐德宗贞元时（785—804）所撰的《广利方》，在元和时（806—820）被朴正言携入朝鲜。还有在木宫泰彦所做的《中日交通史年表》里，在唐时日本来中国习医的，多附新罗船以归，中国医学在传入日本的过程中，也就间接的输入了朝鲜。又日人丹波康赖《医心方》卷二十八引新罗法师流观秘密要术方，使用露蜂房治虚损一证，系在唐时由仓州

（编者注：今江苏宝应县一带）传入朝鲜的。到了宋代，当时中国的统治者曾于端拱元年（988）和天禧五年（1021）两次赠送《圣惠方》一书给朝鲜（见宋史高丽传）。同时还在1078年，应朝鲜王徽的请求，派医师邢木造等去朝鲜教授医学，随着又于1103年分别派医官牟介、杨宗立、杜舜华、成湘、蓝苗等至朝鲜分科教授医学（见张政烺《五千年中朝的友好关系》），自此以后朝鲜大量吸收了中国医学。据说当时的医学制度也类似中国的医学制度，如惠民局、活人署、太医院、典医监及医学的考试规章。这些规章制度的设立，和宋代的和剂局、安济坊、御医院、尚药署的设立相似（见玄览堂丛书四夷广记76页）。

从朝鲜李朝世宗二十七年（1445年）医家金蒙求等所撰的《医方类聚》里引用了中国医家李东垣著的《兰室秘藏》一书、危亦林的《世医得效方》等元人著作，可知元时祖国医学仍同以前一样，不断地输入朝鲜。朱明的时候，凡朝鲜来中国的使臣，多携医官来中国与中国医生交流经验，解答疑难问题（见范行准《朝鲜的古典医学》一文），因而我国医学流传到朝鲜的机会就更多了。

此外，据《玄览堂丛书》记载：明宣德时的市易条例，规定朝鲜人可以购买中国药材，在明代我国药物也大量地运进朝鲜。

还有，当日人丰臣秀吉侵略朝鲜时，我国为了援助这一兄弟之国，遂派李如松等率兵至朝鲜抵抗。在派遣的军队里，就有不少随军医生。例如眼科医师张普和内科医师孟二宽，便是随军到朝鲜的，因而也就把祖国医学顺便传入了朝鲜（见日本丹波元简《医剩》卷中·皇汉医学丛书）。

其他，据朝鲜李朝宣宗时（1012）医家许浚所纂的《东医宝鉴》一书的集例，引用明人俞弁的《续医说》、陶华的《伤寒琐言》、邹福的《经验良方》、虞抟的《医学正传》等书，可见明代这些著作就流传到朝鲜了。

降及清代，康熙三十八年（1699年）朝鲜人金指南来北京，学习了我国煮焰硝的方法，回国以后，试之颇效，遂著了一部《新传煮硝方》（见陆以湉《冷庐医话》）。上述这些都是我国医学在历史上流入朝鲜比较重大的一些事迹。

总的来说，从两国医学交流的情况可以看出，朝鲜医学与我国医学的关系是非常密切的，两国医学相互影响从而得到了迅速的发展，也增加了两国间的长远友谊。

特别值得我们学习的是朝鲜人民政府在 1956 年制订了发展汉医的计划，我们相信朝鲜医学界的同志一定会在金日成主席的英明领导下，在发展东方医学方面做出新的成就，开放出灿烂之花。

这次朝鲜针麻考察团的同志们来中国进行针麻考察，我们感到非常亲切。如果不是我们伟大领袖毛主席和中国共产党领导中国人民把一个半封建半殖民地的中国解放出来，你们如果不是在您们伟大领袖金日成主席和朝鲜劳动党领导下，把一个殖民地的朝鲜解放出来，我们中朝两国的医务人员今天便不会欢聚一堂，交谈经验，我们感到非常幸福。

伟大领袖毛主席对我国的卫生工作制定了一系列的方针政策，其政治意义非常的伟大深远。由于我们是建立在友谊团结的感情基础上，愿将我国卫生工作的方针政策对推动发展我国医药卫生事业起了巨大作用的一些体会向朝鲜同志介绍一下：

（1）我们的卫生工作方针是"面向工农兵，预防为主，团结中西医，卫生工作与群众运动相结合"。这一方针对彻底改变旧中国的卫生面貌，消灭旧中国遗留的许多疾病，保护劳动大军，发展社会主义工农业生产起了巨大的作用。在卫生面貌和卫生事业的发展变化上，新旧社会相对比可以说是天壤之别。

（2）对我国医学的发展方面，党中央依据我国 6 亿人民的需要，依据我国医学科学发展的需要，给我们制定了中医政策，就是"继承发扬祖国医学" 8 个字，这就是说，民族要解放，国家要独立，我国医学科学要发展。这一政策的实施，大大提升了我国民族自尊心。由于我国医学在旧社会受到国民党反动政府的歧视、轻视、摧残以至消灭，我国医学处于一个摧残状态：一是得不到政府的重视，无人支持医家们用现代科学知识去发展研究；二是传统的研究方法继承者亦日渐稀少。由于在反动政府压榨剥削下，民不聊生，终日处于水深火热之中，生死难保，学术研究哪能得到提高。自从毛主席、共产党领导全国人民解放了全中国，中国医学和从事中医人员亦随之得到解放，中医事业随着党的卫生事业蓬勃发展。中华人民共和国成立以来，全国成立中医学院大约 27 所，中医专科、中级学校不计其数，各省市成立有中医医院和中医研究所，各地较大的医院都成立了中医科，这样加强了我国医务人员的团

第三章 医事

结，发挥了中西医的作用，无论在防病治病、医学科学研究上都做出了一定的成绩。对祖国旧有的医学初步进行整理，出版了《中医学概论》以及 1964 年全国教材会议审定的中医各科讲义。这些文献的整理，虽是初步以近代科学方法进行整理的，但在历史上还没有这样一套比较完整系统的教材，这对普及祖国医学起了一定的推动作用。从此中医后继人员如雨后春笋茁壮成长，西医学习中医人员也越来越多。

（3）遵照"把医疗卫生工作的重点放到农村去"的指示，广大医务人员，包括中医在内，纷纷走向农村，巡回医疗，送医送药上门，为彻底改变农村医疗卫生的落后面貌而努力。

（4）关于西医学习中医的关键问题，一是这些同志既学习了西医学，还应继承发扬民族自己的医学，通过学习要把自己民族的医学理论提高到一个新的水平加以发扬。二是通过学习加深民族自尊心，认识到祖国医学是一个伟大的宝库，应当努力发掘加以提高。通过学习掌握，不仅更好地为人民服务，更重要的是为创造中国统一的新医学、新药学这一伟大事业做出贡献。我国针刺麻醉的发展就是一个显著的事例。

（5）在发展我国医学方面，中国对世界应有较大的贡献，运用近代科学知识和方法来整理和研究我国旧有的中医和中药，以及把中医中药的知识和西医西药的知识结合起来，创造中国统一的新医学、新药学。由于我国医学过去长期受封建社会制度的束缚，闭关自守，不能运用现代科学知识和外国医学知识研究提高自己民族的医学水平，各承家技，墨守成法；另一种是用西医的理论方法企图来解决研究祖国医学的基础理论，用一种医学知识解决另一种医学的问题，有许多问题就很难以说明。由于人体的秘密至今没有彻底揭露，也只能用近现代自然科学、多学科的知识来进行研究。方法就是要用马克思列宁主义的辩证唯物主义和历史唯物主义的哲学观点、方法，进行分析整理研究，一分为二地吸取精华，剔去糟粕。通过文献整理研究和临床治疗研究、现代科学实验研究，在整理和研究中医中药的同时，要吸收外来医学，也就是把中医中药的知识和西医西药的知识结合起来，用这一套完整的研究方法来创造出中国统一的新医学、新药学，为丰富世界医学内容，解除人类疾苦做出贡献。这就是我们今后继承发扬祖国医学的具体方针和目的、任务。今天，朝鲜针麻考察团的同志们不远万里来到我国进行考察，对我们的工作可以说是一个很大的促进，我们感到万分高兴！我们这里的条较差，对中医研究工作来说也没有一套成熟的经验，希望朝鲜针麻考察团的同志伸出友谊之手，不客气地进行指导，把中国人民的卫生事业当作朝鲜人民的卫生事业，提出改进意见。让我们携起手来，为完成国际主义伟大的人民卫生工作而奋斗。此外，要求针麻考察团的同志把朝鲜东医研究的进展情况介绍给我们，让我们学习，提高我们的研究水平，进一步增强我们两国间的长远友谊。

这次朝鲜针麻考察团来中国进行考察，给我国医学带来很多宝贵经验，我们表示衷心的感谢！

以上讲话如有说错的地方，由我个人负责，并请同志们批评指正。

米伯让

1975 年

八、陕西省卫生局长会议讲话（摘要）

这次会议是粉碎"四人帮"后我省卫生战线召开的一次盛会，必将对我省卫生工作起很大的推动作用，必将对落实党的中医政策，促进中西医结合产生深远的影响。我能参加这次会议感到无比兴奋，并热烈祝贺这次会议圆满成功。现在，我就党的中医政策和加快中西医结合步伐，谈谈我的初步认识和体会。

党的中医政策是我们伟大领袖和导师毛主席为卫生工作制定的一项重要政策。毛主席为我们全面地、完整地制定"面向工农兵，预防为主，团结中西医，卫生工作与群众运动相结合"的卫生工作方针。毛主席在全国第一届卫生工作会议上亲笔为我们写了"团结新老中西各部分医药卫生工作人员，组成巩固的统一战线，为开展伟大的人民卫生工作而奋斗"的光辉题词。我们敬爱的周总理又亲笔写了"继承发扬祖国医学遗产，为建设社会主义服务"的光辉题词。毛主席又指出："运用近代科学知识和方法来整理和研究我国旧有的中医和中药，以及把中医中药的知识和西医西药的知识结合起来，创造中国统一的新医学、新药学。"又强调指出："中国医药学是一个伟大的宝库，应当努力发掘，加以提高。"并在卫生部西医离职学习中医班报告中批示，要求西医学习中医，通过学习，"出几个高明的理论家，这是一件大事，不可等闲视之"。毛主席的指示体现了辩证唯物主义、历史唯物主义的无产阶级哲

第三章 医事

学思想，指明了我国医药学发展的根本方向。

多年来，我深深体会到，贯彻党的中医政策，贯彻毛主席的中西医结合，创造中国统一的新医学、新药学指示，并不是一帆风顺的。根据当前国外医学科学发展的情况来看，许多国家都在研究中国医药学，我们如果不奋起直追，就有可能落在人家后面，这一问题是值得我们特别注意研究的重大问题。

我们要实现毛主席"创造中国统一的新医学、新药学"的伟大理想，为人类做出贡献，就必须遵照和深刻领会毛主席对中医工作的全面教导。首先是贯彻落实党的中医政策和毛主席对创造中国统一的新医学、新药学的全面指示，运用马列主义、毛主席的辩证唯物主义、历史唯物主义哲学思想指导我们的思想，指导我们的科研医疗。用现代自然科学的知识条件整理和研究中医中药的基本理论，研究总结中医中药的疗效规律，阐明它的本质，探索它的规律性、系统性、理论性，中西医学从理论上逐步融会贯通，防治上取长补短，提出比较完整的一个新的理论体系，指导我国的医疗实践，这才是中国统一的新医学、新药学。这样，我们就要做大量的中医文献整理研究工作、中医理论研究工作、中医临床治疗实践研究工作，总结我们祖先几千年来遗留下来的这份宝贵经验和理论知识。这是贯彻落实党的中医政策的一项主要任务，也是实现毛主席中西医结合，创造中国统一的新医学、新药学的基本条件。而我们要完成这一光荣而艰巨的任务，首先是做好继承工作，没有很好的继承，就不可能有很好的发扬，要发扬必须是首先继承，在继承的基础上才能做到发扬。我们要完成这一任务，首先是加强党对中医工作的领导，要办好相当规模的中医教学机构，提高中医教学质量，培养中医人才，如办好中医学院、中医学校、西医学习中医班、中医提高班。要整理研究提高，首先是办好中医科研机构，要有现代化的设备条件，要有相当规模的研究病床，要有能中能西的各科人员参加实践研究，出人才，出成果。要总结中医中药的临床疗效，探索中医理、法、方、药的治疗规律。一个病一个病的总结，办好相当规模的、科室设备较全的中医医院和中医研究所附属医院、中西医结合医院和中医科，成为继承发扬祖国医学的实验基地。此外，要重视组织整理，总结老中医、老药农、老药工的实践经验和民间土单验方的整理验证工作，调动各方面的积极性，要把宣传党的中医政策的舆论工作和出版工作赶上去。我们一定要遵照毛主席"古为今用，洋为中用，推陈出新"的方针，把我国医学科学的发展推向一个新的高潮。

几年来，"四人帮"破坏党的中医政策，破坏中西医团结，破坏党的知识分子政策，严重打击了中医药人员和科技人员的积极性，使我国医学科学研究事业受到极其严重的损失，以至落后于社会主义革命和社会主义建设形势发展的要求。这次听了省卫生局领导同志传达卫生部会议精神和中西医结合工作十年计划，学习了中共中央关于召开全国科学大会的通知，感到无比高兴，也感到我们的任务非常光荣而艰巨。我的年龄、体力虽然受生理条件的限制，但是我有信心，有决心，有勇气，为实现毛主席中西医结合，为中国统一的新医学、新药学创造条件，做出自己的努力。准备在 3~5 年内，将我多年参与防治地方病的工作情况分别整理成册。为了促进中西医结合，还拟整理一部《中医解剖生理史料系统新论》，供中西医结合工作者参考应用。并写出《毛主席"两论"在医学上的应用》和《祖国医学与免疫学之关系》两篇文章。这是我的初步计划，只要我的身体条件允许，我还准备为党和人民做更多的有益工作，向党献礼！全心全意为人民服务，完成历史赋予我的使命。同时，我要认真学习马列主义、毛主席著作，积极努力改造自己的世界观，争取参加农村常见病、地方病的防治研究工作，为贫下中农服务，接受贫下中农再教育，坚决走知识分子与工农群众相结合的道路。通过防治、研究，防治、实践，认识、再实践，不断总结经验，为实现四个现代化，保护广大人民健康贡献自己的力量，以实际行动迎接全国科学大会的胜利召开，为创造中国统一的新医学、新药学而积极努力，做出自己应有的贡献。

米伯让

1977 年

九、陕西省文办召开的省级直属单位科技工作汇报会讲话（摘要）

在党的十届三中全会精神鼓舞下，我们省文办召开省级直属单位科技工作汇报会，我以无比喜悦的心情参加这个会议，并热烈祝贺这次会议胜利成功！

　　我省建立中医科最早的是 1954 年原西北医学院，中医走进西医，在教学医院参加中医科工作，我是其中之一。1958 年，西安医学院遵照毛主席指示，给学生开设中医课。当时院党委为了解决中医师资问题，举办了西医离职学习中医班，共办 3 期，我担任该班主要教学工作。多年来，在党的领导下，我曾经先后在我省一些教学单位和医院、军区举办的西医离职学习中医班上多次讲课，每年平均十余次。同时，积极宣传党的中医政策和毛主席中西医结合，创造中国统一的新医学、新药学的指示与卫生工作方针。1964 年，我被国家科委聘为中医中药组成员，曾在北京的成立大会上做了中医治疗钩端螺旋体病的经验介绍发言，总结材料被收集在国家科委成立中医中药组大会资料汇编，并刊登在《中医杂志》上。同时，中国农业科学院邀我在北京市科协做了中医防治钩体病的报告。1966 年，在卫生部委托成都中医学院召开的中医防治钩端螺旋体病经验交流座谈会上交流了经验。

　　多年来，在党的领导下，我积极主动要求到农村、工厂去为贫下中农防病治病，接受贫下中农再教育，积极努力改造自己的世界观，特别是对危害我省人民生命健康、影响工农业生产建设的钩端螺旋体病、克山病、大骨节病、流行性出血热等地方病和热性病、末梢神经炎及其他常见病进行中医药防治研究。我深入疫区，先后在汉中、南郑、城固、勉县、周至、永寿、淳化、户县、耀县、凤翔、黄龙、黄陵等十几个县的重发病区和同志们一起运用祖国医学进行防治研究，观察总结防治这些病的有效规律。为保护劳动大军，发挥中医中药的作用，促进中西医结合做出自己应有的努力。

　　为了宣传普及中医中药防病治病的知识，使人人都能掌握运用祖国医学这一武器，我用中医理论，通过临床总结辨证施治的实践经验，在汉中专区党政领导下，制订了中医对钩端螺旋体病的防治方案，举办了中医防治钩体病训练班，先后写了《中医对流行性出血热的防治》《中医对克山病的防治》等小册子。其中《钩端螺旋体病 657 例防治总结》已被我省《科学技术成果选编》收集，曾在全国中草药展览会上展出。

　　我虽然做了自己应做的一点微不足道的工作，但是，党和人民却给了我不少荣誉，曾多次被评选为先进工作者、"红旗手"，出席过我省及全国教育和文化、卫生、体育、新闻方面的社会主义建设先进单位和先进工作者代表大会，又被聘为陕西省医学科学委员会委员、中华医学会陕西分会理事、陕西省新医药杂志编委会常委、陕西省对外友好协会常务理事。更是终生感到光荣的是，1974 年我加入了中国共产党，成为一名光荣的中国共产党党员。

我一定要遵照毛主席"谦虚谨慎，戒骄戒躁，全心全意为人民服务"的教导，在各级党委的领导下，积极工作，以实际行动迎接全国科学大会的召开，做出自己应有的贡献。

米伯让

1977 年

十、全国中西医结合座谈会讲话（摘要）

各位领导、各位专家、同志们：

今天我来参加卫生部召开的全国中西医结合座谈会，感受颇深。这次会议部里非常重视，充分说明了党和政府十分重视我们中西医结合事业的发展。借此机会，我做一简单发言，错误之处，请批评指正。

1. 中西医结合问题

关于中西医结合的问题，党中央早就有明确指示。但是多年来科研机构未能做到的原因，主要是重西轻中思想没有解决，中医研究单位的设备条件、人力配备与西医的研究机构无法对比，相差太悬殊，怎么能实现中西医结合、创造中国统一的新医学、新药学这一任务？"中医研究院与中国医学科学院就是明显的对比，一个是拳头，一个是指头，无法比拟。"（1964 年国家科委成立中医中药组时科委副主任于光远的讲话）其他外省的设备条件就可想而知。

依据卫生部去年 12 月上旬在北京召开的全国中医处长座谈会，重点汇报研究了各地贯彻执行中共中央 1978（56）号文件的情况。我看了一期会议秘书组编印的简报，上面反映"卫生部的领导不重视中医中药，不能正确地贯彻党的中医政策，存在着'重西轻中'的思想。直到现在，在一年一度的卫生事业计划中，中医连个'户头'都没有。医疗、防疫、妇幼、教育、科研、药政都有'户头'，唯独中医没有'户头'。在某些省市建立一个综合医院投资几百万，甚至一两千万在所不惜。但是要他发展几个像样子的中医机构，却比什么都难。"由此不难看出，中央卫生部是这样，其他地方更可想而知。

1963年开全国医院工作会议期间，我曾去参观了北京协和医院，只有6张病床，十几名西学中的同志剩了3名留在该科。全国医院工作会议中有人讲：有些医院可以不设中医科，中医科条件不足的可以不设中医病床，没有药房可以与医院外药商协作。我当时曾说这不符合中医政策。有人在会议上说"这就尽够你的了"。分组讨论时有人谈到南京中医学院办了一个中医护士学校，给撤销了，不给钱建宿舍。鼓楼医院建手术室需一万元就给拨了。

1977年，全国卫生工作和中西医结合会议上黄志刚讲话，郎冲回来传达说中央要求加强中医教学、科研、研究所机构建设。但省卫生厅制订的规划，却加强到西医院校和省医院方面去了。

1977年，省上召开老中医座谈会，会上耀县卫生局王志成、西安市六院副院长午雪峤发言说中医工作开展不了。两位都是领导、共产党员，开展中医都感到困难，得不到支持，其他同志可想而知。这种歧视、轻视中医的思想非常严重，怎能谈到中西医结合。

2. 继承整理中医药学问题

（1）在1963年全国医院工作会议上，我曾向卫生部提出对中医工作的13条建议，其中首先建议中央召集全国有学识的医学家对中医文献进行整理，整理出一部《中医各科证治全书》，以便学者参考。我国清康熙年间曾整理过一部百科全书《古今图书集成》一万卷、《医部全录》五百二十卷。因受类目的限制，以致许多书籍未整理在内。现在又经过200多年的时间，应当对此进行整理，但未见实现。

（2）先师黄竹斋先生在国民党统治时期，曾向国民党政府提出编纂《国医各科全书》的方案，未实现。

（3）1978年，我参加了《医学百科全书》编委会议，该书约计3000万字，会上提出给中医的编写内容限制在200多万字，等于将极其丰富的祖国医学缩成概论的规模。关于本书的命名，如称《中华医学百科全书》或《中国医学百科全书》，则必须突出祖国医学方面的内容。该书还要求"全、精、新"，科学性、理论性、系统性，这样取材成问题，很难反映祖国医学的全貌。我仍建议先将《中医各科全书》整理好之后，《医学百科全书》需要取材，可以在此书的基础上提取，否则就难以达到"全、精、新"的要求。关于中西医结合新成果，如针刺麻醉等，应记在谁的账上，如写到西医部分则中医部分越来越少。此外，对蒙医、藏医、维吾尔族医，我们更不了解，无法定出数字。建议中央重新召开有关整理中医内容部分的会议，我们不能代表全国中医定案。

（4）继承整理不是只对某几个老中医的经验医案进行整理。现存的老中医不多，有较高水平的老中医不多，有多少医案要进行整理，重点应该是整理中医医学。纵观祖国医学几千年历史，内容极其丰富多彩，应该是积极组织人力先整理这份宝贵遗产。英国李约瑟著有《中国科学技术史》，许多中医古籍外国人翻译出版，而我们对自己祖先的宝贵遗产如不能进行整理似觉可耻！因之，我拟将中医解剖生理的论述，按史料进行系统整理，用 3 ~ 5 年时间编成《中医解剖生理史科系统新论》一书，为党的中医事业、中西医结合事业做出贡献。

米伯让

1979 年

十一、中华全国中医学会陕西分会成立大会讲话（摘要）

各位领导、各位同志：

今天，中华全国中医学会陕西分会正式成立了。我首先表示热烈祝贺！在这次会上，同志们提出要我讲一下有关中医治疗急性病（包括急性传染病）的问题。就此问题我谈一点自己的粗浅体会，供大家参考。

有人说，中医只能治慢性病，不能治急性病和传染病。这种说法，我认为很不确切，只能说是对中医的一个认识和实践问题。此外，还有它的思想根源和残余影响。所谓认识问题，就是说对中医不全面了解，缺乏对中医学术渊源与发展的历史认识，只看到目前西医在我国发展的现象，而不知中华民族几千年来所以能够生存繁衍，发展到今天 10 亿人口的国家，保护劳动生产力的医疗保健是靠谁做的。鸦片战争以前，中国还没有西医，如果说中医不能治急性病、传染病，还能有今天中华民族的生存繁衍吗？这个道理，只要是有历史知识的人都很明白，毋庸再辩。虽然以后进来西医，但大量的疾病治疗还是靠中医中药。所谓实践问题，就是说自己没有亲自实践，或虽实践过，但不多，还没有掌握中医治病的规律和它的理论，学得不深，掌握的方法不多，思路不广，信心不大，经验不足，故不能因此就说中医只能治慢性病，不能治急性病。中医学是一大理论体系，在治疗上讲理法方药，辨证施治；在学习程度上要求学、会、精、通四个步骤。所谓理，包括中医的生理、病理、医理、药理、护理，还有人情事理；法，包括各种内外治法（方药、针灸、气功、理疗、手术等）和治则；方，包括大、小、缓、急、奇、偶、复、宣、通、补、泻、轻、重、滑、涩、燥、湿各种不同的类方；药，包括动、植、矿三大类药的寒、热、温、凉、平、酸、辛、苦、甘、咸、淡，升、降、浮、沉等性味归经及各种剂型。所谓辨证施治，就是在诊治疾病时要因人、因时、因地制宜。辨证的目的就是寻找病因。病因有外因和内因，外因有风、寒、暑、湿、燥、火六淫，虫兽金刃、疫疬之气，它包括各种传染性致病因素和物理性致病因素。内因有七情，包括机体的邪正斗争、消长和转归的机理以及免疫、遗传等理论。此外，在分科上有内、外、妇、儿、五官、皮肤等；在诊断上有望、闻、问、切诊法及物理实验诊法。指导说理的思想方法和理论工具有阴阳五行，阴阳是古代的辩证法，五行是物理学。要求医生具备的知识要上通天文，下知地理，中知人事，这就包括了各种自然科学知识和社会科学知识。在学习程度上，要求学、会、精、通四个步骤。所谓学，即学习；会，就是运用自如；精，就是专深精一；通，就是博古通今，融会贯通。我已从事中医工作 50 年，通过实践检查自己，非常惭愧！从要求程度上来说，只能说是自己学过中医，尚不能达到运用自如，恰如其分，精谈不上，通更谈不上。从现在来说，才知道如何学习和掌握中医。要掌握好中医这门学科，必须要有大量的反复实践经验，渊博的知识和高尚的道德品质，才能称得上一个名副其实的中医，而绝不能以为自己学了一点简单的中医知识，就轻易下结论说："中医只能治慢性病，不能治急性病。"我认为这种话为时太早。中国医药学是一个伟大宝库，是我国医疗卫生事业所独具的特点和优势，这里的宝是非常之多的。有的宝是经过冶炼的宝，但大量的还是没有经过冶炼的璞玉，这就需要我们积极利用先进的科学技术和现代化手段，努力发掘，加以冶炼，才能使用。这也说明中医学有上升为理论的东西，还有没上升为理论的宝贵实践经验。所以我们对中国医药学必须要有足够的认识，必须通过大量地、反复的实践才行。否则，就是妄自菲薄。

中华人民共和国成立后，党和国家领导人对祖国各项文化遗产十分关心和非常重视，结合我国具体情况，为我们制定一系列方针政策。在卫生事业上根据我国人民的需要，根据我国医学科学发展，制定了继承发扬祖国医学的中医政策。又针对帝国主义在中国施行文化侵略，国民党反动派的歧视、轻视、消灭中医，造成中西医之间的不团结，制定了"面向工农兵，预防为主，团结中西医"的卫生工作方针。结合我国医学科学发展的正确道路和方向，制定了"运用近代科学知识和方法来整理和研究我国旧有中医和中药，以及把中医中药的知识和西医西药的知识结合起来，创造中国统一新医学、新药学"。党中央虽然为我们制定了一系列英明政策，但长期以来，由于卫生行政部门的一些领导同志对中医药这个伟大宝库的认识不足，无论从中医的教学、医疗、科研的机构建设和人员的培养来看远远比不上西医。首先是考虑西医西药的建设，把中医中药摆在从属地位，甚至有人把中医当作卫生系统的累赘，认为工作难搞。例如前卫生部长王斌就是这样，提出消灭中医的六项办法，只保留一条，中药可以通过化学分析纳入药典，造成废医存药的不良影响，实际药存医亡。但是前车之覆，并未引起后车之鉴。特别在林彪、四人帮横行时期，以极左的面目颠倒是非，对中医的教学、科研机构大杀大砍，使中医药事业的发展受到了非常严重的损失。现在，虽然林彪、四人帮被打倒了，但是思想残余还未肃清，中央 56 号文件下达后，具体落实远远不及，我认为主要在思想认识上和领导管理体制上两个方面。无论中医、西医、西学中都是中国人，都是中国共产党领导下的干部，都有把我国建成富强的社会主义强国的思想，都是为了创造中国统一的新医学、新药学这一目标和为实现我国四个现代化而服务的。这都应有一个较高的思想认识，胸怀祖国，放眼世界，加强团结，为自己的祖国争光，为创造中国统一的新医学而努力。彻底肃清帝国主义在我国施行文化侵略和国民党消灭中医所遗留下的残余影响，避免无休止的争论，这才是我们共同的奋斗目标。

关于中医能否治疗急性病这一问题，我认为实践是检验真理的唯一标准。全国各地的例证很多，兹不赘述。下面仅举我亲身经历治疗过的钩端螺旋体病、流行性出血热、克山病三病为例，谈谈自己用中医药治疗急性病的一些浅见。

　　钩端螺旋体病是一种自然疫源性急性传染病，发病时间多在每年夏秋和水稻成熟的农忙季节，死亡原因多因肺大出血和心力衰竭，严重影响农业生产，危害广大劳动人民的生命和健康，这是众所周知的。我曾于 1963 年带领医疗队到达疫区进行防治，但首先遇到的问题就是不同意中医参加防治，主要的思想障碍就是怀疑中医是否能治急性传染病？我当时提出的要求是，哪里发病多，哪里医疗条件差，我们就到哪里去。经过许多艰难曲折，终于得到同意。我们以祖国医学温病学说指导临床实践，单纯用中药治疗，取得了很好的疗效，深受广大群众的欢迎。破除了"中医只能治慢性病，不能治急性传染病"的怀疑，并为汉中地区制定了《陕西省汉中地区钩体病中医防治方案》。1964 年，在国家科委中医中药组成立会议上，我应邀在科学大会堂对专题研究作了学术报告。1965 年，又受汉中地区卫生局的委托，举办了中医防治钩体病学习班，为汉中地区各县培训了中医防治钩体病骨干力量。而后大量的临床实践进一步证明，不仅省上下去的医生能治疗该病，基层的医生同样能用中医中药治疗本病。1963—1968 年共收治钩体患者 657 例，退热时间最短 1d，最长 14d，平均退热时间为 2.6d，绝大部分患者的症状和体征随着体温的下降而逐渐消失，一般在体温正常后 2～3d 内恢复正常。仅有一部分患者有轻度疲倦乏力，感觉或有淋巴轻度肿大。病程最短 1d，最长 20d，约 80% 病例在 4～6d 内。血清暗视野复查结果，治疗前作了血清暗视野检查阳性者 50 例，于治疗后复查除 1 例外均转阴性，该例于第 4 周为阳性，具体持续多长时间不清，1 年后复查为阴性。6 年来在用中医药对本病的防治研究中，我以中医理论体系为指导，辅以现代医学微生物生化检验等共接治患者 657 例，死亡 7 例，治疗率 99.92%，病死率 0.08%。无论从治疗数据和治疗率，都足以说明中医中药肯定能够治愈钩体病，而且效果很好。群众普遍反映"中医治疗钩体病花钱少，疗效高，无副作用，是一个符合普、简、验、廉的好办法"。通过 6 年的反复实践，我将防治体会系统地整理成《中医对钩端螺旋体病的认识和防治》，首次提出了钩体病可分伏暑、湿温、温燥、温黄、温毒、暑痉等 6 种证型。针对本病热淫耗液之特点，在治疗中我注重"存津液，保胃气"和"扶正祛邪"这一中心思想，使高烧多日的患者不但不输液，而且临床无脱水现象。通过实践，我认为伤寒与温病都有广义和狭义之分，两者是一脉相承的，不过是前人受当时历史条件和科学技术水平的限制定出了不同名称，承先启后，各有发明，并提出了一整套中医对本病的辨证论治规律。

流行性出血热也是一种自然疫源性急性传染病。我于1963年始经过3年的防治，用中药治疗确诊患者82例（按全国流行性出血热会议制订的诊断和治疗标准），以中医伤寒、温病学说为指导，通过辨证论治和观察全病程的临床特点，首次提出了流行性出血热的中医命名拟为"温毒发斑夹肾虚病"，病因是"温气毒邪"与"精气失藏"及其相互关系的阐释。临床各期辨证，如对本病特征肾虚腰痛，发热期不易汗出；本病发热五六日出现厥逆证；少阴寒化或热化而成寒厥或热厥；少尿因证型不同，原因有别，因而治则、方药各异（一用知柏地黄汤加味，一用增液承气汤加味）；对热入营分口不渴等病理病机进行了阐明和探讨。辨证论治中，强调抓好发热期，特别是早期卫分证的治疗是防止以后各期出现被动局面和提高治愈率的关键。依据出血热病理病机分析，提出银翘散加党参、杭芍等作为治疗早期卫分证的主方。对本病发热经用汗、清、下、和诸法后热仍不退者，提出了新的治疗途径和方药，解答了诸如银翘散在卫分初见营血证为什么去豆豉、芥穗等问题；并对临证治疗难关如急性肺水肿等，从理、法、方、药提出新的设想，并略述了护理及预防要点等问题。对于本病的危重证痉厥，我观察有火郁中焦热厥证、气脱血瘀寒厥亡阳证等7种，证实了流行性出血热不但有热厥证，而且还有寒厥证。我认为在治疗本病厥证中应特别注意"热病寒厥"的辨证治疗。临床实践反复证明，流行性出血热不也是急性传染病吗？怎么能说中医只能治慢性病，不能治急性病？

还有我省陕北一带流行的克山病，它是以心肌损害为主的慢性虚衰病，慢性急发又是急性病。我曾于1959—1968年先后深入疫区，探索用中医中药防治克山病的有效规律。通过多年的防治实践，认为克山病的本质乃属祖国医学中饮食劳倦，不服水土，内伤脾胃，中气不足，进而累及心脏，结合疫区独特的外因所构成的一种有地区性的慢性虚衰疾患，属于虚劳内伤病范畴。慢型为虚劳内伤病之续发病，急型为虚劳内伤病突受外因过度刺激所诱发之突变病。并对该病的流行特点、病因学说、辨证论治等方面提出了自己的认识。我将多年防治克山病的体会编著成《中医对克山病的认识和防治》一册，曾在全国克山病会议上对该专题研究作了宣读。1973年又应耀县县委之邀，作了中医防治克山病的学术报告。通过应用中医中药治疗本病，充分证实有明显效果。如1959年，我在黄龙县治一女性住院患者，当时患者突感心口难受，恶心欲吐，出气迫促，张口呼吸，四肢厥冷，神气苦楚，面色口唇手指发青色，舌苔白滑，脉微欲绝。西医诊断为克山病慢型急发、心肌缺氧，病情危急。当时无输氧设备，那时大剂量维生素C尚未在临床应用，要求中药治疗，我给用当归四逆汤加党参、吴茱萸、生姜各15g，白酒60ml。服第一煎后2h许，观察患者手足温暖，脉多有力，心口难受和恶心消失，呼吸转平稳；服二煎后精神好转，病已脱险。当时有人惊讶地说："中药当归四逆汤还有这样大的作用！"1960年春。我在黄陵县上镇子农场治一慢型克山病男性患者张某，患者系夜间突然发病，心口难受，恶心欲呕，胸闷气喘，呼吸急促，四肢厥逆，双手无脉，血压测不到。中医辨证为伤寒直中三阴、寒厥暴脱证。因当时没有中药，急用大柱艾卷灸神阙穴20壮以升阳固脱。当灸至11壮时，收缩压上升到70mmHg以上，脉搏出现，血压继而稳定在80mmHg，症状亦渐好转而脱险。这一例说明灸法升阳固脱的效果是很明显的。有鉴于此，后又选择10例克山病低血压患者，其中伴有心律失常，经用艾灸治疗后，不但血压恢复正常，而且脉搏亦转正常，消化道症状也改善，饮食增加，精神好转。以上事实，充分说明中医中药在治疗急性病中的巨大作用。

以上浅谈了自己多年来采用中医中药防治急性病和急性传染病的一些体会。通过自己近50年的中医工作，深感一切对中医不正确的看法，只能说是对中医的一个认识问题和实践问题，此外，还有一定的思想根源和残余影响。但只要是一个真正的为人民负责的科学工作者，必须认识到发展中医事业是我国10亿人民医疗保健的需要，是建设具有中国特色的社会主义卫生事业的需要，是发展我国以至世界医学的需要。在学术上，应该提倡百花齐放、百家争鸣的方针，以促进中医学术的繁荣，保持发扬中医特色，充分利用先进的科学技术和现代化手段，对中医理论和实践经验进行研究，促进中医事业的迅速发展。一切轻视中医的看法都应该结束了，而应代之以学习、学习、再学习，团结、团结、再团结，共同为创造中国式的医药卫生现代化奋斗到底！使中国医学造福于全人类。

祝同志们身体健康！

米伯让
1979 年 9 月

十二、欢迎日本《伤寒论》学术交流访华团讲话（摘要）

日本朋友们、先生们：

你们好！

你们不辞劳苦，不远万里来到中国进行友好访问，和我们建立中日友好关系，我们感到很高兴，也表示欢迎。

今天，我们能够在一起座谈，是一件很不容易的事。由于过去日本帝国主义对我国的侵略罪行，给中国人民思想上留下了深仇大恨，想日本朋友你们都是知道的。现在，我们知道了日本侵华的罪行是日本政府决定政策的帝国主义军阀们，而不是日本人民，不是日本政府下面的普通工作人员。今天日本人民来到中国对我们进行友好访问，所以我们是欢迎的，也是愿意和你们交谈的。

我们国家在旧社会是一个半封建、半殖民地国家，外受帝国主义的各种侵略。是中国共产党、毛主席领导工农红军革命，打败日本侵略者，摧毁了国民党反动统治，解放全中国，壮大人民力量，彻底推翻了压在中国人民头上的三座大山，从此中国人民才能得到彻底的翻身解放。中华人民共和国成立以来，在毛主席革命路线指引下，中国人民精神焕发，斗志昂扬，我国各项建设蓬勃发展，工农业生产突飞猛进，市场价格稳定，人民生活得到保证，文化、教育、卫生、科学事业都有很大发展，并取得了辉煌成就。各族人民更加紧密团结，妇女解放，也都参加了各项生产劳动，彻底改变了旧中国贫穷落后的面貌，建立了社会主义新的道德风尚。回顾今昔，真是有着天壤之别。

就卫生事业来看，中华人民共和国成立后，毛主席给我们制定了"面向工农兵，预防为主，团结中西医，卫生工作与群众运动相结合"的卫生工作方针，又做出了团结新老中西医各部分医药卫生工作人员，组成巩固的统一战线，为开展伟大的人民卫生工作而奋斗的指示，并制定"继承发扬祖国医学"的中医政策。在正确方针政策指引下，城市医务人员上山下乡，送医送药上门，开展了群防群治，很快消灭了旧社会遗留下来的霍乱、天花、鼠疫、梅毒性病等，对其他传染病也都得到及时地预防和医治，教育、医疗研究机构的设施也都有了很大的发展（包括全国各省市的中西医大专院校、中西医医院、研究所、防疫站等），这是中华人民共和国成立前与今天无法比拟的。中华人民共和国成立前的卫生设施是寥寥无几，有的一个县只有一个卫生院，工作人员只有 3～5 人，设备极为简单，远远不及现在一个公社卫生院的设备。现在农村一个公社就有一个卫生院，每个地段就有一座设备较好的地段医院，一个生产大队就有一个医疗站，每个医疗站的医务人员都有 3～5 人。中医学院、中医研究所在中华人民共和国成立前是根本没有的。中华人民共和国成立后，我们已建立了 20 多所中医学院，各省也都成立了中医研究机构，这是史无前例的。毛主席指示我们，以农业为基础，以工业为主导的发展国民经济总方针，教育我们"把医疗卫生工作的重点放到农村去"。保护劳动大军，支援工农业生产建设，大批城市医务人员深入农村，为贫下中农防病治病，开展合作医疗，培训赤脚医生，参加农业生产劳动，走与工农群众相结合的道路，接受贫下中农再教育，对改造世界观，树立全心全意为人民服务有很大帮助。现在有的合作医疗站已经实现了免费，贫下中农的健康得到了保障，大批赤脚医生茁壮成长，有的已被选上医科大学，或进修提高，更好地为人民服务。医学院校和医疗卫生研究机构都在不断地蓬勃发展。

就我国医学科学的发展，毛主席制定了"继承发扬祖国医学"的中医政策，并说："中国医药学是一个伟大的宝库，应当努力发掘，加以提高。关键问题在于西医学习中医。"又指出：运用近代科学知识和方法，来整理我国旧有的中医和中药，以及把中药的知识和西医西药的知识结合起来，创造中国统一的新医学、新药学。我们创造中国统一的新医学、新药学的目的，就是为了丰富世界医学的内容，解除人类疾苦。在毛主席革命卫生路线指引下，我国中医中药不但有了很大发展，而且也发挥了作用，在应用中医中药，或中西医结合防病治病方面取得了显著成绩。对一些急性传染病，如乙型脑炎、钩端螺旋体病、流行性出血热，还有中西医结合治疗急腹症、小夹板固定治疗骨折、针刺聋哑，都有显著疗效。可见中医药不但能治慢性病，而且还能治急性病；不但能治功能性疾患，还能治器质性疾患。尤其是针刺麻醉的发展，是世界医学的一个飞跃，也是史无前例的创举，是震动世界的一件大事，是我国医务人员在毛主席革命卫生路线指引下，中西医结合取得的伟大成果。

在毛主席革命卫生路线的指引下，我们培训的大量赤脚医生，开展的合作医疗，基本上改变了农村山区在旧社会无医无药的面貌，人民健康得到了保障。我今年58岁了，经历过两个不同的社会，感到今日甜，就回忆到过去苦，深深地认识到"只有社会主义才能救中国"的真理。我希望日本朋友们要与我们建立友好，必须是加强人民之间的友好。本来中国人民同日本人民的友好是有着悠久历史的，例如我们中国医学和你们的汉医原是一个理论体系，远在汉唐时代彼此就有往来，历史上都有着不少记载。而且你们在继承发扬方面做了不少工作，我们也感到很高兴！许多地方值得我们学习。日本汉医名家也不少，如丹波元坚、丹波元简、丹波元胤等，对《内经》《难经》《伤寒》《金匮》的注疏都很有功夫；汤本求真、大冢敬节的临床经验也很丰富；小坂元祐《经穴纂要》、佐藤利信《针学通论》、摄都管周桂《针灸学纲要》对针灸也有研究。今后在友好的往来中给我们传经送宝，我们表示欢迎。

最后，我敬祝日本朋友们、先生们在这次访华旅途中一路平安，身体健康！

米伯让
1980年

十三、南阳张仲景研究会成立大会讲话（摘要）

各位领导、各位同志：

这次来南阳参加张仲景研究会成立大会暨首届学术交流大会，有很大感受。河南省委、省政府与南阳市委、市政府对这次会议都很重视，对我们与会者更是盛情接待，我深表谢意。昨天到医圣祠谒陵朝圣，参观了张仲景展览馆，感受更深。医圣祠在十年浩劫中惨遭破坏，现经初步整修，焕然一新，比我1964年来南阳时，庙貌更加庄严肃穆，充分说明党和政府十分重视中医事业。黄老（已故中医学家黄竹斋先生）为仲景事业及医圣祠奋斗一生，现在可以告慰九泉了。

我这次来南阳主要是向大会致贺，并遵照黄老临终嘱托，把白云阁《伤寒杂病论》木刻版护送到医圣祠保存，没有准备向大会做学术报告，现在同志们提出一些问题要我解答，借此机会作一简单发言。

我主要谈谈《伤寒杂病论》在历代分合隐现的情况。

众所周知，《伤寒杂病论》十六卷为我国汉代伟大的医学大师南阳张机、字仲景者所著。其书总结了汉以前古人和疾病斗争之经验成果，并结合自己的临证实践，进一步运用辨证施治规律，丰富和发展了祖国医学理论和治疗方法，创造性地为后世医家奠定了辨证论治的准则。1700 年来，历经中外医家实践的反复验证，莫不公认之为医学经典著作。其书经历代兵燹，多次散失，复经整理，迄今仍不断有新的发现，仍不失为祖国医学重要文献和有价值作品。

1. 《伤寒杂病论》写作的社会背景

仲景生于东汉末年（约公元 150—219 年），当时封建割据，掠地称霸，连年混战，疫疠流行，民不聊生，当时的社会情景是极为悲惨的。汉代文学家曹植在《说疫气》中说："建安二十二年，疠气流行，家家有僵尸之痛，室室有号泣之哀，或阖门而殪，或覆族而丧。或以为'疫者，鬼神所作'。夫罹此者，悉被褐茹藿之子，荆室蓬户之人耳！若夫殿处鼎食之家，重貂累蓐之门，若是者鲜焉。此乃阴阳失位，寒暑错时，是故生疫。而愚民悬符厌之，亦可笑也。"可见。当时疫气流行，广大劳动人民大批死亡，而富贵人家则很少有此情况。那时的贵族知识分子目睹此景，不但不关心民众，钻研医学，拯救夭亡，反而坐视不理。至于封建统治者竞逐荣势，荒淫无度，对劳动人民残酷压榨，对疾病更是无人过问。曹植的这篇短文，也就是仲景作此书时代背景的旁证。仲景面对此情此景，悲天悯人，努力学医，遂成《伤寒杂病论》。

2. 作者著书立说的思想动机

仲景对于疾疫流行，广大劳动人民死亡惨重之情况十分感伤，激起了著书立说以救夭亡的愿望。在作者的《伤寒杂病论》序文中可以看出，《伤寒杂病论》不是偶然的产物，也不同于一般的著作，说明仲景极端愤恨当时人士之流只知钻营名利，追求个人荣势，不知留神医药，精究方术。一旦疾病临身，不是求神问卜，便为庸医所误，加之自己族人死亡，落到极为悲惨的境地，所以他有"感往昔之沦丧，伤横夭之莫救"的无限感慨。因而寻求古人的理论经验，采集民间群众的有效医方，结合自己的实践经验，以严格的科学态度和实事求是的精神，创造性的著成了这部中外驰名的医学巨著——《伤寒杂病论》。该书为后世医学界开辟了新的治疗道路，同时批判了当时一般医生不认真钻研医学，墨守成法的粗枝大叶、草菅人命的不良作风。又痛切地向读者呼吁关心和学习祖国医学之重要。足见作者的思想动机纯是一片悲天悯人之感，不同于一般沽名钓誉之徒。张仲景这种济世救人的高贵品德，不愧为医学界树立了优良典范。

3. 《伤寒杂病论》内容特点和作者的伟大贡献

《伤寒杂病论》十六卷，是我国第一部由理论到实践的临证治疗专书，内容包括各种外感病和杂病两部分。由于历史的变迁，复遭兵火，几经散失。直至宋代将本书整理为两部，即今流传的《伤寒论》和《金匮要略方论》二书。《金匮》即杂病部分。《伤寒杂病论》是张仲景继承了《内经》《难经》《神农本草经》等古典医籍的基本理论，结合秦汉以来人民同疾病做斗争的丰富经验，创造性地提出了新的见解，以六经论伤寒，以脏腑论杂病，使祖国医学的基础理论与临证诊断、治疗密切结合，成为理、法、方、药比较完备而系统的辨证施治的理论体系。

《伤寒论》是作者根据《内经》的理论，把外感病在临证上呈现的复杂证候，归纳为三阴三阳六大证候群。在每一经中以概括性的、能反映本病病理机制的基本证候作为本经的总纲。如太阳病以头项强痛、恶寒、脉浮为总纲；阳明病以胃家实为总纲；少阳病以口苦、咽干、目眩为总纲；太阴病以腹满而吐，食不下，自利益甚，时腹自痛，若下之，必胸下结硬为总纲；少阴病以脉微细，但欲寐为总纲；厥阴病以消渴，气上撞心，心中痛热，饥而不欲食，食则吐蛔，下之利不止为总纲。除了分别介绍各经病证的特点和相应的治法外，还说明了各经病证的传变关系，以及合病、并病、直中或其他因治疗不当而引起的变证、坏证等的辨证治疗方法。通过六经证候的归纳，可以深刻地了解疾病的发展规律，从而有了阴、阳、表、里、虚、实、寒、热之别，为后世八纲辨证打下了基础。并在治疗上也有了可以遵循的准则。

第三章 医事

《金匮要略》的内容，以介绍内科杂病为主，但也涉及妇科、外科等疾病，其辨证施治之精神与《伤寒论》一致，但该书不以六经分篇。书中有许多十分可贵的医疗经验，例如对肺痈、肠痈、黄疸、痢疾、水气等病的辨证和治疗，直到今天仍有很高的实用价值和疗效。在妇科方面，对于癥瘕、脏燥、闭经、漏下、妊娠恶阻以及产后病等，均有详细的记载和行之有效的治法。此外，仲景根据《内经》中"虚邪贼风""饮食自倍""起居无常"等有关的病因学说，提出："千般疢难，不越三条：一者，经络受邪入脏腑，为内所因也；二者，四肢、九窍、血脉相传，壅塞不通，为外皮肤所中也；三者，房事、金刃、虫兽所伤。以此详之，病由都尽。"把复杂的病因概括为三大类，对病因学的发展做出了一定的贡献。张仲景对方剂学贡献也是很大的，真实地反映了秦汉以来方剂学发展的水平。如《伤寒论》载方 112 首，《金匮要略》载方 262 首，其中使用药物 241 种之多，建立了辨证求因、审因立法、分清主次、依法定方的原则，对方剂的配伍、加减变化、运用法度都非常严谨。其所用剂型种类也较完备，如汤剂、丸剂、散剂、肛门栓剂、灌肠剂、酒剂、洗剂、浴剂、熏剂、滴耳剂、灌鼻剂、吹鼻剂、软膏剂、阴道栓剂等，说明当时的方剂学知识已有相当的成就和显著的发展。因此，后人尊《伤寒论》《金匮要略》方为经方，为方剂学之祖。

综上所述，《伤寒论》《金匮要略》二书，在医学上的贡献是很大的。它不仅总结了 3 世纪初我国人民和疾病做斗争的经验，并在临证实践方面，进一步运用辨证施治的规律，丰富和发展了医学理论和治疗方法，给后世中医学术的发展提供了极为重要和有利的条件。因此，上述二书不仅是历代中医奉为临证实践的"圭臬"，而且在日本、朝鲜等国也都尊为医学典籍，加以深刻研究。由于张仲景的著作具有很高的价值，因而 1700 多年以来，不但为历代医家辨证施治的典范，同时在他的学术思想指导下，历代医学家受到他的启示，出现了许多伤寒名家，写了不少伤寒名著，都增添了各自不同的医疗经验和见解。同时许多学派，著名的如金元四大家，以及明清以来的温病学说，都是由于受他的影响和启示，在祖国医学上做出了巨大贡献。张仲景的著作，在今天来说，仍是发展祖国医学的珍贵资料之一，也是学习研究中医理论和治病经验的重要医书，对于开展防病治病工作同样有它的积极作用。但是，这部书也不是完美无缺的，由于作者受当时历史条件和科学水平的限制，不可能做到尽美尽善。由于书中文辞古奥，义理宏深，加之后世以来的文学传抄，条文中不免有荒谬之处，这也是无足为怪的。此外《金匮要略》有关杂疗禁忌等方面，大部分是符合科学的，但也还有些不合理之处，应当批判地接受。

4. 《伤寒杂病论》在历代分合隐现的概况

仲景于汉建安时代（约公元232年）撰成《伤寒杂病论》十六卷，后经三国之乱，战争频仍，仲景殁后原书散失。幸赖西晋太医令王叔和搜集编次《仲景方论》为三十六卷行世，旋遭晋怀帝永嘉之乱，中原文物板荡，王氏之书亦复亡失。至唐初孙思邈著《千金要方》时，年已逾百，犹未获见，乃称江南诸师秘仲景要方不传。至晚年方得到仲景《伤寒论》别本，乃详载其书于《千金翼方》第九、第十两卷中。因当时印刷术尚未发明，书皆传写，故得之不易。而天宝时王焘撰《外台秘要》，张仲景《伤寒论》方注出卷数至十八，内有今《金匮要略》诸方，盖王焘所见者，又一别本。此外，仲景之书目，见于梁《七录》的有"张仲景辨伤寒十卷"。《隋书·经籍志》有"张仲景方十五卷""张仲景疗妇人方二卷"。《唐·艺文志》有"王叔和、张仲景药方十五卷""伤寒杂病论十卷"，这些书均已不存。五代时始盛行刻版印刷术，至宋英宗治平二年（公元1065年），朝廷方命高保衡、孙奇、林亿等校刊医书，将宋开宝时节度使高继冲所献的《伤寒论》十卷刊行，杂病未见其书。翰林学士王诛，在馆阁日于蠹简中得仲景《金匮玉函要略》三卷，亦于同时刊行，尚有《金匮玉函经》八卷为《伤寒论》之别本，亦校刊印行公之于世。此仲景遗书，自汉建安至宋治平上下八百多年中分合隐现之概况。从此以后，仲景之书始普遍流行。今时世所传的宋刊本《伤寒论》十卷，系明万历时赵开美校刊本，总22篇，397法，112方。《金匮要略》上、中、下三卷，乃明万历中徐熔校刊，所谓正统本。自杂病以下终于饮食禁忌，凡25篇，除重复合262方。而《金匮玉函经》八卷乃清康熙中上海陈世杰得何义门手抄宋本校刊，中华人民共和国成立前该版为罕见之书，现已有人民卫生出版社影印发行，为研究《伤寒论》之珍贵刊本。自1912年以来仲景之《伤寒杂病论》乃有4种新的发现：①湖南浏阳刘昆湘遇张老者传授古本《伤寒杂病论》十六卷，计

4 册，于 1934 年石印。其宗人刘仲迈与之同撰义疏印行。②四川刘熔经得于涪陵张齐五，据云：清咸同间得之于由垫江来涪之医士袁某，得之明代垫邑某洞石匮所藏，为王叔和所述，孙思邈所校，亦名《伤寒杂病论》十六卷，计 2 册，1935 年刘熔经石印刊行。③西安黄竹斋先师于 1934 年发现的白云阁藏本《伤寒杂病论》，1939 年开始付梓，公之于世。④日本昭和丁丑，大冢敬节所发现的康平本《伤寒论》（日本康平三年，适我国宋仁宗嘉祐五年），该版本计 1 册，由苏州叶橘泉于 1948 年印行。以上 4 种发现，皆为研究仲景学术的重要参考文献。

5. 先师黄竹斋的治学精神

上面讲到白云阁藏本《伤寒杂病论》是先师黄竹斋所发现、刊印保存下来的。先生毕生致力仲景学说之研究，以发扬中国医学为己任，对祖国医学的发展，做出了卓越的贡献。

先师原名黄谦，字吉人。又名维汉，字竹斋，晚号终南山人，长安人也。幼贫失学，至 14 岁，太夫子永才公远游谋生始归，乃从之习铁匠业，迫于生计，不能入学就读。18 岁发奋立志，开始认字，不识者从学童而问焉，虽铸冶钻锉之际，苦读不倦。年逾二十，遂通经史理数。犹未敢自信，乃从师于临潼王敬如先生，由是所学益精，于经史子集、天算地舆、历象兵农、医药理化等等，靡不窥究其极。年及不惑，所著已闻于世，为当时名宿所称许。他在哲学方面著有《周易会通》四卷、《老子道德经会通》一卷、《周子太极图说月意解》一卷、《邵子皇极经世图说考证》一卷、《佛学考辨》一卷，天文学方面著有《五纪衍义》二卷，创制"北纬三十四度恒星平面仪"一副、《修订国历刍言》一册；数学方面著有《求圆周率十术》一卷、《微积分提要》一卷。其他著作积稿盈尺，其博学多识，可见一斑。先师在医学方面建树尤多。他搜集古今中外诸注，删繁去芜，去粗存精，撰有《伤寒杂病论集注》十八卷，约 70 万言，分订 12 册。对仲景三阳三阴学说，以中西医学理解《六经提纲》6 篇，可谓自辟蹊径，务去陈言。又著有《伤寒杂病论新释》十六卷。通过对仲景史料研究考察，著有《医圣张仲景传》一册，附于《伤寒杂病论集注》卷端。当时《中国医学大辞典》主编谢利恒先生为《伤寒杂病论集注》作序，称赞说："西安黄竹斋先生重订《伤寒杂病论集注》十八卷，约 70 万言，据生理之新说，释六经之病源，贯穿中西，精纯渊博，可谓集伤寒学说之大成，诚医林之鸿宝也。"又在谢氏所著《中国医学源流论》中称之为"近今之杰作"。《陕西通志》中亦有关于该书的记载。先生将经方所载之药物，逐条考证，对各药之性质，诸方之制义进行研究，著有《经方药性辨》四卷。又以宋本《伤寒论》《金匮要略方论》二书的诸家不同版本为之校订，合成一书，为《伤寒杂病论读本》十六卷，分订4册。又将该书分类编纂，撰有《伤寒杂病论类编》八卷、《类证录》三卷、《经方类编》一卷、《六经提纲歌》一卷。先生不仅从事伤寒学说的研究，对针灸学说的研究亦有很深造诣，著有《针灸经穴图考》八卷，该书以十二经为纲，365穴为目，附以奇穴拾遗。经穴图谱以正常人体点穴摄影，制铜版刊印，是其独创。该书引证之博，考据之精，折衷之当，为国内外针灸学者所称誉。又以病证为纲，著有《针灸治疗会通》八卷，重订宋代王惟一《铜人俞穴图经》一卷。还著有《内经类编》四卷、《中医生理学》三卷、《儿科证治会通》十六卷。在桂林罗哲初先生处又得到白云阁藏本《难经》手抄本一册，于1940年整理校订，刻置木版本印行公世。于1945年为之注释，著有《难经会通》一卷，并著有《秦越人事迹考》一卷、《历代难经注家考》一卷，对唐代医学家孙思邈生平事迹进行考察，著有《孙真人传》一卷、《医学源流歌》一卷。抗日战争时期，编著有《伤科辑要》三卷。他又研究长寿医学，收集历代寿命在百岁以上人的资料，著有《寿考》一卷。对药物的研究，亲自采集标本，考证古书所载药物之真伪优劣，撰有《本草考证》八卷。对常用方剂以十剂分类，著有《方剂类编》二卷。在发现白云阁藏本《伤寒杂病论》后，对该书进行了整理校刊，并做了注释，名曰《伤寒杂病论会通》，共计十六卷，分订8册。当时正值抗日战争时期，日本飞机经常肆虐，黄老夜以继日，自撰、自写、自印，当敌机飞临上空时，避入地下防空洞，敌机一过，即照常工作，历尽艰苦，终于完成该书任务。又拟整理《中医各科证治全书》一百卷，已脱稿二十卷，中华人民共和国成立后因参加工作，任务繁重未能完成。

先生不仅是一位理论家，而且是一位教育家和临床实践家。他在中华人民共和国成立前，即曾大力提倡中医教育，自拟中医院校之教学大纲，在师授方面更是循循善诱，诲人不倦，对从学者要求极严。我开始拜师时，他要求我腾出城市房屋，跟他上山下乡，挖窑洞以自居，行医以自食，工余读书，省疾乡里，我欣然从之，得以追随左右。先生在中华人民共和国成立前，多方呼吁，集资建立西安市救济医院，深受群众欢迎。先生医术精湛，所活者众。如他在北京中医研究院工作期间，曾治愈一位中风不语、半身不遂的德国友人东布罗斯金，这一喜讯曾在德国报刊登载。先生毕生致力祖国医学研究，自成一家，其治学之殷勤，实为我辈后学之楷模，真不愧为承前启后者也。先生于 1960 年 5 月 16 日在北京逝世，享年 75 岁，葬于八宝山公墓。

6. 白云阁藏本《伤寒杂病论》发现之经过

1936 年，吾师黄竹斋先生携所著《伤寒杂病论集注》和《伤寒杂病论新释》各十六卷，往南方各地质正当世学者，并发愿诣南阳访问考察医圣张仲景祠墓。因仲景墓发现于明末清初，而文献可征者仅见于《南阳县志》及徐忠可《金匮要略论注》。这一伟大的医学家惜汉书无传，可见当时统治阶级对人民痛苦置若罔闻。吾师于癸酉冬亲往南阳，拓碑 6 种，摄影 3 帧，搜查《南阳县志》及各医书，撰成《医圣张仲景传》1 册。又向反动政府提出重修南阳医圣祠案，但未得到相应的重视和支持。吾师南北奔波，到处随访，每遇发现必追踪到底。路经南京书肆，偶购浙江国医图书专号 1 册，载有张仲景疗妇人方二卷，五脏营卫论一卷，存宁波天一阁抄本字样。此二书，其目见于《梁七录》及《宋史艺文志》，而《明志》及清《四库全书总目》皆无著录，知其遗失已久，吾师即往访阅，待至该阁查藏书目录时并无此书，不知浙江流通图书何所据然，颇为失望。不料在宁波名医周歧隐先生处得识桂林罗哲初。罗先生通经术，能文章，精究医术，兼善针灸，以医自隐，出示其所藏手抄古本《伤寒杂病论》十六卷，计 4 册。罗先生言此间只有 1 册，余存桂林。吾师披阅一过，其卷端序为清光绪二十年甲午春 3 月桂林左盛德撰，传授渊源序之颇详。云：清道光时，左公随父宦游岭南，父挚友张公学正，字绍祖者，自称为仲景 46 世孙，言仲景之书当日稿本原有十三，王叔和所传者为第七次稿，他家藏有第十二稿，历代珍藏，未尝轻以示人。左公之父，亟令左公师事之，乃克手抄一部，由是诵言，遂精于医。后旋桂林罗先生从之学，因得手抄其书，40 年来从未出以示人。虽与周先生交谊最挚，亦未曾寓目。罗君感先师治学之诚，远来不易，特公开一览。先师叹为奇遇，遂抄序文刊登当时《中医杂志》。越年乃得过手抄一通。不久，抗日战争暴发，南京陷，罗君返桂。先师携副稿回陕，筹资刻制木版刊行。观该书内容与各本大异，较湖南古本伤寒例后多杂病例 1 篇。六经篇前有温病、伤暑、热病、湿病、伤燥、伤风、寒病脉证并治 7 篇。六经后无可与不可与诸条，而有金匮诸篇。其余文字亦有小异，又列黄疸、宿食、下利、吐逆、呕秽、寒疝、消渴等证于阳明、少阳、厥阴诸篇，若平脉法较宋本脉法条理精密。此外订正诸本《伤寒论》脱讹之处亦多，如太阳篇下"伤寒脉浮滑，表有热，里有寒，白虎汤主之"。按脉证不合，其理难通；湘古本作"表有热，里无寒，白虎汤主之"。其说似较为胜。本书作"里有热，表无寒，白虎汤主之"。较之确切不移。足见本书与诸本截然不同，对研究《伤寒论》《金匮要略》有重要参考价值。关于本书或有争议真伪问题，存在各种意见，有待进一步考证与商榷。我认为，首先应该以说理真实、应用有效为辨别之关键。即或非仲景手稿，亦无关宏旨。亦必系后之学者学习《伤寒论》深有心得者托名而作，仍是有功于祖国医学的发扬。

关于该书的出版情况，先生曾于 1939 年筹资刻版、校刊公世，惜时值国难当头，条件所限，先后仅印 250 部，现已罕见。先生临终时再三嘱托我说："此书若无人印行，你一定要亲送南阳医圣祠保存，以备来者研究。"先生之嘱，使我多年来耿耿于怀，时未或释。经过艰难曲折得以保存之白云阁藏本木刻版《伤寒杂病论》第十二稿，于 1980 年在陕西省卫生厅大力支持下，我院同志亲自动手印刷装订，因人力所限，仅印 200 部，分赠国内各中医院校图书馆及国际友人，以供先睹研习，深受各方赞许，并得知仲景佚书之新发现。据日本医学博士矢数道明来函云：该书传至日本后，日本学者争先研求，共赞珍贵。医学博士大冢敬节在病危时还要求拜读此书。奈良医学博士武滕达吉来函称，他要发誓研究此书云云。日本《医事新报》称：这样珍贵的文献，在日本还是初次见到。余正想将该书原版在西安医学院图书馆存放期间所遗失之 3 页书版，及竹斋先生生前手书勘误表补刻齐全，送往南阳医圣祠保存，适逢南阳召开张仲景研究会，闻之不胜欣喜。为迎接这次盛会，遵先生遗嘱，除将白云阁藏本《伤寒杂病论》木刻原版两箱共 215 页，及先生所撰《医事丛刊》一箱计58页和《医圣张仲景传》专辑（1935年版，复印本）1册一并送医圣祠保存外，再将我多年保存先生佚著中有关仲景史料、论文、书序、纪实、图照等，交我所文献医史研究室编辑整理成册，仍名《医圣张仲景传》以表微忱，借供研究交流。

中国医药学是一个伟大的宝库，继承发扬祖国医学，实现中医现代化，是一项长期而艰巨的光荣任务。余数十年来虽专诚致力斯学，然垂老未成，殊觉惭愧！幸今《伤寒杂病论》第十二稿及先师所撰《医圣张仲景传》得以重印，且已远播海外。罗哲初先生珍藏之手抄本亦得幸存，并由广西卫生局铅印公世，俾仲景佚书更能光大其传，此正如枯木逢春，灯火续焰，非少数有学术偏见者所能阻挡之也！

继承发扬祖国医学，我们不但要继承前人之学，更重要的是要继承前人未竟之志。要学习仲圣"勤求古训，博采众方"，谦虚治学，认真实践，捍灾御患，解除生民疾苦之精神，反对"各承家技，终始顺旧，省疾问病，务在口给，相对斯须，便处汤药，按寸不及尺，握手不及足"之不良医疗作风。祖国医学根深叶茂，源远流长，中医事业，必有人继，前途无限光明。竹斋先生"中华古医学，世界将风行"的预言，已经初步实现。随着时代的发展，祖国医学必将在世界大放异彩，为人类做出更大贡献！

祝大会圆满成功！

米伯让

1981年11月20日

十四、陕西省卫生厅中医座谈会讲话（摘要）

今天参加这个座谈会，首先感谢党对中医工作者的关怀，尊老礼贤，这是我们党的一贯的优良传统。我记得在中华人民共和国成立前，八路军驻扎在我们村里，过些时候或逢年节就备餐宴请村老一次，加强军民关系，并征求改进工作的意见，村民感激地说自民国以来见过许多军队，没有见过共产党的军队对老百姓这样好。军队借用群众一个碗打了，不但要赔偿，而且指导员带领打碗者要向老百姓赔礼道歉，承认错误，老百姓说从来没见过这样好的军纪。真是军民如同一家人，老百姓不但不怕军队而且拥护共产党的军队，所以共产党的胜利主要是党的政策英明，军纪严肃，群众的拥护和爱戴所取得的胜利。因而推翻压在中国人民头上的三座大山，赶走了帝国主义在中国施行侵略占领的租界，雪除了近百年帝国主义侵略我们的奇耻大辱，使中国人民永远站立起来了。中国成为以工人阶级为领导，工农联盟为基础的无产阶级主政的独立自主的国家，摆脱了半封建半殖民地压榨剥削的旧中国，中华人民共和国独立了，使中国人民感到无限自豪，各界人士更是热爱我们的党，热爱我们人民的政府。当时的势力是共产党与国民党反动派力量呈一与五之比。为什么我们能胜利？主要是国民党反动派对群众压榨剥削，民不聊生，达到群起而攻之的程度。他的武力再强，但失去民心，是遭到失败的主要原因。为什么当时党能得到人民这样的热爱？就是我们党的好干部认真执行党的各项政策，军纪严明，干部吃苦带头，以身作则，党风端正，这是我们党取得步步胜利的结果。希望我们大家继承发扬我们党的优良革命传统，使我们受"四人帮"不良风气的影响得以纠正和扫除，尽快地达到拨乱反正，更好地巩固安定团结。

感谢省卫生厅领导代表党组织举行茶话会，招待和慰问我们中医工作者，并关心大家的健康和工作。在目前国家经济困难的条件下，卫生局还挤出经费举行茶话会招待我们，我内心甚感不安！只有用自己的实际行动，在工作中为党的中医事业贡献自己的一切力量，作出优异成绩，感谢党和卫生局各级领导对我们的盛情招待和关怀。

最近阅读了梁枫局长在陕西乾县中医医院工作座谈会上的讲话，主要是坚持以中医中药为主的办院方向，我看了非常高兴！中央 56 号文件下达后，我省中医院有较大的发展，取得了可喜的成绩。根据中央和省委的要求，在有条件的地方恢复、改建、调整、发展地、市、县中医医院 50 所，现共有中医医院（含中医门诊部）57 所。这些成绩的取得，是卫生局领导贯彻党的中医政策的具体体现，这与卫生局中医处及各处同志的积极努力是分不开的。约计陕西共有 110 个县，中医医院只有 50 所，还是恢复、改建、调整的。这是在党的中医政策指导下，卫生厅领导同志的重视和中医处的同志努力争取才建立了 50 所，要比没有可以说是成绩很大的。要拿中国的国情来说、人民的需要来说、培养中医人才基地来说，恐成问题。希望卫生厅领导从认真贯彻党的中医政策这个角度来说，把它健全起来，让它名副其实，不要搞挂羊头不卖羊肉。此外全省110个县，建立50所医院是不能适应群众的需要，从保护广大劳动人民健康，培养提高中医人员的水平来说，希望局领导要继续重视，实事求是地落实政策。

我省中医药研究院、中医学院、西安市中医医院的建设工作是解决中医乏人乏术、出成果的大问题，它是卫生局整个工作的一个重要部分，希望局领导主管业务的同志要考虑全局，不要以感情用事、顾此失彼，要常向省委主管文教卫生的同志反复的多作汇报，请他们对中医工作有全面地了解，得到上级领导的重视和支持，我省的中医工作才能得到发展和建设，否则，死气沉沉，令人大有食之无味、弃之可惜之感。我省作为中华民族的文化发源地，长安为周秦汉唐的建都所在，文物古迹甲于各大都市，延安为革命圣地，中外宾客接踵而来，到此都要询问参观陕西中医药机构建设发展的情况，这些单位的情况可以说建设、设备、人力、物力都很差，因所在地居于省会，不在穷乡僻壤。建议卫生局各处对此都要引起重视，不要等闲视之。这些单位的任务还是很重的，不是单独中医处的事。根据1981年12月18日《人民日报》所载"一定要把古籍整理工作抓紧抓好"，我们中医工作亦不例外，当前要做好准备，迎接这一任务。

1981年12月18日在南阳成立仲景学说研究会，我将珍藏的先师黄竹斋先生捐刻《伤寒杂病论》十二稿送去，以发挥该书的作用，并朗读再谒南阳医圣张仲景祠墓有感。

1981年12月16日，在武汉召开成立中医内科学会，崔月犁部长、吕炳奎局长有讲话，参加会议的同志可以简介概况。

请求维修临潼秦越人扁鹊墓，保护历史文物古迹，表彰先哲，鼓励后人，继承发扬祖国医学，促进实现四化，落实党的中医政策而扬国光的报告，得到省委同志的重视，初步已经落实。这是一件大喜事，将来落成，提议中华医学会召开纪念秦越人扁鹊学术讨论会，以后研究筹备会。

中宣部赵守一副部长来信也强调宣传张仲景，端正中医传统方向。

卫生部今年四月份给我寄来有关中医调查提纲一份，内容有13条，我在病中作了答复。

664

关于中西医结合研究学会的成立，我是赞同的。于1979年在京召开中西医结合工作问题的座谈会，曾向吕局长研究过，中西医结合是我国的产物，我们应当如何结合？到现在尚未摸出一条规律，应当在中华全国中医学会内成立中西医结合研究学会，要有热爱中医的西学中参加，要有西医知识的中医参加，共同研究讨论，探索它的规律，总结经验，继续提高，建立新的另一种学说，指导实践。

国家的安定团结，社会的秩序逐渐好转，一年更比一年好。我们的中医工作亦是同样，一年更比一年好。我相信在我们党的三中全会精神的正确指导下，我们的中医工作会纳入正轨向前发展的。"物竞天择，适者生存"是有道理的，希望中医界、西学中、西医同志把我们国家医学迅速地赶上去，这是我的愿望。

错误之处，望请诸位领导及与会同志指正！

并祝同志们在新的一年里做出更大的成绩，新年快乐！春节愉快！

1982年1月16日

十五、全国纪念孙思邈逝世1300周年学术会议讲话

各位领导、各位远道而来的同志们：

今天，你们不远千里来参加这次会议，我们感到非常高兴！我代表中华全国中医学会陕西分会的全体同志，向参加这次会议的同志们表示热烈的欢迎！首先敬问同志们身体健康！向同志们致敬！

受中华医学会委托，陕西分会主办召开了"全国纪念孙思邈逝世1300周年学术会议"，我们认为意义非常重大，因为这次会议在历史上是一个很大的转折点，是中西医在思想认识上空前团结的一次大会。为什么我要这样讲呢？这就要从历史上说，因为中国遭受鸦片战争，帝国主义施行文化侵略，给我国的中西医务人员在思想上造成一大鸿沟。那时候西医进入中国不是为解除中国人民痛苦而来的，是为帝国主义侵略中国打开大门作先锋队的，和今天的西医有着本质的不同。尤其是国民党统治时期，以余云岫为代表，向国民党政府行政院长、汉奸头子汪精卫提出消灭、废除中医药案，当时遭到全国及世界亚洲一带的中医药人员反抗，迫使国民党政府无奈，制定了中医条例，使用了安抚政策，使这一阴谋未能得逞，但是这个条例非常苛刻，中西医的矛盾亦就非常尖

锐。中华人民共和国成立后，在我们伟大的、光荣的、正确的中国共产党领导下，推翻了压在中国人民头上的三座大山，全国人民得到解放，毛主席和我们的老一代领导人结合中国具体国情，为我们制定了"面向工农兵，预防为主，团结中西医"的卫生工作方针，又制定了"继承发扬祖国医药学"的中医政策，从形式上缓和了矛盾。个别西医并未改变轻视、歧视祖国医学的思想，并且要用西医学术思想改造中医，限制中医药发展。这种思想习惯势力依然存在，非常普遍，而广大中医并未消除受歧视、轻视、被消灭的思想伤痕，多年来受轻视者仍受轻视，趾高气扬有权有势者仍在大力发展，这些事实毋庸讳言，历史就是科学。中华人民共和国成立 30 年来，有些卫生部门个别领导自恃权力，以学术偏见造成我国中西医发展的比例平衡失调，其损失之大是不可估计的。例如中医治病患者死了，未用西药即成医疗事故；西医治病患者死了，没有用中药就是合理应该。针灸用艾灸起了泡，就认为是医疗事故。中医治病艾灸起泡是治疗的要求，起泡结痂是刺激内在机能改变病理状态达到治疗之目的，不了解就说成医疗事故。全国中医药的教育、医疗、科研机构的设立无论是在人力、物质条件上都与西医单位是无法比拟的。已故中医科学家、先师黄竹斋先生在中华人民共和国成立前曾预言"中华古医学，世界将风行"，他的科学预见已经实现。当前在全世界掀起了中医热，外事促内事，不得不如此，这是形势所迫，作为一个中国人能无爱国主义思想？能无民族自尊心吗？外国人能重视，中国人难道不重视吗？依据我国医学科学发展，也就不好向群众交代，无论是发自内心也好，做形式也好，只好承认自己中华民族的伟大，中国医药学这一宝库的伟大。今天举行这样的会议，可以说从思想认识上走向一致：认为孙思邈是我国唐代伟大的医药科学家，是我们中医药的一代祖师，起码现在不是数典忘祖，而是知道饮水思源，这就很好。思想上有很大的转折，这就是团结的开端。我非常高兴！

今天来的同志，我相信是为纪念孙思邈这位伟大的医学科学家而来的，不是为参观世界闻名的出土文物秦俑而来的，不是游览耀县药王山的风景而来的。

我们纪念孙思邈，就是要学习孙思邈的高尚医德、济世活人的精湛医术、勤奋刻苦治学的精神、渊博的学问知识、继往开来的医学大志，在医学上做出杰出贡献。我们要以孙思邈的精神促进祖国医药学的迅速发展，为人类造福，为四化建设服务，这是我们纪念孙思邈的目的。我认为这次会议要严肃认真的讨论，将纪念孙思邈为啥、为啥要纪念孙思邈作为讨论的中心。纪念以后，我们要在不同工作岗位上，以孙思邈精诚治学精神做好本职工作，促进祖国医学事业发展。

关于孙思邈的年龄问题，根据黄竹斋先生撰述《孙思邈传》考据，生于梁天鉴十四年，卒于唐永淳元年，享年168岁。有人有不同的争议，我认为这是对的，但不是我们这次会上争论的焦点，这次会议主要是学习孙思邈的医德、医术、医疗作风，纠正社会不良风气对我们卫生系统的侵袭，这是一个很重要的根本性问题。

关于孙思邈的医德、医术、学习论文，可能会上讲的很多，我对孙思邈的学术思想、医德医术、高尚风格不多讲，由同志们讲，我学习。

我有一个要求，请同志们对我们陕西的中医事业存在的问题缺点，提出宝贵意见，尤其是学会工作，中华医学会陕西分会、中华全国中医学会陕西分会、中西医结合研究会陕西分会的工作予以指导。使我们从学风上、中西医团结上进一步改善，同时敬请同志们光临我院予以指导，我院全体同志非常欢迎。因我院正在扩建，拆的破烂不堪，地方狭小，人力、物力、设备条件很差，特别惭愧的是我们在中医科研上未做出什么成果，亦没有什么东西拿出来请同志们看。我们虽然没有做出成果，我们还有勇气，愿请各方同志们光临指导，使我们工作进一步得到改进，在中医科研工作上跨进一步，做出成绩。这是我最殷切的愿望！

我的话许多也可能是错误的，敬请同志们批评指正。

米伯让

1982 年 11 月 2 日

十六、陕西地方志编纂工作会议讲话

各位领导、各位专家：

今天在省委、省政府领导下，省委书记陈元方同志主持召开了地方志编纂工作会议，陕西省人民政府省长于明涛同志讲了话，我认为这是陕西人民和各界人士久已关心的一件大事，是总结陕西在历史上的各方面经验教训的大事，是继往开来，为今后如何建设好陕西并鼓舞士气的大事，亦是为国家编纂《一统志》补充内容的一项重要工作，有着伟大的深远的历史意义，我衷心地表示赞同和积极拥护。

按"志"之义，《史记》谓"识记其事"之意，与"史"略同。"史"有编年、断代之别，"志"包括两者之义。《周礼》有"掌邦国之志"之说，后世《郡国志》《乡土志》之名义皆取于此。古代"志书"是记载地方之疆域、沿革及古迹、险要、人物、物产、风俗之书，县有《县志》，府有《府志》，省有《省志》，记载全国者谓之《一统志》。又有专记一地者，如《长安志》《华山志》《终南山志》《太白山志》之类。有专记一物一事者，谓之志乘。

正如陈元方书记在开幕词中所讲：关于地方志，按照史学家、方志学家们的说法，就是一个地方的《百科全书》。现在我们要编写《省志》、《市志》（城市志）、《县志》，也可以说是陕西省的百科全书和各市的、各县的百科全书，它的内容十分广泛，从自然到社会，从历史到现状，从经济基础到上层建筑，从物质文明到精神文明，应有尽有，无所不包。这样庞大的、多种类、多篇目的编著，绝不是一件轻而易举的事情，没有统一的思想、统一的规划、统一的组织领导与动员各方面的力量，是无法完成的。陈元方书记的这段讲话概括了志书的内容。

就现在所发的文件，如陕西志纂修方案（草案）、黄永年同志写的"关于陕西地方志纂修方案的说明"、陈元方同志的开幕词，从内容来看，都是花费了很多心血和阅读了许多志书才写出这些文件的。我认为这仅是开端，复杂繁难的工作还在后边，建议成立"陕西省通志馆"，组织专门机构负责进行此项工作。例如卫生一项，包括甚广，中国医药学本是医农同源、医食同源，包括药用植物的农业生产技术与饮食治疗、体育疗法与推拿气功、导引、武术锻炼等，包括兽医，后来虽然划分开，但它又是自然科学和社会科学相结合的一门综合科学。如我国在鸦片战争前，西洋医学未被帝国主义应用于对我国施行文化侵略之前，中华民族的繁衍健康有赖于中国医药学的防治保健。中国历代以来都有急性传染病流行，那时西医未入中国，那么多的急性传染病是靠谁治疗的？是全靠中医药防治的。而今天有些人宣传中医只能治疗慢性病，不能治急性病，如果中医不能治急性传染病，中国人岂有今天？我认为这些话都与社会制度分不开的，要从思想上分析。此外鸦片战争时候进入我国的西医是否是为中国人民解除痛苦而来的？还是为帝国主义打开中国大门施行侵略做先锋队而来的？这些事例是不言而知，现在有人要隐瞒这一历史观点。中华人民共和国成立前国民党反动派政府崇洋媚外，轻视中医和消灭中医中药，遭到中国人民的反抗，远至亚洲医界人士函电交驰、口诛笔伐，迫使国民党反动政府无法取缔中医药。中华人民共和国成立后，党和政府特别重视祖国文化遗产，依据人民的需要，依据医学科学发展的需要，依据祖先文化遗产的需要，制定继承发扬祖国医学的中医政策。中医虽然受到党的重视，但文化、卫生部门的行政领导不但未肃清旧中国遗留下的重西轻中的思想习惯势力，反而以学术偏见对我国医药卫生有意识造成中西医药发展平衡比例失调，以使中医的文化理论水平日趋下降，大量减员，直至现在还是以中养西。中药出口赚大量外汇购买西医仪器配备西医药的发展，但对中医药认为可有可无。因之去年中华全国中医学会常务理事会向中央提出，要求国务院设立专门中医独立机构——国家中医药管理局。外国人对中医药早已进行研究，进来的医药大多是反销货，我们就认为是奇货可居。现在外国人又兴起中医热，外国人为什么学中医？并且要挖掘中医药宝库，这并未引起我们的重视。例如我院名为中医药研究院，一无科研经费户头，二无扩建需要的土地，三无人事提升调动权，这样名不副实的中医药研究院，岂不是自欺欺人？就从事中医的教学、科研、医疗机构来看，无论在人力设备条件、招生名额与西医都无法比拟，建设经费来源都像恩赐一样。有些人看病找中医，建设却不管。我希望这次负责编写《卫生志》的同志要认真做些对比调查，《卫生志》将来如何写法，想同志们必然胸有成竹，秉笔直书，相信同志们不会歪曲事实的。我拟写《陕西中医药发展史料》，此外与植物研究所、动物研究所、地质矿物研究所、药材公司、西安制药厂共同续编《陕西中药志》，另从文献整理出《中医解剖生理史料系统新论》《经方古今实用类编》等书，供研究者参考。

中国医药学的发展历史，陕西在全国占一大部分。因陕西为中华民

第三章 医事

669

族文化的发源地，位居黄河流域中游，当时在部落时期以华山为中心，故称中华，继续开拓疆土，传播文化，又称华夏，因周、秦、汉、唐建都于此，又为文化中心，自然科学的发展与文化经济有关，所以陕西的文物资料是极为丰富的。

在近代史上，陕西是辛亥革命起义较早的地区之一。在新民主主义革命时期，陕西又是革命运动比较发达之一，特别是 1935 年中国工农红军长征到达陕北之后的十多年间，曾是我党中央所在地和中国革命的大本营，延安是革命圣地。因此，陕西地方志方面的资料是非常丰富的。

陈元方书记在开幕词中说：据陕西省图书馆、陕西师大图书馆、省社会科学院图书馆、省文史馆的联合调查统计，在过去两千年间，历代编纂的陕西各种地方志有 580 多种，其中明清两代为高峰。就《通志》来说，《陕西通志》的编纂始于明成化十年（1474 年），明代编纂了 3 种，这就是《成化志》《嘉靖志》《万历志》，清代编纂了两种，这就是《康熙志》《雍正志》。雍正以后即拖下来了，从乾隆元年（1736年）起到 1935 年整 200 年没有编省志。1935 年在杨虎城、邵力子主陕时，以礼泉宋伯鲁、蒲城王健等人为首，才编纂了一套《续修陕西通志稿》。从 1935 年到现在，又 47 年了，如果按《续修陕西通志稿》的下限止于清末来说，《陕西志》不编不修已 70 多年了。

我认为编写各《县志》《地方志》《陕西通志》是非常重要的，关系到事业兴废，得失成败，就是《专业志》，都是同样非常重要的。尤其是在这十年浩劫中，文化资料的损失非常之大，我们如果不及时编修，将来丢失的可能更多，可能把精华当糟粕去抛弃，简化字再要一变，看古书就变成文盲了，外国人一问三不知，还谈什么中国是世界四大文明古国之一。我们应当急起直追，借白首之年，协助中青年，积极完成历史赋予我们的光荣任务。我相信在陕西省委、省人民政府领导下，在省委书记陈元方同志的主持下，在各方面专业同志们的努力下，一定能完成此项艰巨任务，为编好陕西各地方志和《陕西通志》而奋斗！

米伯让

1982 年

十七、西北五省针灸学术交流会议讲话

各位领导、各位远道来的同志们：

今天不远万里来参加这次会议，我感到非常高兴！我代表中华全国中医学会陕西分会、陕西省中医药研究院的全体同志，向参加这次会议的同志们表示热烈的欢迎！首先敬问同志们身体健康！向同志们致敬！

今天，中华全国中医学会委托陕西分会、陕西省中医药研究院主办召开"西北五省针灸学术交流会议"，我认为意义非常重大。因为针灸是祖国医学的一个重要的组成部分，是中医治疗疾病的一种特殊治疗方法，是在中医基础理论上发展成的一套完整的理论，它是我国人民几千年来在与疾病做斗争中所创造出来的一种医疗方法。在长期实践中，针灸疗法积累了丰富的治疗经验，并在医疗保健事业上起了巨大的作用。随着社会的发展，历代不断出现了针灸名医和名著，充分说明了我们的祖先在这方面付出了很多的劳动代价，并发挥了他们的聪明智慧，给祖国医学奠定了基础。在科学高度发展的今天，针灸疗法仍然受到广大人民的欢迎，并在这一疗法的基础上发展到电针、穴位注射、耳针、头针、足针等，尤其是创造性地发展了针刺麻醉，这是史无前例的伟大创举，是震动世界的一件大事，是祖国医学的一大飞跃，是中医政策取得的丰硕成果。现在又掀起了世界有名的学习中医热，从经络、理论、机理探讨方面都在蓬勃发展。因此，在学习针灸疗法时，首先了解它的历史和特点是十分必要的。考其渊源最古，相传发明于黄帝时代，远在距今4600余年前，今世所流传的《黄帝内经》，其书的名目见前汉书《艺文志》。前人断为战国时代医家依托黄帝、岐伯所做的（约在公元前400年），距今亦2300余年了。我们由《史记·扁鹊传》可知，扁鹊是我国第一位杰出的针灸学家，从此以后又出了不少针灸名家，如淳于意、张仲景、华佗、涪翁等，不但是医学家，而且是针灸学家。《史记》中载，扁鹊治虢太子尸厥针三阳五会，和孟子说七年之病求三年之艾，根据这样的文献，证明这话是可靠的。此外，有晋代（公元265年）皇甫谧所撰的《甲乙经》，唐代（公元650年）孙思邈所撰《千金要方》卷二十九、卷三十两卷所载的针灸经穴治疗，甄权《明堂图》和杨上善所纂的《黄帝内经太素》，皆为研究古代针灸学术的要书。至宋仁宗天

圣四年（公元1026年），政府命尚药奉御王惟一纂集《铜人腧穴针灸图经》三卷，因其时《黄帝内经》的半部《灵枢》残缺不全，故本书创列的十二经脉次序与今《灵枢·经脉篇》不同。天圣五年（公元1027年）十月，由医官院铸成腧穴铜人两个，一置医官院，一置大相国寺仁济殿，现在日本所存者不知是哪一个。至英宗治平二年（公元1065年），林亿等校刊《黄帝内经》，只把唐·王冰所撰的《素问》印行。据《宋史》哲宗纪元佑八年正月庚子（公元1093年），诏颁高丽所献《黄帝针经》于天下，这部书即汉志《黄帝内经》十八卷的九卷，晋·皇甫谧谓之《针经》，唐·王冰《素问》序谓之《灵枢》，时距治平二年已28年，林亿等不及见矣。到南宋高宗绍兴二十五年（公元1155年），锦官史崧始为之刻版印行，为元末滑伯仁所撰《十四经发挥》所依据。窦汉卿擅长针灸，著了很多书籍，如《针经指南》中的幽赋以及《流注指要赋》（通玄指要赋）等，皆用歌赋的体裁写成，便于后人学习与记忆，是一种有创造性的著述。忽泰必烈著《金兰循经》一卷，绘脏腑前后及手足三阳三阴的循行两图，并各加注释，惜本书已失传。明代针灸著书颇多，以张景岳所撰的《类经》和《图翼》，马元台所注的《素问》《灵枢》为研究《内经》针灸学术的专书。明末杨继洲编集的《针灸大成》，虽搜罗宏富，然各家纯驳不一，也可作研究针灸的参考书。明代还有许多针灸学家，如徐凤著《针灸大全》，将一穴数名或一名数穴作了一番整理，有助于穴名的统一。汪机著《针灸问对》三卷，是以问答的体裁写成，内容简明扼要，便于学习。高武著《针灸聚英》，是根据《内经》《难经》所载，加以自己的见解编写而成。此外他还著《针灸素难要旨》和铸造了3个铜人（男、女、小儿各一）作为定穴之用，并反对隔衣扎针。其他如陈会著的《神应经》、李时珍著的《奇经八脉考》等书，也是明代比较有名的针灸书籍。其次是清乾隆时编纂的《医宗金鉴·刺灸心法要诀》，可取为现时学习针灸的教材。还有李守先著的《针灸易学》、李学川著的《针灸逢源》等，都不是突出的佳作。

我国的针灸书籍自唐时已传播到日本，千余年来日本人通过对针灸学术的研究，也著了许多书。至明治（1866年）维新后大正七年（1918年），文部省完全废去经络学说，做出改正孔穴的制定。1933年，我国宁波张俊义设立东方针灸研究社，翻译日本人所撰《高等针灸学讲义》。我们中国一些西医因受过去反动政府盲目媚外政策的影响，对于祖国针灸学术的根源不虚心钻研，以为日本的科学发达，从解剖实验证明中国古代十二经络学说是臆造假设，毫无根据，从此20余年来引起大多数学者的怀疑，以承淡安专门研究针灸学术40年，自己也不敢相信了。不料到了1950年，日本长滨善夫所著《经络之研究》一书出版后，我国古代十二经脉的学说又为一般研究针灸家所注意。1955年3月，承淡安同志方将该书译出，由上海千顷堂印出。在该书首页译者的话文中，承氏做了一段自我批评。但承淡安在无锡办针灸学校，也培养了不少人才。

陕西长安黄竹斋先生在1924年前就认为针灸学是治疗学中的宝贵遗产，他刻苦钻研，对历代名家医书系统、科学地进行整理，以十二经为纲，365穴为目，删繁去芜，著成《针灸经穴图考》八卷，以人身活体定穴化线、绘图，使后来学者一目了然。为了使学生学习方便，他将针灸书籍归纳、整理编成《针灸歌赋读本》，简明扼要，同时以病证为纲，著成《针灸会通》八卷，远播海外，共赞珍贵，深受国内外医务工作者的欢迎，真不愧是全国著名的针灸学家。

自1954年7月召开高等医学教育会议后，党和政府提出了发扬祖国医学遗产的号召，引起了卫生部门的重视，接着傅连暲部长指出关键问题在于西医学习中医。各省市经过一年的讨论，对于学习的资料未有定论，最后由党和政府以《神农本草经》《黄帝内经》《伤寒论》《金匮要略》四书为学习中医的基本经典著作，并指出了系统学习、全盘接受的方针，这是很正确的，也是发扬祖国医学遗产最需要的，我们卫生行政部门和医务工作者，热烈地拥护和坚决地执行这项政策。近年来，我们许多著针灸书的人和《黄帝内经》《难经》《甲乙经》《千金要方》《铜人针灸经》《针灸大成》这些祖国医学遗产脱离了关系，专心向日本人所著的针灸书中去探求，这样舍本逐末的作风，所谓拿着金碗讨饭吃，岂不令友邦所笑？我们要有信心把祖国医学遗产继承发扬光大，不要随着外国人的脚跟方向转，这才是正确的。

今天在陕西召开西北五省针灸学术交流会议，深感高兴。我随从先师黄竹斋先生致力斯学，然垂老无成，殊感惭愧！随着祖国医学的不断发展，我省在针麻和电针的研究上做出了丰硕的成果，促进了全国对针灸经络的研究和探讨。从针灸的发展历史来看，西北是针灸的发源地，我希望大家共同努力，同心同德，继承发扬祖国医学遗产，争取不断地取得更大、更新的成绩。最近接教育部、卫生部《关于加强针灸教育培养针灸人才的意见的通知》，要各省举办针灸学院和针灸学校，教育培养合格人才，这是防病治病、继承发扬祖国医药学的需要，我坚决赞成，表示欢迎。让我国的针灸学术在世界上大放光彩，为全世界人民造福。

另外，这次会议我提出 5 个问题，供同志们讨论参考：一是关于针灸理论的研究；二是针灸手术；三是针灸文献整理的研究；四是针灸医治疗效的研究；五是针灸方法的研究。以上讲话错误之处，请同志们批评指正。

这次会议我院是第一次主办，由于我们缺乏经验，对同志们的生活安排照顾很不周到，请同志们原谅。同时热烈欢迎同志们来我院参观，指导我们的工作。

最后，祝大会圆满成功！

祝同志们身体健康！

米伯让

1982 年 11 月 2 日

十八、新疆中医二届、民族医、中西医结合首届学术交流会议讲话

各位领导同志们、各位兄弟民族医同志们：

今天，新疆中医学会举办学术经验交流年会，来函邀我参加，能与兄弟民族中西医同道们济济一堂进行学术交流，是我向同志们学习的一次难得机会，我内心感到非常高兴。首先我代表中华全国中医学会陕西分会的全体同志、陕西省中医药研究院领导及全体同志敬问与会同志们好，身体健康！并祝大会圆满成功。

同志们，这次我来参加大会，首先声明是来向新疆兄弟民族以及中西医务工作者学习的，不是来做什么学术报告、指导工作的，请同志们

谅解。虽说我是一个祖国医学的继承者，但是学习的不好，对祖国医学仅仅是一知半解，尤对各民族的医学知识更是空白，虚度岁月，垂老无成，甚感惭愧。因此，接到来信，邀我做学术报告，并作工作指导，我实不敢当。接到来函，我心潮起伏，犹豫不定。9月份，我刚由长春参加全国中医理论研究讨论会回来，紧接着全国在河南召开仲景学术交流大会，由于赠送大会材料未能印出（黄竹斋撰著的《伤寒杂病论会通》一书），加之我的体力太差，心肺功能降低，青光眼常常复犯，故未能去南阳参加会议。听说这次南阳仲景学术交流会开得非常隆重，河南省各级党政领导很重视，群众热情很高。去年我参加南阳地区举办的仲景学术经验交流大会时，参观了医圣祠，祠堂规模不大，再看今年的医圣祠，规模比去年的规模大许多，说明河南各级领导对中医事业的大力支持，同时也反映了中医政策以及衡阳会议精神在河南当地的贯彻落实情况，这些都非常鼓舞人心。前不久中华医学会委托我省举办纪念唐代医学家孙思邈逝世 1300 周年学术经验交流会，同时中华全国中医学会还委托我省主办召开西北五省针灸学术经验交流会。在长春会议上，新疆中医学校汪教授邀我参加这次年会，在针灸会议上遇到新疆代表亦邀我参加这次年会，当时我都谢绝，不敢承当。不料又接到新疆中医学会来函邀我做学术报告并指导工作，接信之下心情非常不安，想到在新疆的各民族兄弟和来自各地支援新疆的医务工作者，为建设祖国的边疆不惜付出辛勤劳动，为各民族人民防病治病，为发展祖国医学所作出的卓越贡献，使我非常敬佩！我不能因我的身体不好，年老体衰，就不来参加这次会议。因之，毅然下定决心来参加这次盛会，学习同志们好的工作作风、好的学风和医疗学术经验，带回去广泛宣传，以促进我们陕西的工作，这是我的殷切期望！我参加这次会议，本应给与会同志送些礼物以示对大会的敬意，但是，惜我院多年来在扩建时期，科研上未做出什么显著成果来赠给大会，仅将我院文献医史研究室整理的我国已故著名中医科学家黄竹斋先生的一少部分著作共 4 种，有《难经会通》《医圣张仲景传》《孙思邈传》《三阳三阴提纲》各 200 本赠送大会。另外带来 2 部木刻版白云阁藏本《伤寒杂病论》，附《医事丛刊》，此为张仲景《伤寒杂病论》第十二稿，为珍贵版本，赠送给新疆中医学会、新疆民族医学会保存，供各兄弟民族大家阅读。因该书我院只印了 200 部，已分赠全国各中医院校图书馆及外宾，该书木版已送河南南阳医圣祠，如大家需要的话，可向南阳医圣祠索购。所赠的这些书，仅作为我们同兄弟民族医务工作者团结交流的表示。

我们中国医药学的确是一个伟大的宝库，各民族的祖先在与疾病做斗争中积累了极为丰富的宝贵经验和理论知识，真是取之不尽，用之不竭。尤其在长春会议上，新疆代表阿布拉克同志赠送给我一本《新疆维吾尔族药学简史》，拜读之后，深感维吾尔族人民在艰苦的自然环境条件下与疾病做斗争，积累了极其丰富的医疗经验，几千年来为边疆人民防病治病做出了伟大的贡献，丰富了祖国医学这一伟大宝库。这中间出现了不少高明的医学家，著了不少的医学书籍，因历史几经变迁，天灾战乱等影响，惜乎很多佚失、毁灭，但兄弟民族的医务工作者仍不断努力发展医学事业。我们许多民族医疗经验，由于长期受封建社会的影响，未能得到应有的重视、发展和整理，使许多宝贵的经验未能上升为理论，只流于一般的实践经验。加之鸦片战争后，帝国主义施行文化侵略，中国各民族的文化都受到一定程度的摧残和歧视。到国民党反动统治时期，奉行崇洋媚外、全盘西化的政策，对中医轻视、歧视以至企图消灭。我国是一个多民族的国家，无论在各方面都有一定的发明创造，在医学方面积累了极为丰富的实践经验和理论知识，但都未得到很好的总结整理以收集到祖国医学这一伟大宝库中来。我认为只要是生长在中国这块土地上的民族，无论哪个民族的医疗实践经验和理论，都是中华民族的宝贵财富，都不能把它割裂开来。

这次我带病来新疆，有个设想和建议，就是要搞各民族大团结，团结起来就是力量。新疆有个中医学校，又有民族医院，还有中医医院，我认为与其这样，还不如在条件具备的情况下，将中医学校改为中医学院，内设各民族医学系，该院的学生在文字语言上，既学各民族地方语言，又学汉语，培养出的学生既懂本民族语知识，又懂汉语知识，既懂各民族医，又懂汉医，这样来为广大人民服务，有利于医学事业的发展，这不是很好的吗？中医这个名称是中国各民族医的泛称，各民族医都是中医里面宝贵的一个部分。我建议首先办好中医学院，培养出德、智、体全面发展的学生，培养出各民族的人才，推动各民族医学向前发展，为建设一个富强的社会主义中国做出贡献。民族医医院、中医医院可作为中医学院学生的实习基地医院，这样才能把各民族的医学经验统一提高。否则，格格不入，都不能长进。只有互相渗透，互相学习，才能得到提高，使祖国医学得到进一步发展。就是西医知识我们也要学一点，要取他人之长，补己之短，中医、西医都是科学。我们一定要保持清醒的头脑来看待来认识，为发展具有中国特色的医学做出贡献。在十二大的精神鼓舞下，为全面开创中医事业的新局面携起手来共同奋斗！

以上建议不知妥否？因我对当地实际情况不了解，仅供同志们参考。我的发言到此结束，错误之处，请同志们批评指正。

最后我祝愿：中华各族人民大团结、各民族医学事业繁荣昌盛！祝大会圆满成功！

米伯让

1982 年 11 月 15 日

十九、陕西省政协振兴中医会议发言提纲

1. 卫生工作方针

2. 中医政策

3. 我们多年贯彻的如何？三个是否？

4. 振兴中医，我们如何振兴？

5. 几点建议：

（1）加强各级领导对中国医药学的深化认识和学习，发掘中国医药学这一伟大宝库。

（2）各级领导对中医药要有辩证唯物主义、历史唯物主义的观点，大力呼吁继承发掘祖国医学这一伟大宝库，为中华民族争光。

（3）各级领导要做好此项工作，对中医药人员、药农药工、西医学习中医人员与西医人员一视同仁，才能得民心。

（4）各级领导要重视中医药工作，发挥中医人员的长处和我国医学的优势，立足中国，面向世界，立足传统、不断革新，以点代面、大力发展，使之成为中医药现代化。

（5）加紧培养高水平的中医药人员，使之德才兼备，为建设社会主义物质文明、精神文明努力奋斗，作出更大更多的贡献。

（6）加强党对中医教学、医疗、科研的领导，大力发展中医实习基地。

（7）请求维修眉县我国唐代伟大医学家王焘墓纪念馆，保护历史文物古迹，表彰先哲，鼓励后人，为继承发扬祖国医学、促进实现四化而扬国光的报告。

（8）建议给耀县、临潼、眉县、榆林、汉中成立中医专科学校，陕西110多个有条件的县市，很快组织全县中医成立中医医院，包括草医医院，组织专人给他们总结经验，发挥草医草药的作用，使草医上升为理论，进行研究开发。

（9）设立中药药用动、植、矿真伪优劣鉴定研究机构。对中成药的研发同样，必须加强这方面的领导，尤其是药用植物的农业发展技术过关问题。

（10）建议领导加强陕西省中医药研究院的建设，能否在郊外拨一百亩、设几百张病床的土地？设中医临床治疗研究所（附属医院）、中医基础理论研究所、现代实验研究部、中医文献理论研究所、中药研究所、针灸研究所。

同志们，我们的条件很差，与一个名副其实的中医药研究机构差距很大。希望政协的领导及各位委员们为振兴中医大声疾呼，使中医成为现代化而发扬国光。

我院的规划建设工作，限于种种条件，仅仅只完成四分之一的初步建设工作，尚须继续努力完成历史赋予我们的使命和陕西人民对我们的希望。恳请陕西省委、省政府各位领导，重视贯彻党的中医政策，给予大力支持，使中医向现代化发展而发扬国光。

1984 年 11 月 23 日

二十、中华全国第二次张仲景学说讨论会闭幕式讲话

各位领导、各位代表、同志们：

在我国古代伟大的医学科学家、医圣张仲景先师故里召开的中华全国第二次张仲景学说探讨会，在各级领导和全国中医界的关怀支持下，经过 4d 认真的讨论，完成了预定的议程，将要胜利闭幕了。这次会议是我国中医界的一次空前盛会，是一次成功的大会，团结的大

会，胜利的大会，它必将对中医学术的发展和中医事业的振兴产生深远的影响。

仲景学说是祖国医学的重要内容，要提高中医学术水平，必须深入研究仲景学说。这次大会交流总结了中华人民共和国成立以来，特别是首届仲景学说讨论会以来有关仲景学说的研究成果，审定了张仲景标准画像，一致通过了关于成立中华全国中医学会张仲景学说研究会的提案。代表们怀着崇敬的心情，拜谒了医圣祠，参观了张仲景国医大学，对办好国医大学和编写仲景学说系列教材等问题，提出了不少宝贵的意见，达到了预期的目的。此时此刻，我的心情非常激动，很愿意再讲几句话。

张仲景国医大学是经河南省政府批准，并在国家教委备案的一所新型中医大学。建校两年多来，坚持"发仲景奥旨，育国医精英"的办学宗旨，方向明确，特色鲜明，教学质量稳步提高，一代新人健康成长，目前已初具规模，发展前景相当可观，令人非常高兴！

以赵清理校长为首的国医大学领导班子，忠诚于党的中医教育事业，有雄心，有气魄，有远见，他们紧密团结，脚踏实地，无私奉献的精神，令人敬佩，值得称颂。全国中医界同仁有他们这种实干的精神，中医事业必能振兴。卫生部副部长、国家中医药管理局局长胡熙明同志亲临大会指导，使代表们受到很大的鼓舞。

国家中医药管理局、国家教委、河南省和南阳地市党政领导对我们这次会议的召开，对张仲景国医大学的创办和发展，给予了很大的支持，对此我表示衷心的感谢！我相信胡部长以及河南省、地、市有关领导，对张仲景国医大学的发展，对南阳医圣祠的修葺，对大会关于成立"中华全国张仲景学说研究会"的提案，一定会给予大力的支持！

我建议，在大会审定张仲景标准像的基础上，由邮电部门发行一套医圣张仲景纪念邮票，以纪念这位为解除人类疾苦做出巨大贡献的医学科学家和医学教育家，从而激励后学，振兴中医！

祝同志们身体健康！

米伯让

1987 年 10 月 23 日

第三章 医事

二十一、在成立中华全国中医、中西医结合学会泾阳分会大会讲话

泾阳县委、县政府各位领导，县文教、卫生、科协，与会专家学者、同志们：

久别故乡的我，首先敬问大家好。

今天，中华全国中医、中西医结合学会泾阳分会在上级主管部门的支持下，在县委、县政府的领导下，在县卫生局的组织和全县广大新老中西医工作者的要求下成立了。这两个分会的成立，将标志着我县医疗卫生工作进入一个新的阶段。我虽久别故乡，但对积极发展家乡的医疗卫生事业，改善群众的就医取药条件，还是经常挂念的。但由于我多年在外工作，未能对家乡尽到应有的责任，感到惭愧！这次，我应邀前来参加会议，并与乡亲和各方同仁会晤，感到非常荣幸和亲切。谨此向大会表示热烈祝贺！向与会代表致以亲切问候和崇高敬礼！向为筹备会议付出辛勤劳动的领导和同志表示由衷的感谢！

五月间，县卫生局派王济川同志送我一份"关于筹备成立中华全国中医、中西医结合学会泾阳分会的报告"，阅后，使我感到泾阳县领导对贯彻执行党的医药卫生工作方针以及中医政策的态度是积极的，能够从本地实际出发，顺应改革、开放、搞活医药卫生事业发展的要求和必然趋势，符合全县医务工作者和群众的愿望。因此，我深信只要上下努力，奋发进取，开拓前进，全县的医药卫生事业必将得到较大的发展。今天，借此机会向同志们侧重谈谈这方面的问题，供大家参考。

1. 树立发展中医药事业的紧迫感和责任感

近年来，中医在国外发展状况的报道很多，这里我简要地做一介绍。截至 1985 年的统计资料报道，目前世界上已有 100 多个国家和地区开展了针灸、针麻的临床和研究工作，30 多个国家成立了中医研究、教学的专门机构，用十几种文字发行这方面的刊物 60 多种。在日本有 40% 以上医生将汉方用于临床。近 6 年时间，他们的中药针剂种类增加了将近 4 倍，建立了世界上第一所针灸大学，30 多所学校，18 个针灸研究机构，拥有针灸队伍 4 万多人。日本声称："中国医药学的研究地

位，在 20 世纪末日本要占领先地位。"在朝鲜，平壤医科大学设有东医系、东药系，郡以上医院都设有东医部。在美国除两个州外，其他各州和特区都建立了针灸机构，约有 1 万多人从事针灸医疗工作，旧金山还成立了美国中医学院。在欧洲，从事针灸研究、学习、医疗的人数有 3 万多人。在西德，有的医学院校中，已将《黄帝内经》《伤寒论》引进到他们的教学当中。联邦德国的一些公司、药厂、科研单位，将一些中医经典著作逐篇逐句地翻译成德文，制成卡片进行研究。在英国设有针刺学会和两所针刺学院，并设有博士学位。针刺镇痛在奥地利已比较普遍地应用于临床。国际上一些著名的医学家、学者认定：中国传统医学中的整体观念，是现代医学必须学习的内容。上述是 3 年前的报道情况。钱学森同志在《从中国气功想到新的科学革命》一文中说："气功和我国传统医学（包括中医、蒙医、藏医，还有其他民族的医学）以及人体特异功能这几方面综合在一起，一旦同现在的科学技术相结合……就必然导致爆发一次科学革命。"现在科学技术的研究，其领先方面多在发达的资本主义国家。在许多学科方面，我们还落后很多年。

关于中医在国内的发展情况，我认为，从总体上讲还比较慢，各地进展不一。但是，有大发展的总趋势。大家都知道，党的十一届三中全会以来，我们国家冲破了不适合生产力发展的旧的僵化的体制，坚持改革、开放、搞活的方针，开始走具有中国特色的有计划商品经济的社会主义道路。祖国医学事业随着经济、政治、科技体制改革的发展也出现了新的局面，跨部门、跨地区的医、教、研横向联合出现了迅猛发展的趋势。这样，既带动落后地区的医药事业发展，又使得先进地区医药事业进一步提高。1987 年，国家成立了由国务院直接领导下的中医管理局，各地区也相应地设立了机构，中医药学的发展在组织上得到了加强。国际中医学术交流，我国派中医专家出国考察、讲学，以及接收外国留学生来华学习中医的现象越来越多，在国外已出现"中医热"现象。对此，我们应认真地加以思考。

中国医药学是中华民族几千年来同疾病做斗争中发展起来的一门学科，形成了独特的理论体系，其中像《神农本草经》《黄帝内经》《难经》《伤寒杂病论》《金匮要略》《脉经》《千金要方》《千金翼方》《外台秘要》《本草纲目》等经典著作，都是长期的医疗实践和科学研究的总结。表明了祖国医学的发展和唯物主义哲学发展是血肉相连的，是在同宗教迷信的思想斗争中成长起来的。它不仅捍卫了自己的科学阵地，同时也给中国哲学史的无神论思想提供了强有力的科学论据。如果没有秦汉之际阴阳五行的唯物主义学说，没有《内经》这部光辉的经典著作，后来汉代伟大的无神论者王充思想的出现是很难设想的。直到今天还不能否认，有些人认为中医"不科学"。历史和今天的实践说明，经得起几千年来实践考验的中国医学，对人类保健继续发挥着作用，这是无可置疑的。我们反对有些人把偶然发现的疗效不恰当地夸大它的作用和成就，同时也反对抹杀它的真正成就，说它缺乏科学依据。只有实事求是，有几分说几分，才是科学地对待祖国文化遗产的态度。我们作为炎黄子孙来说，应急起直追地继承和发扬这份宝贵的文化遗产，要有不甘心落后于外国人的决心和信心，充分利用有利的社会环境，结合实际，有目的地吸收外国文化和有计划、有步骤地引进先进的科学技术手段，以利于中医的提高和发展。要坚决克服抱残守缺、"夜郎自大"和"自卑盲从"，坚持用辩证唯物主义和历史唯物主义的观点、立场、方法进行整理研究，为丰富世界医学内容，解除人类疾苦做出应有的贡献，为中西医学的融会贯通探索出一条更加科学的途径。中医、西医都是人体科学发展的产物。我们讲融会是指要从中医、西医的形式当中看到它们的统一性，从而进一步揭示人体科学的内在机制，而不是板块式的拼凑，更不是随意性的粘贴。在过去的中西文化争论中，有人提出"中学为体，西学为用"，甚至全盘西化，使得中医和西医的一些学者在思想上画上了一道鸿沟，门户之见严重，这是鸦片战争之后，帝国主义施行文化侵略和反动当局自卑盲从、认识狭隘的结果。中华人民共和国成立后，我们依据中国的具体实际和医学科学发展的内在要求，提出了"面向工农兵，预防为主，团结中西医""走中西医结合的发展道路"，这对促进中西医之间的团结起到了较好的作用。中医、西医只有互相学习，互相渗透、借鉴，才能达到结合的目的。已故的现代中医学家黄竹斋先生在他的《医学源流歌》中说道："中华地，大而博，历史悠久贤哲多。会中西，通古今，此项工作畴担任。"我们应树立严密的科学态度和高度的责任感，完成好历史赋予我们医务工作者光荣而神圣的任务。今天泾阳县成立这两个学会，是县领导对全县医学卫生事业发展高度重视的体现，我深感敬佩！相信泾阳县的中医事业将会有很大的发展。

2. 泾阳县发展中医药的优越条件

泾阳在我省历史上素称经济、文化发达县之一。得郑、白、泾水之利，盛产粮棉。近代手工加工业经济比较发达，如皮毛、湖茶、水烟、棉花榨包、造纸、炼硝、水果、药材经营亦很繁荣。泾阳与三原相毗为邻，无论从经济或文化方面讲都难以相分。三原是以药材、金、布、盐为主的商业繁荣区。当在清末，陕西省会虽在西安市，而商业经济中心却在泾、原，工商业的繁荣也带动了文化教育等方面的发展。以后受日本帝国主义侵略和国民党经济政策的破产，加重了人民群众的苦难，泾阳随着时代的影响，逐渐衰落，人才也大多流散在外。

泾阳的文化教育，当在清末的时候，可称得上为全省之冠。当时陕西著名的五大书院是：西安关中书院、三原宏道书院、泾阳味经书院、崇实书院、正谊书院，其中泾阳就占有学术影响最大的 3 个书院，这 3 个书院为当时秀才进修的高等学府，出现了不少爱国志士和著名学者，如三原于右任、王典章，兴平张鸿山、赵宝珊，榆林张季鸾，蒲城李仪祉，富平刘允丞、胡景翼、张扶万，蓝田牛兆濂、杨任天，山东孙灵泉，还有浙江夏灵峰，朝鲜的李习之等。全国著名学者来此讲学者不少，当在戊戌变法的时候，味经书院主讲、咸阳刘古愚先生与长安柏子俊先生就主张经史性理以外兼研时事，重算术，务实业，企图改良教育救国，继味经分建崇实书院，当时有"南康北刘"之誉，为我省烟霞学派的创始人。柏子俊先生擅长兵学，后主讲关中书院，创沣西学派。三原贺复斋先生为反对清代科举、八股考试取材之制，创办正谊学院，研究中国儒家理学以正人心，为我省关学宗师清麓学派创始人。上述三先生在我省三鼎并峙，在全国影响很大。1934 年，于右任任职南京国民政府监察院院长，国民党政府对外做文化交流时，将正谊书院张鸿山、牛兆濂二先生主讲时编辑、刊印的《清麓丛书》赠送许多国家。该书包括经、史、子、集 123 种，共 594 册，分成 3 篇 4 箱，此举对传播中国传统文化做出了很大贡献。陕西在以上诸先生门下出现了不少人才，为促进全国的文化事业发展做出了不朽的贡献。当时关中从事教学的人大多由泾阳发轫，我们感到自豪！

泾阳曾出现了以柏子余先生为代表的不少的革命党活动成员。"西安事变"之后，云阳、安吴堡成了八路军的活动地。当时，我党领导下的一个青训班就设在安吴堡，培养了大量的革命种子和革命干部，对抗日战争和解放战争做出了贡献。

此外，陕西著名水利专家李仪祉先生，完成了由陕西教育家郭希仁先生提倡设计的泾惠渠水利工程事业，得到于右任、杨虎城大力支持，赵宝珊先生辅助秘书工作，始终如一完成任务，为泾阳的农田灌溉和水利、农业人才的培养做出了贡献。通过以上历史的简要回顾，说明泾阳是有着繁荣经济和优秀文化历史的一个县，无疑对我们各项事业的发展是一个巨大的鼓舞和鞭策，从而增加我们的历史责任感。

中华人民共和国成立后，泾阳的发展同全国一样，经历了曲曲折折的30年，直到十一届三中全会之后，才逐渐走上了健康发展的轨道。但从总体上讲，各项事业的建设和发展是前无古人的。去年，我回故乡祭扫先茔、探望乡亲，看到泾阳的建设今非昔比，看到农村公路纵横，田畴茂盛，新屋栉比，县城商店林立，市容一新。特别使我兴奋的是，我村蒋路公社徐家崖，打了深机井，改变了老乡几千年吃咸氟水的历史，解决了旱原灌溉的问题，这使我感到非常高兴。如果泾阳能将所有咸水村改为甜水饮用，便可解决氟中毒病对我县的危害。在此，也希望能从实际出发，加以考虑。

当前，泾阳县党政领导同志，能从县情出发，积极贯彻改革、开放、搞活等各项政策，大抓农、工、商和文教卫生科研等事业的建设，以及人才方面的建设，我感到非常高兴。相信泾阳在不久的将来会出现一个繁荣昌盛的新局面。

今天的成立大会是一次交流学术经验，提高广大卫生工作者对祖国医学的进一步认识，为建设发展我县中医、教学、研究事业奠定基础的大会，是为提高广大医务人员全心全意为患者服务的崇高思想境界，促进中医事业发展，保护劳动大军生产顺利而做出努力的大会。我再次向大家致以崇高的敬意和衷心的感谢！预祝泾阳的中医事业发展顺利，预祝泾阳的各项事业繁荣昌盛！

3. 对发展泾阳县中医事业的几点建议

（1）建立一所"泾阳县中医学校"，分医士、针灸、药剂3个班，以5年为期，招收对象以乡村基层的高中或相当高中的学生为主，弥补全县中医人员不足和解决中医队伍后继乏人问题。毕业后，允许本人开业行医，或择优送卫生机构工作。

（2）建立一所中医药用植物生产技术研究实验药圃。可借用仪祉农校一部分师资力量，另聘请几位药用植物科技人员和有实践经验的药农，根据水、土适宜情况，可分为生药栽培研究、引种移种研究、防治病虫害研究、现代实验和中药理论研究、炮制加工研究（如汉中的附子加工厂）、草医临证疗效观察研究（主要为总结药农民间传统的实践经验，如疗效确凿，可大量培植，丰富药源，以研究我国药用植物农业生产技术没有过关的问题）。

此外，还可扩大药用养蜂酿蜜，创办食治、烹调，进行中药外治研究，如"泾阳大寺膏药"，在外治方面久负盛名，如药用原料中的大枣、全蝎、芒硝、火硝，在我县都可就地解决。还有大蒜、香椿、蜜桃、梅杏，都是我县特产。还可利用沙滩、北原饲养奶牛，开展畜牧业，这些都可大力开发。上述建议，侧重保护劳动群众顺利进行生产，争取在全国和国际上用中医中药为人类做出贡献，这也是我的愿望。

泾阳是我的故乡，确实是一个好地方，正如《泾阳县志》（旧志）所载："峨仲耸于北，泾水环其南，带文川，襟西域，背丰稔，面华原，平畴旷衍，村落相连，有河渠之绕，有严寨之险。"我离故乡50年，琴剑飘零，于国无建树，于故乡无贡献，自感非常惭愧！希望泾阳后起之秀不要让泾阳这块经济、文化发达之乡落后下去，我相信同志们一定能今胜于古的。写到此，不由我感慨万千，看到李仪祉先生建设的泾惠渠灌溉7个县，造福人民，本人感到自愧！

此外，县上在这次学术交流活动中，安排了"米伯让学术思想研讨会"，当我接到这一通知，自愧不学无术，滥竽医林，虽奔波一生，蹉跎岁月，垂老无成，几乎有无颜一见乡亲父老之感，何敢劳县上领导和同志们为我举行学术交流研讨活动。惜事前未能相商，如早相商，我一定辞去此项活动。但县卫生局已将"征文通知"事前发出，形成难以挽回之势，我只好适应此局，接受大家对我的检阅，帮助我提高垂暮之年力求上进之思想境界，发挥我晚年全心全意为人民服务之余热。我谨向泾阳县的党政领导和全县同仁对我的关怀和器重表示衷心的感谢！在

第三章 医事

此，我以小学生的态度虚心向大家学习。

恨我患青光眼病，右目完全失明已三四年之久，现在左目仅能弱视，想起来有许多有益于人民的事情要我去做，但我力不从心，非常痛苦！只有寄托在后起之秀的你们身上，希望大家为祖国医学事业的建设，为中华民族争光，奋勇前进！这是我的殷切期望。

最后，祝大会圆满成功！并祝诸位身体健康，工作顺利！

米伯让
1988 年 10 月 20 日

二十二、纪念鸦片战争 150 周年座谈会讲话

各位同志们：

今天，中华医学会陕西分会、中华全国中医学会陕西分会为了进一步激励我省广大医务工作者在新的历史条件下，弘扬中华民族自强不息的奋斗精神，发扬爱国主义的光荣传统，搞好医疗卫生改革，推动我省医疗卫生事业的发展，为实现四化大业贡献力量，组织召开纪念鸦片战争 150 周年座谈会，我认为此会召开的非常重要、及时、正确。在当前党中央治理整顿、开放改革、勤政廉政、党员重新登记的形势下，又提出纪念鸦片战争 150 周年，这对我们回顾历史，唤醒群众，奋发图强，振兴中华，可说是敲响了一次警钟！有着深远的历史意义和重大的现实政治意义。我感到无比兴奋并衷心拥护！下边我仅就会议通知精神，谈几点自己的感想和建议，不妥之处，敬请与会同志们批评指正。

回顾鸦片战争的历史，大有发人猛醒，提高爱国主义思想的动力。这场战争是在清道光二十年（1840 年），英、法帝国主义列强及资本主义国家为掠夺经济贸易市场，对中国施行侵略，企图用鸦片毒害我中华民族，达到亡国灭种之目的，把中国变成他们的殖民地，任其宰割。这是一场穷凶极恶、惨无人道的侵略。

充分反映了清王朝腐败无能，为保护自己的王位，不顾民族的生存，国家的兴亡。他们对外节节退让，对帝国主义侵略乞求议和，签订了不可计数的卖国条约；对内重重压迫，残酷压榨剥削人民，奢侈淫佚，不纳忠谏，残杀贬谪进步忠直之士，给中华民族造成了一场奴

颜婢膝、丧权辱国、割地赔款、几无已时的奇耻大辱！继此战争给中华民族带来的重重灾难与祸害，至今流毒未息。中华人民共和国成立后我们将旧社会遗留的污泥浊水、害人毒品消灭净尽。今社会上吸毒贩毒者死灰复燃，迫使我们不能不回顾这场斗争史，敌人亡我之心未死，我们一定要提高警惕，严防阶级敌人卷土重来，再遭亡国耻辱之祸！

充分反映了中国人民和民族英雄林则徐的爱国主义思想和反抗侵略的顽强斗争精神。我国虽遭受了帝国主义的侵略，但是中国人民继承了中华民族传统的爱国主义精神，不屈不挠，对侵略者进行反抗斗争，为争取民族独立，以前赴后继的英勇献身精神，谱写了可歌可泣的斗争史，为后人借鉴！这场战争的先驱者是清钦差大臣、节制广东水师、忠诚爱国的民族英雄林则徐将军，就在他查禁焚毁鸦片、率领军民向英国侵略者开展顽强斗争时，却遭到投降派的陷害而被革职，充军边疆伊犁。在此期间，他还为人民兴修水利，开辟农垦。民感其德，到处树碑纪念，如新疆现存的坎儿井就是例证。人们每一念及就联系到鸦片战争，莫不称赞林则徐是一位忠诚爱国的民族英雄，他的事迹震撼中外，永不磨灭。1845 年，林则徐遇赦东归时，曾任过陕西巡抚与云贵总督。1849 年，因病辞职而逝世。他每到一地为官，正直清廉，当地百姓都纪念他。我省凤翔东湖有民众与林文忠公镌刻的纪念像碑，即其例证。直到现在，中外各国人们莫不知林则徐禁鸦片反侵略之历史。林则徐挺身反抗侵略斗争的精神，是我中华民族之光荣。我们纪念鸦片战争，若不提纪念林则徐，是不符合历史事实的，是不对的。

继鸦片战争之后，为了反抗帝国主义的侵略，不知牺牲了多少爱国的志士仁人和民众。辛亥革命虽然推翻了清王朝的封建私有世袭制统治，然未能雪除我国遭受帝国主义侵略的奇耻大辱，中国人民仍处于水深火热之中，民不聊生，人人皆知。然而帝国主义对我国的侵略并未停止，更是变本加厉。1931 年，日本帝国主义侵略我国东北。1937 年 7 月 7 日，又在河北省宛平的卢沟桥进攻我国驻军，抗日战争从此开始。日本帝国主义穷凶极恶的施行大规模的军事侵略，烧杀奸淫，无恶不作，蒋介石亲日派按兵不动，对内反共，以致敌人长驱大进，失去我国半壁河山，这是震动中外的大事，也是我们最痛心、最耻辱、永远不能忘记的大事。中国共产党领导全国人民坚持 8 年浴血抗战，于 1945 年 8 月 8 日苏联对日宣战，苏联红军在八路军和东北抗日联军的配合下，才消灭了日寇精锐的关东军，逼使日本宣布无条件投降。9 月 2 日，日本签订了投降条约，正式宣布投降。所以，我国政府于 1951 年 8 月规定在每年的 9 月 3 日纪念抗日战争胜利。按例侵略国战败，应按损失给我国赔偿军费，我国大义昭然，未令其赔偿。近年日本军国主义复活，背信弃义，把对我国残酷的军事侵略，在教材中改写"侵入"为"进入"，又损毁纪念周总理碑，多次挑衅，足以证明敌人亡我之心未死，吾人应当提高警惕！

牢记没有中国共产党就没有中华人民共和国。中国共产党领导中国人民推翻了压在中国人民头上的三座大山，赶走了帝国主义在我国的各种侵略势力，收回帝国主义侵占我国各地之租界，废除了一切不平等条约所遗留拖欠的外债，建立了以工人阶级为领导，以工农联盟为基础的人民民主专政的社会主义国家，五星红旗升起在天安门城楼，我国人民精神振奋，无比自豪，热泪盈眶，中华民族从此站起来了。我国土改尚未结束，接着就是抗美援朝和国内各项运动建设。自鸦片战争的序幕拉开，不知牺牲了多少爱国志士仁人，才有今天。

1945 年 11 月 4 日，国民党反动政府和美帝国主义签订的卖国条约，名曰"中美商约"。条约规定：美国军舰可以驶入中国任何港口；美国人可以在中国居住，购买土地、房屋和一切财产；美国向中国输入商品交纳税额和中国商品相同。这样，中国的全部领土和全部事业一律对美国开放，美货大量倾销，民族工业不断破产，美军到处横行，国民党统治区变成了美帝国主义的殖民地。由此可知，没有中国共产党的领导，就没有中华人民共和国。我们今天所享受的一切都是无数革命先烈们不怕牺牲、英勇奋斗的结果。否则，我们早就当亡国奴了，甚至不但亡国，还要遭到几乎灭种的危险境地。天安门竖立的英雄纪念碑四周的浮雕，就是鸦片战争中华民族英勇反抗帝国主义对我国侵略的写照。肯定地说，没有中国共产党的领导，就不可能雪除鸦片战争以来中华民族遭受的奇耻大辱！

牢记鸦片战争中帝国主义对我国施行文化、军事、土地的各种侵略所造成的民族分裂、人与人隔阂斗争，包括民族斗争、疆域斗争、军阀割据斗争、中西医学斗争、传统文化与资本主义淫秽生活文化斗争。我们应清醒自己的头脑，帝国主义资产阶级势力亡我之心未死，至今仍在伺机活动。他们设法大量输进淫秽刊物、录像、毒品及高档化妆用品，用意何在？值得发人深思！近年来，由于我们在开放改革政策中某些方面的失误，放松政治思想教育，出现了贪污腐化的不正之风，资产阶级自由化思潮泛滥，引起了去年发生的反革命暴乱，帝国主义拍手称快，乘机取消中国共产党的领导，提起来是一件非常危险的事情。我们应当提高警惕！

通过回顾历史，应牢记以往的经验教训。在当前新的历史条件下，我们的任务必须贯彻一个中心，两个基本点。要完成上述任务，关键就是人的问题。首先要有物质和精神两个文明的建设，必须明确物质科学皆是人为，人不进化，物质何有？科学何有？我国共呼喊缺乏人才，不知缺乏什么样的人才？若思想不一致，人不成人，国不成国，社会不能安定团结，这些任务如何完成？近日当务之急，欲强国先强人，欲强人先强心，欲强国内之人，要结合中国国情，学习中国传统优秀文化和爱国主义的精神，加强民族自尊、自强、自信心，进行独立自主、自力更生、艰苦奋斗的教育，刻苦钻研科技，吸收外国科技管理制度之长，为我所用，攀登科学高峰，为我国各项事业建设做出贡献，使国强民富，这是历史赋予我们的使命。切忌盲目崇洋媚外，不求实际，以致华其外而悴其内，最终必落人后，还要受到更大耻辱。前车之覆，后车之鉴。不要忘记我们伟大领袖毛泽东主席说：帝国主义的预言家们扬言，必须把中国的和平演变寄托在中国革命家的第二代、第三代身上。从这一预言证明敌人亡我之心未死，值得我们深思，绝不能疏忽大意。要使帝国主义势力失望，绝不许他们有机可乘，使我们再遭亡国之祸，建议广泛宣传，唤醒群众，使爱国主义思想的旗帜永远高高飘扬！

以上鄙见，不妥之处，敬请同志们指正。

陕西省中医药研究院米伯让

1990 年 6 月 21 日

二十三、陕西省继承名老中医专家学术经验拜师大会讲话

各位领导、各位同志们：

今天，我省卫生厅、人事厅、中医管理局根据中央二部一局在北京召开继承老中医药专家学术经验拜师大会的精神和仪式，在我省拜师，委托我代表指导老师向继承者讲话。我首先热烈祝贺这次大会的召开，并向今天到会的各位领导、同志和各位继承人表示致敬。

今天举行的继承老中医药专家学术经验拜师大会，是在党的中医政策的光辉照耀下重新实现的。当年党的中医政策的制定是在以伟大领袖毛主席为首的党中央，以马列主义结合我国具体情况，依据我国 10 亿人民的需要，依据我国医学科学发展的需要，从此，我们祖国医学较中华人民共和国成立前有了翻天覆地的巨大变化和发展，中医的教学、医疗、科研机构如雨后春笋飞速发展。特别是自改革开放以来，中医药更是满足不了国际形势的需要，岁月不居，时光流逝。我们祖国医药学的宝贵经验和老中医药专家的技术专长、学术思想，随着年龄的代谢，死的死了，有的老病交加不能工作，大有不可保有之势。中华人民共和国成立后，党中央就三令五申，提出抢救继承老中医药专家技术经验和学术思想工作的批示，但是始终得不到贯彻落实，无措施保证，成为老生常谈。此次在党的十三届六中全会上，在以江泽民总书记为核心的党中央领导下，重申贯彻党的中医政策，由卫生部、人事部、国家中医药管理局联合决定，采取紧急措施，制定老中医药专家学术经验继承工作的实施细则，这是继承发扬祖国医学又一新起点。其细则是：①组织领导；②关于指导老师、继承人条件的掌握；③培养方法；④工作程序；⑤管理；⑥经费。我相信有这 6 条细则保证，我们的继承工作定会做出成绩。这样一来，我们指导老师的任务也就显得很重，亦很艰巨，3 年不出成果，我们指导老师和继承人均难辞责任。因而我们指导老师一定要以身作则，首重医德、医风培养，同时将自己的医疗实践经验、学术思想，要以孔子学而不厌、诲人不倦的精神，以毛泽东同志谦虚谨慎、戒骄戒躁、全心全意为人民服务的思想，诚心实意的传授到继承人，为祖国培养出一批掌握独到学术经验和技术专长的我国新一代中医药专家，为全人类解除疾病痛苦做出贡献，这是我们的目标和任务，指导老

师和继承人都有这样一个任重而道远的思想。我认为师生关系是道德为师，仁义为友，不是什么固定不变的，须是志同道合，各负其责。这次的要求起点都高，不是像启蒙教育一样，不必强求。希望师生共同遵守这一细则，互敬互爱，尊师重道，一定把继承发扬祖国医学的重大任务看作神圣职责，必须共同努力完成，不要辜负党和国家、人民群众对我们的殷切期望，这样一代一代地把具有祖国优良传统的继承工作奋力做好，力争为继承工作做出好的榜样，为下一期奠定优良的基础，这是我们的共同奋斗目标，也是我们指导老师的殷切期望！

最后，向继承者再次表示致敬！

米伯让

1990 年 12 月 27 日

二十四、祝贺东周伟大医学科学家秦越人扁鹊纪念馆落成暨揭碑仪式大会讲话

各位领导、各位来宾、各位专家同志们：

今天，参加西安市临潼县人民政府举行的东周伟大医学科学家秦越人扁鹊纪念馆建馆暨纪念碑揭碑仪式大会，我十分激动。首先，我代表陕西省中医药研究院、代表中华全国中医学会陕西分会、代表陈元方同志向今天的大会致以热烈祝贺！向中共临潼县委、县人民政府、县文物园林局、县文化局、县卫生局、县教育局、县科协、县文化馆、县文管会及为筹建扁鹊纪念馆付出辛勤劳动的同志们表示衷心的感谢！并致以崇高的敬礼！

秦越人扁鹊是我国东周时期著名的伟大医学科学家，他为解除人民疾苦，济世活人，为我国医学科学发展做出了不可磨灭的贡献。不幸因医技高明，被秦太医令李醯妒忌而杀害于临潼县南陈村，当地人民群众为了纪念这位以技见殃的医学家，遂埋葬于此，并植树以志凭吊。我国伟大史学家司马迁在其巨著《史记》中首为扁鹊立传而鸣其不平。秦越人扁鹊的悲惨遭遇，令人极为痛心！他创立的"寸口诊脉法"，为我国脉学的发展做出了巨大的贡献；他的高尚医德永为人们所怀念，他的精湛医术早已播散海内外；他的著作《难经》，为我国

医学经典之一，已成为指导医家们进行医疗实践的圭臬，而且对世界医学的发展，对世界人民健康都已产生了深远的影响。我们一定要积极为继承、发扬扁鹊学术思想努力奋斗！使我国中医事业欣欣向荣、蒸蒸日上。

今天的盛会，对加强我国社会主义物质文明和精神文明建设有着深远的历史意义和现实的教育意义，它对纠正当前人际关系与行业不正之风有其一定的作用。同时说明了我国中医药学在我们社会主义的今天已经有了一个很大的发展，另一方面说明我们党、我们国家对保护文物古迹，继承发扬祖国优秀文化遗产，振兴中医药事业的高度重视，更说明了这次义举只有在中国共产党的正确方针政策指引下，被毁灭了的这位伟大医学科学家秦越人扁鹊墓才能得到维修，为他树碑纪念，建立纪念馆，令群众瞻仰学习。我殷切希望在这次大会之后，能够涌现出更多的像秦越人扁鹊那样医德高尚、医术精湛、全心全意为人民服务的医学科学家，使我们中医药学这一优秀文化遗产发扬光大，代代造福于人民，为人类卫生事业做出更大贡献。对此，我提出以下几点建议：

（1）建议各级卫生部门一定要认真狠抓卫生部颁布的《医务人员医德规范》，要求严格奖惩，落实到底，纠正部分医药卫生工作者的不正之风。

（2）建议临潼县人民政府成立秦越人扁鹊中医院、秦越人扁鹊研究所，组织医药卫生工作者学习有关医德规范论述，研究秦越人扁鹊学术思想，不断提高我们的医疗学术水平和全心全意为人民服务思想。

（3）建议将每年4月5日（清明节）作为秦越人扁鹊纪念日，届时召集各地医务工作人员在扁鹊纪念馆举行医德纪念活动，交流医德学术经验，振兴我国中医药事业，以达"有益当代，惠及后世"之目的。

（4）建议召开扁鹊学术思想研讨会。

与此同时，我将中顾委委员、省委原书记陈元方同志谒扁鹊墓题词一首向大家宣读，以示悼念！

谒扁鹊墓

　　　　　　——陈元方 1991.2

扁鹊医术惊宇寰，

中华文化耀遗篇。

脉学针学实开创，

内科外科应时变。

以技见殃仇可耻，

惩恶扬善史有传。

只今渭川鸣咽水，

犹为越人诉屈冤。

　　最后，祝大会圆满成功！祝各位同志们为发展中医药事业做出历史性贡献！

　　　　　　　　　　　　　　　　　　　　　　　　米伯让

　　　　　　　　　　　　　　　　　　　　　1991 年 4 月 5 日

二十五、陕西中医学院医史博物馆成立典礼讲话

　　各位领导、各位来宾、同志们：

　　今天，陕西中医学院隆重举行陕西医史博物馆成立典礼大会，这是我省乃至全国中医界的一件大事，它对继承发扬祖国医学优秀文化遗产，振兴陕西中医事业有着非常重要的意义。首先，我代表陕西省中医药研究院、中华全国中医学会及陕西分会、中国国际文化交流中心陕西分会向大会表示衷心的祝贺！向为筹建医史博物馆辛勤工作的同志们表示衷心的感谢！

　　中国医药学在我国有着悠久的历史，几千年来，它为中华民族的繁衍昌盛做出了巨大的贡献，对世界医学的发展起到了一定的促进作用。陕西是我国古代文化之圣地，历史上有周、秦、汉、唐等十三个王朝在此建都。从 60 万年前蓝田猿人所处的旧石器时代起，就发明了用砭石和石针来治疗疾病，几乎各个朝代和时期都在我省留下了珍贵而丰富的文化和医药学遗产。历代名医辈出，文献典籍丰富，如公元 6 世纪的医缓、医和，隋唐时期的孙思邈、王焘、蔺道人，明清至近现代的武之望、陈尧道、王九思、黄竹斋等医家，还有许多非陕西籍而为三秦人民

第
三
章
医
事

693

解除疾苦，如因医技高明被秦太医令李醯妒忌而刺杀的秦越人扁鹊等医学科学家，不胜枚举，他们皆以高尚的医德、精湛的医术而闻名全国，永为人们所怀念。他们不仅为我国医学的发展做出了多方面的卓越贡献，而且对世界医药学的发展产生过重要的影响，为进一步发展我国中医药事业奠定了坚实的基础。

陕西中医学院医史博物馆是在各级党政部门的大力支持下，在陕西中医学院领导的重视下和该馆全体同志努力奋斗下成立起来的，它对我省乃至我国医药学的发展具有承先启后的意义。今天，我们全体同志不仅只是表示祝贺，更重要的是通过学习，回顾历史，缅怀先哲，展望未来。努力学习和继承发扬历代医家给我们留下的宝贵精神财富，自觉纠正行业不正之风，抵御一切腐朽没落思想的侵袭，增强民族自尊心，为加速我省中医事业的发展步伐，为我国人民和世界人民的保健事业做出更大的贡献。

值此，仅将我院整理现存的白云阁藏本、木刻版《伤寒杂病论》、白云阁藏本《难经》《伤寒杂病论会通》《难经会通》《医圣张仲景传》《孙思邈传》《三阳三阴提纲》《黄竹斋先生传略》《孙思邈医德纪念碑文集》《孙思邈医德思想研讨会论文集》《东周伟大医学科学家秦越人扁鹊》等 11 种书籍敬赠医史博物馆，以示祝贺！

最后，祝陕西中医学院医史博物馆的发展繁荣昌盛！祝全体同志身体健康！

谢谢大家！

陕西省中医药研究院米伯让

1991 年 6 月 25 日

二十六、米伯让先生从医 60 年学术研讨会书面讲话

尊敬的各位领导、尊敬的各位专家教授、尊敬的医林同仁们：

大家好！

今天，各位在百忙中不辞辛苦，参加陕西省中医药研究院组织召开的"米伯让研究员从医 60 年学术研讨会"，我既感动又十分惭愧。我自愧滥竽医林 60 年，蹉跎岁月，不学无术，垂老无成，对"学术研讨会"几个字实在羞愧难当。

我是一个因丧亲之痛而决心学习祖国医学的人，在旧社会，目睹群众缺医少药，而国民党反动派对祖国医学不择手段地歧视、排斥、摧残，面对当时的现实，自己也无能为力，最后只有和自己的老师黄竹斋先生由城市搬到农村，埋头学习，作一个无名的祖国医学继承者，以了此生。在这漫长黑暗的岁月里，一直熬到 1949 年，伟大的中国共产党领导全国人民推翻了三座大山的压迫，祖国各行各业欣欣向荣，中医事业也不例外，我随黄竹斋先生也积极投入到如火如荼的社会主义建设中。中华人民共和国成立后，中医事业的命运发生了根本性的变化，尤其是党的十一届三中全会以后，随着改革开放，中医事业更是蓬勃发展。我院近 20 年来由小到大，也是发展迅速，作为一名老中医工作者，我从内心里由衷地高兴和庆贺。

目前，我国中医事业在全世界范围内已经产生了巨大影响，国际上出现了学习中医热，已有 100 多个国家和地区成立了针灸研究组织，研究、运用中医药的医生越来越多，这标志着中医药已经走向世界，正如先师黄竹斋先生预言的"中华古医学，世界将风行"。但同时应看到我们也面临着严峻的挑战，多年来，日本、韩国和我国台湾地区，都一直下大功夫、花大本钱在研究中医基础理论和新药开发。从国际上竞相研究中医药看，这是一件好事，也是对我们严峻的挑战，切不可掉以轻心。

我已是 80 岁风烛残年的人，来日无多，我想趁此机会谈几句话：同志们一定要团结一致，认真贯彻党的中医政策。历史事实证明，哪一个时期切实贯彻落实了党的中医政策，中医事业就兴旺发达，哪一时期违背党的中医政策，中医事业就会受到干扰和破坏。因此，应把贯彻落实党的中医政策放在首位，要充分认识到祖国医学在世界医学中独具一格的特点和优势。中医药和中华民族有着不可分割的关系，发展中医药是我国 12 亿人民的需要，也是世界人民的需要，医林同仁肩上责任重大，任重道远，各级领导也应责无旁贷地支持中医工作。

近来欣闻我院已有很大发展，职工增加到 800 多人，成立了四所两院，高级职称医务人员达 200 余人，这是近几届领导和同志们共同努力的结果，我期望全院同志在新的领导班子的带领下，进一步深化改革开放，使我院工作百尺竿头更进一步。

　　省中医药研究院领导在资金非常紧缺、工作非常繁忙的情况下，组织召开这次研讨会，用心是非常良苦的。各位领导和专家学者，在百忙中挤时间参加，特别是外地年纪大的同志不辞劳苦，远道而来，这使我这个毫无建树的人内心十分不安，诚惶诚恐。我谨向各位领导和来宾对我的关怀和器重表示衷心的感谢，在此以小学生的态度虚心向大家学习。我本想在垂暮之年多为国家和社会发挥余热，恨我不仅双目失明，近来病魔缠身，生活已难以自理，每当想到有许多有益于人民的事情需要我去做，但自己却已力不从心的时候，内心非常痛苦，只有寄希望于身健力强的同辈和后起之秀身上。希望大家共同努力，为祖国医学发展，为中华民族争光，努力拼搏，勇攀高峰，这是我一点热切的希望。

　　我因体力不支，实在无法到会聆听大家有益的教诲，并向大家当面道谢，只好嘱责小儿米烈汉代我向大家表示拳拳感谢之心，敬请领导和来宾宽恕我的不恭。

　　谢谢大家。

关中愚叟米伯让
1999 年 6 月 22 日敬启